U0226453

农村基层医疗卫生机构运行机制研究
——以河南省鲁山县为例

Operation Mechanism of Rural Primary Health Care Institutions:
Taking Lushan County, Henan Province as an Example

张奎力 著

经济管理出版社
ECONOMY & MANAGEMENT PUBLISHING HOUSE

图书在版编目（CIP）数据

农村基层医疗卫生机构运行机制研究：以河南省鲁山县为例/张奎力著. —北京：经济管理出版社，2014.10
ISBN 978-7-5096-3309-0

Ⅰ.①农…　Ⅱ.①张…　Ⅲ.①乡村卫生组织—医疗卫生服务—研究—鲁山县
Ⅳ.①R197.62

中国版本图书馆 CIP 数据核字（2014）第 192729 号

组稿编辑：宋　娜
责任编辑：宋　娜　梁植睿
责任印制：黄章平
责任校对：超　凡

出版发行：经济管理出版社
　　　　　（北京市海淀区北蜂窝 8 号中雅大厦 A 座 11 层　100038）
网　　址：www. E-mp. com. cn
电　　话：(010) 51915602
印　　刷：三河市延风印装厂
经　　销：新华书店
开　　本：720mm×1000mm/16
印　　张：15.5
字　　数：254 千字
版　　次：2014 年 10 月第 1 版　　2014 年 10 月第 1 次印刷
书　　号：ISBN 978-7-5096-3309-0
定　　价：82.00 元

编委会及编辑部成员名单

本书获中国博士后科学基金面上资助、河南省高校人文

社科重点研究基地资助（编号：KYZX201307）

序 一

博士后制度是 19 世纪下半叶首先在若干发达国家逐渐形成的一种培养高级优秀专业人才的制度，至今已有一百多年历史。

20 世纪 80 年代初，由著名物理学家李政道先生积极倡导，在邓小平同志大力支持下，中国开始酝酿实施博士后制度。1985 年，首批博士后研究人员进站。

中国的博士后制度最初仅覆盖了自然科学诸领域。经过若干年实践，为了适应国家加快改革开放和建设社会主义市场经济制度的需要，全国博士后管理委员会决定，将设站领域拓展至社会科学。1992 年，首批社会科学博士后人员进站，至今已整整 20 年。

20 世纪 90 年代初期，正是中国经济社会发展和改革开放突飞猛进之时。理论突破和实践跨越的双重需求，使中国的社会科学工作者们获得了前所未有的发展空间。毋庸讳言，与发达国家相比，中国的社会科学在理论体系、研究方法乃至研究手段上均存在较大的差距。正是这种差距，激励中国的社会科学界正视国外，大量引进，兼收并蓄，同时，不忘植根本土，深究国情，开拓创新，从而开创了中国社会科学发展历史上最为繁荣的时期。在短短 20 余年内，随着学术交流渠道的拓宽、交流方式的创新和交流频率的提高，中国的社会科学不仅基本完成了理论上从传统体制向社会主义市场经济体制的转换，而且在中国丰富实践的基础上展开了自己的伟大创造。中国的社会科学和社会科学工作者们在改革开放和现代化建设事业中发挥了不可替代的重要作用。在这个波澜壮阔的历史进程中，中国社会科学博士后制度功不可没。

值此中国实施社会科学博士后制度20周年之际，为了充分展示中国社会科学博士后的研究成果，推动中国社会科学博士后制度进一步发展，全国博士后管理委员会和中国社会科学院经反复磋商，并征求了多家设站单位的意见，决定推出《中国社会科学博士后文库》(以下简称《文库》)。作为一个集中、系统、全面展示社会科学领域博士后优秀成果的学术平台，《文库》将成为展示中国社会科学博士后学术风采、扩大博士后群体的学术影响力和社会影响力的园地，成为调动广大博士后科研人员的积极性和创造力的加速器，成为培养中国社会科学领域各学科领军人才的孵化器。

创新、影响和规范，是《文库》的基本追求。

我们提倡创新，首先就是要求，入选的著作应能提供经过严密论证的新结论，或者提供有助于对所述论题进一步深入研究的新材料、新方法和新思路。与当前社会上一些机构对学术成果的要求不同，我们不提倡在一部著作中提出多少观点，一般地，我们甚至也不追求观点之"新"。我们需要的是有翔实的资料支撑，经过科学论证，而且能够被证实或证伪的论点。对于那些缺少严格的前提设定，没有充分的资料支撑，缺乏合乎逻辑的推理过程，仅仅凭借少数来路模糊的资料和数据，便一下子导出几个很"强"的结论的论著，我们概不收录。因为，在我们看来，提出一种观点和论证一种观点相比较，后者可能更为重要：观点未经论证，至多只是天才的猜测；经过论证的观点，才能成为科学。

我们提倡创新，还表现在研究方法之新上。这里所说的方法，显然不是指那种在时下的课题论证书中常见的老调重弹，诸如"历史与逻辑并重"、"演绎与归纳统一"之类；也不是我们在很多论文中见到的那种敷衍塞责的表述，诸如"理论研究与实证分析的统一"等等。我们所说的方法，就理论研究而论，指的是在某一研究领域中确定或建立基本事实以及这些事实之间关系的假设、模型、推论及其检验；就应用研究而言，则指的是根据某一理论假设，为了完成一个既定目标，所使用的具体模型、技术、工具或程序。众所周知，在方法上求新如同在理论上创新一样，殊非易事。因此，我们亦不强求提出全新的理论方法，我们的最低要求，是要按照现代社会科学的研究规范来展开研究并构造论著。

我们支持那些有影响力的著述入选。这里说的影响力，既包括学术影响力，也包括社会影响力和国际影响力。就学术影响力而言，入选的成果应达到公认的学科高水平，要在本学科领域得到学术界的普遍认可，还要经得起历史和时间的检验，若干年后仍然能够为学者引用或参考。就社会影响力而言，入选的成果应能向正在进行着的社会经济进程转化。哲学社会科学与自然科学一样，也有一个转化问题。其研究成果要向现实生产力转化，要向现实政策转化，要向和谐社会建设转化，要向文化产业转化，要向人才培养转化。就国际影响力而言，中国哲学社会科学要想发挥巨大影响，就要瞄准国际一流水平，站在学术高峰，为世界文明的发展作出贡献。

我们尊奉严谨治学、实事求是的学风。我们强调恪守学术规范，尊重知识产权，坚决抵制各种学术不端之风，自觉维护哲学社会科学工作者的良好形象。当此学术界世风日下之时，我们希望本《文库》能通过自己良好的学术形象，为整肃不良学风贡献力量。

李扬

中国社会科学院副院长
中国社会科学院博士后管理委员会主任
2012 年 9 月

序　二

在 21 世纪的全球化时代，人才已成为国家的核心竞争力之一。从人才培养和学科发展的历史来看，哲学社会科学的发展水平体现着一个国家或民族的思维能力、精神状况和文明素质。

培养优秀的哲学社会科学人才，是我国可持续发展战略的重要内容之一。哲学社会科学的人才队伍、科研能力和研究成果作为国家的"软实力"，在综合国力体系中占据越来越重要的地位。在全面建设小康社会、加快推进社会主义现代化、实现中华民族伟大复兴的历史进程中，哲学社会科学具有不可替代的重大作用。胡锦涛同志强调，一定要从党和国家事业发展全局的战略高度，把繁荣发展哲学社会科学作为一项重大而紧迫的战略任务切实抓紧抓好，推动我国哲学社会科学新的更大的发展，为中国特色社会主义事业提供强有力的思想保证、精神动力和智力支持。因此，国家与社会要实现可持续健康发展，必须切实重视哲学社会科学，"努力建设具有中国特色、中国风格、中国气派的哲学社会科学"，充分展示当代中国哲学社会科学的本土情怀与世界眼光，力争在当代世界思想与学术的舞台上赢得应有的尊严与地位。

在培养和造就哲学社会科学人才的战略与实践上，博士后制度发挥了重要作用。我国的博士后制度是在世界著名物理学家、诺贝尔奖获得者李政道先生的建议下，由邓小平同志亲自决策，经国务院批准于 1985 年开始实施的。这也是我国有计划、有目的地培养高层次青年人才的一项重要制度。二十多年来，在党中央、国务院的领导下，经过各方共同努力，我国已建立了科学、完备的博士后制度体系，同时，形成了培养和使用相结合，产学研相结合，政府调控和社会参与相结合，服务物质文明与精神文明建设的鲜明特色。通过实施博士后制度，我国培养了一支优秀的高素质哲学社会科学人才队伍。他们在科研机构或高等院校依托自身优势和兴趣，自主从事开拓性、创新性研究工作，从而具有宽广的学术视野、突出的研究能力和强烈的探索精神。其中，一些出站博士后已成为哲学社会科学领域的科研骨干和学术带头人，在"长江学者"、"新世纪百千万人才工程"等国家重大科研人才梯队中占据越来越大的比重。可以说，博士后制度已成为国家培养哲学社会科学拔尖人才的重要途径，而且为哲学社会科学的发展造就了一支新的生力军。

哲学社会科学领域部分博士后的优秀研究成果不仅具有重要的学术价值，而且具有解决当前社会问题的现实意义，但往往因为一些客观因素，这些成果不能尽快问世，不能发挥其应有的现实作用，着实令人痛惜。

可喜的是，今天我们在支持哲学社会科学领域博士后研究成果出版方面迈出了坚实的一步。全国博士后管理委员会与中国社会科学院共同设立了《中国社会科学博士后文库》，每年在全国范围内择优出版哲学社会科学博士后的科研成果，并为其提供出版资助。这一举措不仅在建立以质量为导向的人才培养机制上具有积极的示范作用，而且有益于提升博士后青年科研人才的学术地位，扩大其学术影响力和社会影响力，更有益于人才强国战略的实施。

今天，借《中国社会科学博士后文库》出版之际，我衷心地希望更多的人、更多的部门与机构能够了解和关心哲学社会科学领域博士后及其研究成果，积极支持博士后工作。可以预见，我国的博士后事业也将取得新的更大的发展。让我们携起手来，共同努力，推动实现社会主义现代化事业的可持续发展与中华民族的伟大复兴。

人力资源和社会保障部副部长

全国博士后管理委员会主任

2012 年 9 月

摘　要

　　基层医疗卫生改革是整个医疗卫生体制改革的重要突破口和切入点。新医改实施以来，围绕"保基本、强基层、建机制"原则，基层医改取得显著成效。但是，随着医改深入推进，尤其是基本药物制度实施以来，一些新情况、新问题开始出现，农村地区表现尤为突出。调查表明，农民"看病贵、看病难"问题依然不同程度地存在：农民看病就医负担减轻程度并不明显；农民看病流向呈现逆转——重新涌向县级及以上大医院；基本药物品种偏少、品种结构不合理；乡镇卫生院医务人员提供有效公共卫生服务的激励性不足；乡村医生存在年龄结构老化、人才断层严重、养老无保障、收入偏低等问题。

　　缓解农民"看病贵、看病难"重在转变农村基层医疗卫生机构运行机制。当前农村基层医疗卫生机构正处于新旧运行机制转换的关键时期——旧的"以药养医"机制已基本破除，而"维护公益性、调动积极性、保障可持续"的运行新机制尚未建立起来。在这一时期，基层医改在制度建设上表现为两个特点：一是农村基层医疗卫生机构综合改革不到位，基层综合改革明显滞后于基本药物制度覆盖面的扩大；二是相对于保基本和强基层，新机制建设进展比较缓慢。如果不尽快加强农村基层医疗卫生机构新机制建设，扭转机制建设滞后局面，医改的实际效果和深入推进将受到严重影响。

　　本研究以河南省鲁山县基层医疗卫生机构作为典型案例，以此来管窥我国农村基层医疗卫生机构带有运行状况的一般规律、体制缺陷及深层根源。针对基本药物制度实施以来农村基层医疗卫生机构运行中出现的新情况、新问题，借鉴国外关于农村基层医疗卫生机构运行机制的经验，本研究提出了农村基层医疗卫生机构运行机制实现"即时性"转变的政策建议——建立新的医保支付制度、公共卫生服务有效提供制度、基本药物可及性制度和农民"健康守护人"制度。这些政策措施是确保农村基层医疗卫生机构运行机制顺利转变的关键，同时也是新机制运行得以确立的前提。然而，巩固和完善农村基层医疗卫生机构运行新机制，仅仅依靠这些"即时性"的政策措施还远远不够，否则必然陷入"头疼医头、脚疼医脚"、治标不治本的窠臼。它离不开一系列体制机制建设作为制度支撑。具体来讲，农村基层医疗卫生机构运行新机制建设需要以"顶层设计"基本理论模式为引领，以实施综合改革为农村基层医疗卫生机构运行新机制建设的战略目标，以完善基本药物制度为新机制建设的实现路径，以构建民主参与机制为新机制建设的动力机制，以建立部门协调和领导负责制为新机制建设的组织保障。

本研究的基本结论：在农村基层医疗卫生机构运行新机制建设滞后的表象下，蕴藏着基层医改乃至新医改中政府与市场之间的关系长期不能厘清的症结，由此导致政府过度依赖直接行政管制而忽视经济性激励与约束作用的发挥。因此，农村基层医疗卫生机构运行新机制的建成不能仅仅依赖于巩固和完善现有运行机制中存在的不足，更需要尝试一条"去行政化"的改革新路，破除行政性垄断和不当行政管制，实行"重新管制"，让政府和市场各居其所、相得益彰。

关键词：基层医疗卫生机构　运行机制　基本药物制度　去行政化

Abstract

The reform of community healthcare is the key breakthrough of healthcare reform in China.Surrounding the principle of "guaranteeing basic service, strengthening community's capability and establishing mechanism", China has made remarkable achievements since the New Healthcare Reform.However, some new problems has emerged, which are more prominent in rural are as along with healthcare reform advancing, especially when Essential Medical System has been implemented. This investigation revealed that the issue of "difficult and expensive for seeking medical services" still exists in varying degrees, such as the burden of rural patients not being reduced substantially, the reversing fluctuation of rural patients who flowing once again forward larger hospitals, shortage of kinds of essential medicines, and unreasonable structure of those; the weak incentive of township hospitals staff who providing effectively public health services; country doctors who facing problems such as population structure aging, serious lack of personnel, the old-age lack of social security and lower income.

Operation mechanism transformation of rural primary health care institutions is the linchpin of relieving "difficult and expensive for seeking medical services". Rural primary health care institutions are in a key period of old-new operation mechanism transformation.The compensation mechanism for medical institutions by medicine-selling had been roughly eliminated. However, the new operation mechanism of maintainning public -welfare, stimulating enthusiasm and guaranteeing sustainability has not been established yet.During this period, primary health care reform shows two characters relating to system construction. One is lack of comprehensive reform in rural primary health care institutions, and the other one is comprehensive reform lags behind coverage of Essential Medicine System.Actual effect and further promotion of health care reform would be severely affected if new mechanism construction of rural primary health care institutions is not strengthened, and lagged situation of mechanism construction is not reversed.

Taking rural primary health care institutions of Lushan County, Henan Province as an Example, this book tries to find general operation condition, system defects and deep causes of rural primary health care institutions in China.Focusing on new operation problems which appear in rural primary health care institutions since Essential Medicine System had been implemented, learning from experiences about overseas' operation mechanism of rural primary health care institutions, this book puts forward some operation mechanism immediacy transformation proposals of rural primary health care institutions which include building new medical insurance payment system, effective providing system of public health service, essential medicine accessibility system and rural residents' health guardian system.Those above measures are crucial to transform smoothly operation mechanism of rural primary health care institutions, and also are the preconditions of new operation mechanism. However, it is not enough for consolidating and improving new operation mechanism of rural primary health care institutions to rely on those immediacy measures.Otherwise, it would be enmeshed inevitably in the stereotype of temporary solution instead of permanent cure. It can hardly work without system and mechanism construction. Concretely speaking, new operation mechanism construction of rural primary health care institutions should be guided by top−level design basic theoretical pattern, then implementing comprehensive reform as strategic goal of new operation mechanism construction of rural primary health care institutions, promoting Essential Medicine System as realizing pathway, building democratic participation as dynamic mechanism, establishing coordination of governments'department and leadership accountability system as organization guarantee.

The main conclusion of this book is as follow, behind new mechanism lagged construction of rural primary health care institutions, there is the crux which can not differentiate between governments and markets for long term during primary health reform, even ofter New Health Reform. This results in governments excessively relying on direct administrative regulation, but neglecting the function of economical incentive and restriction. Therefore, building new operation mechanism of rural primary health care institutions does not only depend on consolidating and improving of existing operation mechanism, more importantly, we should attempt a new reform way of de-regulation in which it should break away from administrative monopoly and execute re-regulation, then governments and markets situate respective proper place and complement to each other.

Key Words: Rural Primary Health Care Institution; Operation Mechanism; Essential Medicine System; De-administration

目　录

Contents

Contents

第一章 导论

第一节 研究背景

深化医药卫生体制改革，是深入贯彻落实科学发展观的重大实践行动，是维护十几亿人口健康的重大民生工程。在 2010 年全国深化医药卫生体制改革工作会议上，"保基本、强基层、建机制"作为医改工作重心被国家领导人提出，这是把基本医疗卫生制度作为公共产品向全民提供的基本途径。国家发展和改革委员会（简称发改委）主任张平在深化医药卫生体制改革工作报告中强调，把强基层作为医疗改革着力点。原卫生部副部长刘谦在全国社区卫生综合改革、经验交流会上也指出，基层医疗卫生工作是整个医疗卫生体制改革的重要突破口和切入点。基层医疗卫生机构是我国医疗卫生服务体系的网底，也是人民群众健康的"守门人"，所以加强基层的建设，真正发挥好基层医疗卫生机构的作用意义重大。

医改实施以来，各地各部门认真贯彻落实中央精神，紧紧围绕保基本、强基层、建机制，统筹安排，周密部署，改革力度不断加大，改革成效日益显现。目前，全民医保制度基本建立并向更高的水平迈进，基本医疗保障制度已经覆盖了 95% 以上人群，新农合、城镇居民医保政府补助标准提高到 320 元；基本药物制度已经覆盖到全国所有政府办基层医疗卫生机构；基本公共卫生服务人均经费标准不断提高，服务项目增多，受惠人群增加；基层医疗卫生服务网络进一步健全，软硬件能力得到明显提升，城乡居民就医更加方便；公立医院改革试点逐步深入，各地普遍推行便民惠民措施，加大医药分开、管办分开探索力度。总体来看，医改推进速度加快，强基固本成效显现，人民群众开始享受到医改带来的实惠。

当前正是加快建立新机制的最佳时期，各级党委和政府对医改越来越重视，把医改作为一项重大民生工程来抓，新机制建设有了强大的组织保障；社会各界对"以药养医"机制的各种弊端逐步形成共识，已经到了非改不可的地步，形成了良好的改革氛围；实施基本药物制度在基层全覆盖，切断了基层医疗卫生机构"以药养医"的利益链条，基层医疗机构无法再运行下去，迫切需要建设新的机制取代旧机制；各级政府对基层医疗卫生机构的投入大量增加，为新机制建设创造了极为有力的财力支持。这些有利因素聚合在一起，形成了推进新机制建设的合力。①

但是，随着医改深入推进，尤其是基本药物制度实施以来，一些新情况、新问题开始出现，农村地区表现尤为突出。种种迹象表明，新医改实施以来，农民"看病贵、看病难"问题依然不同程度地存在，农民看病用药负担减轻程度并不明显。不少地方在基本药物制度实施过程中出现了便宜基本药物断供、缺货现象；部分中标药品质量得不到保障，偷工减料、以次充好、替代投料。农民看病缺乏"守门人"，盲目自由流动现象非常普遍。群众看病流向呈现逆转——重新涌向县级及以上大医院，致使城市大医院人满为患、专家号一号难求；而乡镇卫生院却相对冷清、资源闲置严重。乡镇卫生院医生基本上仍沿袭传统的坐诊制，没有做到上门服务、主动服务。农村基层卫生工作者提供公共卫生服务的有效性尚不明确。乡村医生存在年龄结构老化、人才断层严重、养老无保障、收入偏低等问题。产生上述新情况、新问题的深层次原因在于农村基层医疗卫生机构综合改革不到位，基层综合改革明显滞后于基本药物制度覆盖面的扩大，尤其是新机制建设进展比较缓慢。如不尽快加强农村基层医疗卫生机构新机制建设，扭转机制建设滞后局面，将严重影响医改的深入推进和实际效果。

---

① 孙志刚：《实施综合改革加快基层医改新机制建设》，《行政管理改革》2011年第10期。

第二节 研究意义

一、理论意义

研究发现，基层医改持续了三年，基层医疗卫生体制改革方向误入了"歧途"：相关政府部门在"回归公益性"的旗帜下，几乎完全依赖各种直接经济性管制手段把基层医疗卫生机构层层束缚起来，政府供养变成"行政性包养"。通往地狱之路往往是由善意铺就的，通往失败的医改之路也是由各种"善意"铺就而成。认识到这一点关系到我国新医改的得失成败。

行政性垄断往往导致不当行政管制，而不当行政管制往往会进一步增强行政性垄断地位，两者如影随形，共同挟持着我国基层医改滑向一条"基本不成功"之路。因此，认识到各种行政性垄断和不当行政管制业已成为影响基层医改乃至新医改改革成效及持续推进的强大阻碍因素，我们必须在打破行政性垄断和解除不当行政管制上有所作为。当务之急是尽快实现政府管制职能两个方面的转变——从直接经济性医疗卫生管制向间接经济性医疗卫生管制转变，从直接经济性医疗卫生管制向社会性医疗卫生管制转变。毫无疑问，这是一条"去行政化"的改革新路，通过破除行政性垄断并实行"管办分离"、破除不当行政管制并实行"重新管制"（Re-regulation），让政府和市场各居其所、相得益彰。上述理论思路的提出，希望能引发学界不同观点的争鸣和进一步研究，相信这对于廓清笼罩在新医改道路上的迷雾会有所裨益。

二、现实意义

缓解农民"看病贵、看病难"，重在转变农村基层医疗卫生机构运行机制。转变农村基层医疗卫生机构运行机制是缓解农民"看病贵、看病难"的关键，是"保基本、强基层、建机制"的重要抓手和切入点。如今，我国正处于农村基层医疗卫生机构新旧运行机制转换的关键时期，"以药养医"机制已基本破除，但是"维护公益性、调动积极性、保障可持续"的运行新机制尚未建立起来。如果新的运行机制建设滞后，不但对基层综合改革产生严重影响，而且将影响医改进一步推进和可持续发展。推进与基本药物制度相配套的一系列体制机制综合改革，已成为当前十分紧迫的重要任务。

当前，我国公立医院改革举步维艰，基本陷入停滞状态。公立医院改革是医改之关键，事关整个医改成败。如何为公立医院改革破局，是举国上下关切的焦点。农村基层医疗卫生机构是公立医院的重要组成部分和改革先行领域。进行农村基层医疗卫生机构运行新机制建设，将为公立医院改革提供宝贵的经验借鉴，将为公立医院转变运行机制指引正确的方向。总之，进行农村基层医疗卫生机构运行机制研究，不但具有强烈而紧迫的现实意义，而且对于公立医院改革具有先导和示范意义。

第三节 基本概念的界定

一、农村基层医疗卫生机构（Rural Primary Health Care Institutions）

目前各界对于基层医疗卫生机构的界定主要是从地缘层面进行的。该定义指基层医疗卫生机构包括农村基层医疗卫生机构与城市基层医疗卫生机构；前者包括乡镇卫生院和村卫生室（也有观点认为应包括县级医院），后者指的是社区卫生服务中心以及根据需要下设的社区卫生服务站。根据这一界定，基层医疗卫生机构似乎可以与社区（Community）医疗卫生机构等量齐观。

本研究则从服务功能层面进行界定，认为基层医疗卫生机构是提供以初级卫生保健服务（Primary Health Care Services）为主的公立医疗卫生机构；它强调预防和公共卫生的医疗保健，运用低成本技术惠及最大范围的人群，与昂贵的、以医院为基础的二级乃至三级医疗保健相对；它主要包括健康促进、预防保健、合理治疗和社区康复四方面的服务功能。而农村基层医疗卫生机构则是指在农村地区提供以初级卫生保健服务为主的公立医疗卫生机构。依据这个界定，农村基层医疗卫生机构不包括县级医疗卫生机构（县级医疗卫生机构无论是从国家医院划分级别上还是从其提供的基本服务范围上看都不属于这一范畴），不包括个人举办的医疗卫生机构（从所有制性质上看，这类医疗卫生机构都是非公立的），也不包括一些以提供二级乃至三级医疗服务为主的乡镇卫生院（从服务功能来看，这类乡镇卫生院的服务能力和服务类别与二级甚至三级医院趋同）。

从服务功能层面界定基层医疗卫生机构，有利于明确定位基层医疗卫生机构及健全补偿机制，有利于大力推进基层医疗卫生机构综合改革，有利于实现基本医疗卫生服务的"关口前移"和"重心下沉"，使人民群众真正享受到便捷、价廉、合理有效的基本医疗卫生服务。

二、运行机制（Operation Mechanism）

总的来看，运行机制是指在人类社会有规律的运动中，影响这种运动的各因素的结构、功能及其相互关系，以及这些因素产生影响、发挥功能的作用过程和作用原理及其运行方式；它是引导和制约决策并与人、财、物相关的各项活动的基本准则及相应制度，是决定行为的内外因素及相互关系的总称。

具体表现在基层医疗卫生机构上，运行机制是指影响基层医疗卫生机构运转的各因素内在有机构成，以及以之为驱动作用于基层医疗卫生机构、决定基层医疗卫生机构行为方式的一系列制度安排，如人力资源管理制度、财务管理办法、支付制度、药品加成政策和内部管理制度等。新医改之前，基层医疗卫生机构的运行机制鲜明，集中体现为"以药养医"机制。围绕着"以药养医"机制，基层医疗卫生机构实行僵化的、缺乏激励机制的事业单位人员管理办法，实行极力鼓励医务人员搞创收的财务管理方式，实行按服务项目收费为唯一途径的支付形式和15%的药品加成办法，实行松散的、"管而不治"的机构管理格局。由此导致的后果是群众看病越来越贵、越来越难。因此，改革基层医疗卫生机构，就是要破除"以药养医"运行机制，尽快建立起"维护公益性、调动积极性、保障可持续"的运行新机制。可以说，基层医疗卫生是整个医疗卫生体制改革的重要突破口和切入点，而转变运行机制又是关系到整个基层医疗卫生改革成败的关键举措。

三、基本药物制度（Essential Medicine System）

世界卫生组织（WHO）对于基本药物的概念历经修正，在2002年的较新修正版中指出，基本药物是"满足人们基本的健康需要，根据公共卫生的现状、有效性和安全性，以及成本—效果比较的论证所遴选的药品。在其任何时候均有足够的数量和适宜的剂型，其价格是个人和社区能够承受得起的"。[1] 基本药物制度则是涉及基本药物目录遴选、基本药物定价以及基本药物供应体系的保证人民对于基本药物公平可及和合理使用的政策总和。根据这个概念界定，可以归纳出基本药物制度的目标是提高贫困人群对基本药物的可及性，以及促进合理用药。前一个目标旨在维护健康的公平性，后一个目标则通过提高药品的使用效率促进社会福利。基本药物制度是公平和效率的统一。

许多卫生保健制度较为健全的发达国家，往往不存在独立的基本药物制度，而是把基本药物的理念和相关政策分散在医疗保险、医疗救助、医疗服务提供，以及药品生产、流通、报销等相关政策之中。在贫困国家，由于绝大多数医疗卫生服务由个人直接支付，国家为了提高人们对有限的基本药物的可及性，可能针对基本药物专门制定一套采购、流通、使用以及价格控制的政策，从而形成了专门的基本药物制度。[2] 在我国，2009年8月发布了《关于建立国家基本药物制度的实施意见》，并先后发布《国家基本药物目录》（2009年版及2012年版）。《关于建立国家基本药物制度的实施意见》主要内容包括：政府举办的基层医疗卫生机构使用的基本药物实行省级集中网上公开招标采购、统一配送，基层医疗卫生机构全部配备和使用基本药物并实行零差率销售，其他各类医疗机构也必须按规定比例使用基本药物，确保基本药物在基层医疗卫生机构得到优先和合理使用；同时，将基本药物全部纳入基本医疗保障药品目录，报销比例明显高于非基本药物。

---

① WHO, *The Selection of Essential Medicines*, *Policy Perspectives on Medicines*, Geneva: World Health Organization, 2002, p.1.

② 董朝晖、吴晶：《基本药物制度理论与实践》，化学工业出版社2012年版，第10页。

四、去行政化（De-administration）

去行政化就是依据"管办分开"原则——公共服务的主办者与监管者分开的原则，彻底打破服务机构所处的行政等级体制，赋予其真正的独立法人地位。具体来说，去行政化就是进一步弱化政府行政部门对公立医院人事、财务、设备购置等方面的控制，取消医院的行政级别，建立以理事会+监事会为核心的法人治理结构，赋予理事会行使战略管理的职能，赋予监事会行使监督的职能，落实公立医院独立法人资格，同时实行院长负责制，实现公立医院经营自主权。[①]去行政化的实质是改变政府与公立医院的行政隶属关系，进而厘清政府与市场的合理边界。

在推进农村基层医疗卫生机构综合改革的路径选择上，当今流行着一种具有浓厚官方色彩的观点和思路——坚持政府主导、回归公益性。在这种改革思路的指引下，政府强化了对于基层医疗卫生机构全方位的直接行政管制，由此造成各种行政性垄断和不当行政管制。前者具体表现为公立医院对医疗服务行业的垄断和对医疗人才的垄断、政府对办医权的垄断和对医院等级划分的垄断以及政府对医疗保险资源的垄断等；后者主要表现为在公立医疗机构中绝大多数医疗服务项目的价格和大部分常用药品的价格均由政府来确定、政府对公立医院实施15%药品加成和对基层医疗机构实施零差率销售管制、医疗机构财务上的"收支两条线"管理、药品和耗材上的省级集中招标采购、在人事制度上延续旧有的人事编制管理模式等。如果不能在打破垄断和解除不当管制上有所作为，那么新医改将可能再次面临"基本不成功"的命运。因此，农村基层医疗卫生机构综合改革有必要尝试一条"去行政化"的改革新思路，并且在这一思路指导下进行合理的体制机制设计。

[①] 顾昕、余晖：《公立医院改革去行政化之途》，求是理论网，http://www.qstheory.cn/sh/msjs/201204/t20120409_150155.htm，2012年11月15日。

第四节　国内外研究现状

　　国内外关于农村基层医疗卫生机构运行机制尚无系统化的研究，对其认识和评价往往分散在相关研究成果中，依据理论视角的不同可归纳如下：

　　（1）破除行政垄断、促进合理竞争研究。David Dranove 等（1993）认为，医院之间的竞争主要有两种类型，即病患主导的竞争（医武竞赛）和付费者主导的竞争。前者的竞争行为主要是非价格竞争，竞争的结果反而会造成医院成本的上升；而后者的竞争行为则是以价格竞争为主，竞争的结果导致价格的降低。[1] Kessler 和 McClellan 的研究进一步指出，美国医院市场在 20 世纪 90 年代付费者主导的竞争环境下，医院之间的竞争不仅会降低罹患急性心肌梗死病患的平均住院支出，亦同时改善病患治疗的疗效。[2] 这一结论推翻了早期文献认为医院之间的竞争是一种社会浪费的观点，证实了医院之间的竞争将可提高社会福利。Winnie Yip 和 William C. Hsiao 认为，中国非理性的和浪费严重的医疗服务供方体系导致医疗费用快速增长，而这些钱很可能被服务供方所攫取；中国应该在政府适当的调控和监管下促进竞争，但政府在理想情况下不应该管医院的运作。[3]

　　针对我国公立医疗卫生机构的垄断格局，朱恒鹏指出，公立医疗机构在药品零售环节上的双向垄断地位是导致药价虚高的根本原因。医疗服务价格低估导致的"以药补医"机制赋予了公立医疗机构抬高药价的合法权力，收益率管制进一步诱导医院进销高价药，单独定价政策加之宽松的新药审批制度为药厂提高药价、医院购销高价药提供了便利。这些问题的出现根源于政府管制措施的失当。[4] 蔡江南进一步指出，由于我国的医疗服

① David Dranove, Mark Shanley and William D.White, "Price and Concentration in Hospital Markets: The Switch from Patient-Driven to Payer-Driven Competition", *Journal of Law & Economics*, Vol.36, No.1, Apr. 1993, pp. 179–204.

② Daniel Kessler and Mark McClellan, "Medical Liability, Managed Care, and Defensive Medicine", NBER Working Paper No.7537, February 2000.

③ Winnie Yip and William C. Hsiao, "The Chinese Health System at a Crossroads", *Health Affairs*, Vol. 27, No. 2, 2008, pp. 460–468.

④ 朱恒鹏：《医疗体制弊端与药品定价扭曲》，《中国社会科学》2007 年第 4 期。

务行业处于一个高度国有化和行政化的体制下，各种行政性垄断成为阻碍医改推进的关键力量，其中包括公立医院对医疗服务行业的垄断和政府卫生部门对办医权的垄断。行政化的铁索桥固然是一个桥，但是这种在计划经济时代搭建的桥梁在改革的时代理应拆毁。如果新医改走上了行政化的老路，那么其最终"基本不成功"的可能性就会变成必然性。①打破公立医院行政化痼疾、推进医改的主要方向和原则是"去行政化"，即管办分开、政事分开；此外，改变付费机制、鼓励竞争也可以遏制药价虚高和过度用药的问题。

（2）公立医疗卫生机构的组织治理结构研究。Preker 和 Harding 指出，公立医疗卫生机构的组织变革模式按照自主程度和市场进入程度可以划分为四类，即预算制组织、自主化组织、决人化组织和私有化组织；并认为医院和其他卫生服务机构实现政府政策目标的能力受到五种组织特性的影响：①医院管理者的权限和自主权；②供方付费机制和市场竞争构成的市场环境；③医院保留结余及自负盈亏的程度；④问责机制；⑤医院社会功能是否明确、是否有全面的资金支持。② Mark J.Roberts、William Hsiao、Peter Berman 和 Michael R.Reich 进一步指出，公共部门常常展现出比私人部门更高的成本和更少的消费者反应性，而私人部门则表现出更灵活、更无情的机会主义和更少的社会责任感。二者之间表现出的绩效差异主要是由特定的组织结构和实践所决定，而不单单是由提供者的所有权所决定。影响组织绩效的关键因素包括六个方面，即对组织的激励、对管理者的激励、管理者的技能和态度、管理者的权限、对员工的激励、员工的态度和技能。③李玲认为，公立医院的制度优势在于管办结合，即外部监管和内部治理相结合；所谓建立法人治理结构的做法被国际经验证明是失败的。④顾昕等针对中国公立医疗机构的"主导性"指出，存在于医疗服务递送体制中的真正问题不是医疗机构是否公立，而是医疗服务社会公益性得以充分发挥的制度安排问题。国际卫生政策研究界有关医疗服务提供者的所有

① 蔡江南：《推进医改亟待打破行政垄断机制》，《医院领导参考决策》2011 年第 4 期。
② Alexander S.Preker and April Harding, *Innovation in Health Service Delivery：The Corporatization of Public Hospitals*, Washington, D.C.: The World Bank, 2003, pp.14–28.
③ Mark J.Roberts, William Hsiao, Peter Berman and Michael R.Reich, *Getting Health Reform Right：A Guide to Improving Performance and Equity*, Oxford University Press, 2002, pp.255–287.
④ 李玲：《新医改形势下的公立医院改单思考》，《医院院长论坛》2011 年第 1 期。

制形式与医疗费用关系的研究显示，两者之间没有明确的关系。如果政府以设计精巧的方式来购买医疗卫生服务，那么营利性医院照样会像公立医院一样，承担各种社会责任，包括承担公共卫生服务。[①]

（3）相应的激励与约束机制研究。一些学者采用实证分析方法对美国医疗服务价格规制政策在控制医疗服务成本或医疗费用方面的效果展开了研究，其结果表明，费率规制在总体上降低医院费用，能够起到控制医疗费用的作用。还有很多学者从理论或实证角度分析按病种预付制这种新的价格规制方式对医疗服务成本和服务质量的影响。这些研究对按病种预付制在降低成本方面的作用大都给予肯定，认为医疗服务供给者在该支付方式下承担一定的成本风险，在决定给患者提供合适治疗时所受到的预算约束比较大，具有降低成本的动力（Shleifer，1985；Guterman and Dobson，1986）。但是关于按病种预付制对医疗服务质量的影响则看法不一。有学者（Johnson，1984）担心在这种规制方式下，如果医院过分强调降低成本，可能会采取风险选择行为，避免接受高成本患者或者通过过早地让患者出院等方式减少服务，最终会影响医疗服务质量；也有学者（Feinglass and Holloway，1991）认为，按病种预付制在促进医疗机构降低成本的同时并不一定导致医疗服务质量下降。从总体角度来讲，美国所实行的设定费率和按病种预付制这些医疗服务规制措施在控制医疗费用方面的效果相对比较明显，对服务质量的负面影响不大。但是更为细致的研究则表明它对医疗服务质量有潜在的影响，还需要采取其他规制措施予以配合才能更好地提高规制效果。[②]

世界银行针对中国农村卫生改革报告指出，中国卫生系统面临的一个挑战是要找到一种平衡：既要考虑与市场相关的控制约束、机构自主权和生产效率，又要控制供方增加不必要的治疗和费用上涨的倾向。因此，卫生院应该在人力资源方面获得更大的自主权，同时在业务盈余的使用上进行更多的限制。[③] 封进等的研究表明，医疗保障制度运行的结果并不必然减轻低收入群体的医疗负担。如果对医疗供给方缺乏适当的控制，医疗保

---

① 顾昕、高梦滔、姚洋：《诊断与处方：直面中国医疗体制改革》，社会科学文献出版社 2008 年版，第 33-35 页。
② 王延中等：《中国卫生改革与发展实证研究》，中国劳动社会保障出版社 2008 年版，第 8-12 页。
③ 世界银行：《中国农村卫生改革》，世界银行网站，http://documents.worldbank.org/curated/en/2009/02/14222246/reforming-chinas-rural-health-system，2011 年 10 月 12 日。

险会导致医疗价格上涨，在此情况下，价格上涨会冲销政府补贴的收入分配效果，补贴实际上是补给了供给方而非消费者。[①] 卫生部统计信息中心的研究报告显示，政府对社区卫生机构筹资的干预方式可分为收入干预和支出干预，而后者对机构行为的影响力度最大；建议干预社区卫生机构收入总量，同时采取适宜的支付方式，充分利用好政府资金的引导和激励作用，减少对社区卫生机构支出的直接干预。[②] 刘尚希认为，建立起相应的激励约束机制，就是要对基层医疗卫生机构实行"核定任务、核定收支、绩效考核补助"。这样，对于绩效好的机构，其实际收支差额小于标准收支差额，但预算补助不减，这就形成"干得好的多得"的激励机制；对于绩效较差的机构，其实际收支差额大于标准收支差额，但预算补助不增，甚至还要核减补助，这就形成"干得差的少得"的约束机制。[③] 方鹏骞、熊昌娥认为，在薪酬分配激励上，明确薪酬分配是激励的一种有效、关键手段，公平合理的薪酬分配能够减少社区卫生服务机构内部冲突，增加外部的竞争性，因此应实行战略薪酬管理。[④] 贡森认为，我国医务人员薪酬制度改革的长远目标是要提高合法收入，遏制灰色收入。方式是国家在制定医疗事业单位工资标准时提高其标准。在目前情况下，为了鼓励更多合格的医务人员到基层医疗机构工作，必须保证一定水平的薪酬及发放的稳定性：将基层医务人员的平均年工资至少提高至与中等教育部门相当的水平，并逐步纳入财政保障范围。[⑤]

（4）转变服务提供模式研究。世界卫生组织在《阿拉木图宣言》发布30周年之后，再度提出初级卫生保健过去重要，现在更重要。世界卫生报告认为，初级卫生保健服务的初始点应从医院及专科医师转移至贴近客户的全科初级保健中心，服务提供者与其所服务的社区居民之间直接、持久的医患关系对于保证服务在不同时间和不同服务机构里的持续性有至关重要的意义。[⑥] 顾昕呼吁推动建立"开放式"守门人制度，推广社区卫生

---

① 封进等：《新型农村合作医疗对县村两级医疗价格的影响》，《经济研究》2010年第11期。

② 卫生部统计信息中心：《中国基层卫生服务研究》，中国协和医科大学出版社2009年版，第514页。

③ 刘尚希：《激励与约束：面对政府举办的基层医疗卫生机构》，中国网，http://www.china.com.cn/news/txt/2009-04/10/content_17582278.htm，2011年10月20日。

④ 方鹏骞、熊昌娥：《社区卫生服务机构薪酬制度研究》，《中国卫生经济》2010年第6期。

⑤ 贡森：《医疗卫生服务公共政策研究》，《卫生经济研究》2009年第2期。

⑥ 世界卫生组织：《2008年世界卫生报告：初级卫生保健——过去重要，现在更重要》，人民卫生出版社2008年版，第53-58页。

服务的首诊制和转诊制，引导公共医疗保障制度的受益人更多地在社区卫生服务机构中寻求门诊服务。[①] 湖北省财政厅课题组就基层医疗卫生服务进行专题调查研究，建议要完善基层医疗服务方式，一方面建立健全基层医疗卫生服务网络，转变服务方式，倡导巡回医疗、上门服务、主动服务，方便群众看病；另一方面探索和完善社区（乡镇）责任医生制度、社区（乡镇）首诊制度、双向转诊制度，常见病的治疗基本在基层解决。[②] 张茅强调指出，基层医疗卫生机构是医疗服务体系的网底，也是人民群众的"守门人"，所以加强基层的建设，真正发挥好基层医疗卫生的作用十分重要。但是仅此还不够，还需要大医院的支持，同时在机制上进行很好的分工，建立好大医院和基层医疗卫生机构的合理分工、上下联动的双向转诊制度。[③]

第五节　研究方法

本项目采用定量与定性资料分析相结合，以定性为主、定量为辅的研究方法。具体包括：

（1）调查研究法。通过问卷调查和深度访谈等方法对研究试点地区展开调查，获取相应的资料。本研究主要选取河南省鲁山县三个乡镇卫生院和村卫生室作为典型调查地区展开调查。第一次调研以问卷调查为主，乡镇卫生院工作人员访谈为辅。调查共发放问卷 200 份，回收问卷 198 份，回收有效问卷率为 99%。调查问卷采用 EXCEL 和 SPSS19.0 统计软件进行统计分析。第二次调研以深度访谈和机构考察为主，与县卫生局有关领导及负责人、县公立医院和乡镇卫生院有关负责人展开深入交流，并现场考察了县人民医院和县中医院。

（2）文献研究法。搜集、鉴别和整理最新文献资料，与调查资料一起作为分析和印证性材料。由于调查区域仅仅局限于我国中部省份的一个县域，不可避免地会存在数据和资料代表性不足等问题。所以以本研究在

① 顾昕：《走向全民医保：中国新医改的战略与战术》，中国劳动社会保障出版社 2008 年版，第297页。
② 湖北省财政厅课题组：《基层医疗卫生现状分析和政策建议》，《经济研究参考》2010 年第 4 期。
③ 张茅：《深化医改需要探索和把握的几个问题》，《行政管理改革》2010 年第 6 期。

河南省鲁山县基层医疗卫生机构运行状况深入调查中所获得的资料和数据为主，同时辅之以在我国其他省份和县域调查研究中公开发表的最新文献资料，第一手资料和第二手资料相互印证，共同作为本项研究的主要论据。

（3）比较分析法。首先是纵向比较：比较分析调查所在地——鲁山县基层医疗卫生机构在新医改前后的不同运行状况和运行方式，可以清晰观察到基层医改取得的成效、仍然存在的问题和引发的新问题。其次是横向比较：比较分析国内外农村基层医疗卫生机构运行中的做法，重点考察英国和澳大利亚初级卫生保健运行机制，总结其有益经验，为我们进行科学合理的机制构建提供借鉴。

第六节 基本观点及新颖之处

一、基本观点

本研究以河南省鲁山县基层医疗卫生机构为试点调查地区，对农村基层医疗卫生机构运行机制进行深入系统的分析，进而提出建设农村基层医疗卫生机构运行新机制的一些即时性政策建议，以及巩固和完善农村基层医疗卫生机构运行新机制的长远性、根本性保障制度建设。从中可以得出如下基本观点：

（1）推进公立医院改革，要加强顶层设计。农村基层医疗卫生机构运行新机制建设同样离不开顶层设计，否则改革就会流于基层化、局部化（碎片化），或者导致利益部门化、改革口号化。

（2）目前，转变农村基层医疗卫生机构运行机制已成为缓解农民"看病贵、看病难"的关键，是"保基本、强基层、建机制"的重要抓手和切入点。

（3）农村基层医疗卫生机构是公立医院的重要组成部分和改革先行领域。农村基层医疗卫生机构新机制建设是深化医药卫生体制改革的关键步骤。只有把新运行机制建设并巩固起来，"保基本、强基层"的各项政策才能真正落实并长期发挥作用，才能使农村基层将服务重心转移到常见病、多发病的诊疗和农民的健康管理上来，使农民享受到方便、有效、价廉的基本医疗卫生服务。

（4）巩固和完善农村基层医疗卫生机构运行新机制，仅仅依靠一些即时性的政策措施还远远不够，否则必然陷入"头疼医头、脚疼医脚"、"治标不治本"的窠臼。它离不开一系列体制机制建设作为稳固支撑。进行长远性、根本性保障制度建设，需要以实施综合改革为农村基层医疗卫生机构运行新机制建设的战略目标，以完善基本药物招标采购制度为农村基层医疗卫生机构运行新机制建设的实现路径，以构建民主参与机制为农村基层医疗卫生机构运行新机制建设的动力机制，以建立部门协调和领导负责制为农村基层医疗卫生机构运行新机制建设的组织保障。

（5）政府主导不等于加大投入和对公立医疗机构的行政性垄断，回归公益性也不是恢复计划经济体制，目前的当务之急是放松政府不当管制和进行科学、合理的体制机制构建。

二、新颖之处

有别于之前的相关研究，本研究的新颖之处主要体现在以下三个方面：

（1）力图构建顶层设计基本模式。"顶层设计"不能仅仅停留在作为一个流行概念或研究视角出现，而是需要把它上升为理论高度。本研究提出顶层设计的基本模式包括四个模块（战略目标、实现路径、动力机制和组织保障），并揭示出这四大模块之间的内在作用层次和逻辑关系。这对于加强各个领域的改革顶层设计，实现改革全面设计和统筹规划，相信会有所裨益。

（2）在研究视角上，把农村基层医疗卫生机构运行机制研究置于顶层设计基本理论模式的指引和统领之下。传统研究成果缺乏针对我国基层医疗卫生机构的系统研究，不少研究仍停留在对我国医疗卫生体制的宏观表述上，基层医疗卫生机构（尤其是农村基层医疗卫生机构）往往是一笔带过。即便是针对基层医疗卫生机构的研究，也止步于对其进行现状、问题及对策的表面分析，缺乏从其内在运行机理层面进行剖析。而本研究不但深入研究了农村基层医疗卫生机构内在运行机理，尤其值得一提的是实现了与顶层设计基本理论模式的自然对接，避免了就事论事、缺乏理论深度的研究路径。

（3）本研究在实地调研和深入论证过程中，产生了一些新的思想观点，例如：①如果基层医疗卫生机构仅仅依靠基本药物制度单兵突进，而不推进与之相配套的一系列体制机制综合改革，农民看病用药负担就不会真正得到减轻。因此，加强改革顶层设计，进行基层医疗卫生机构综合、系统、全面的改革，才能建立起新的运行机制，破解农民"看病贵、看病难"问题。②乡镇卫生工作者提供公共卫生服务的有效性尚不明确。不少卫生人员拿到财政补助，却疏于提供公共卫生服务，或者提供服务只是为了应付检查、流于形式。投入的钱怎么转换为有效的服务，还需要政策、机制各方面来完善。③我们不仅需要建立看病"守门人"制度，推广农村社区卫生服务的首诊制和转诊制，引导人们更多地在农村社区卫生服务机构中寻求门诊服务，更为重要的是建立"健康守护人"制度。④基层医疗卫生机构运行新机制的建立乃至医改的成功，一方面离不开"自上而下"的改革顶层设计，另一方面也取决于"自下而上"的群众创造性和积极性，两者的连接点是建立渠道通畅的利益表达机制和规范化的社会参与机制等。

第七节　基本框架结构

本研究围绕缓解农民"看病贵、看病难"这一目标，运用调查资料及相关文献资料，针对基本药物制度实施以来我国农村基层医疗卫生机构运行中出现的新情况、新问题，借鉴国内外关于农村基层医疗卫生机构运行机制的先行实践及先进经验，提出农村基层医疗卫生机构运行机制实现即时性转变的政策建议；同时以顶层设计基本理论模式为指引，提出运行新机制建设需要长远性、根本性的制度保障，以一系列综合性的体制机制建设作为稳固支撑。研究旨在使农村基层将服务重心转移到常见病、多发病的诊疗和农民的健康管理上来，使农民享受到方便、有效、价廉的基本医疗卫生服务，最终缓解农民的"看病贵、看病难"。

对于农村基层医疗卫生机构研究的相关理论基础的评述，主要围绕以下四个方面展开，即开展农村基层医疗卫生机构研究的理论依据、机构运行中公平与效率如何有效统一、如何促进农村基层医疗卫生机构的良性运行和健康发展以及政府在农村基层医疗卫生服务提供中应扮演的角色等。

河南省鲁山县基层医疗卫生发展及机构运行变化情况。通过两次典型调查所获取的资料和数据，该部分对河南省鲁山县改革开放以来的医疗卫生体系建设和发展情况、新型农村合作医疗制度建设情况作一回顾，旨在系统了解该县医疗卫生的历史与发展脉络。然后聚焦 2009 年新医改实施以来鲁山县的乡镇卫生院和村卫生室运行变化情况，其中主要包括鲁山县基层医疗卫生机构改革所取得的成效，以及该县在基层医疗卫生机构改革中发现的新问题。

　　国内外农村基层医疗卫生机构运行机制的经验借鉴。在国内，考察安徽省基层医药卫生体制综合改革成功经验、出现的新情况、新问题及政策调节，分析其对基层医改在"保基本、强基层、建机制"方面的借鉴意义；在国外，主要考察英国和澳大利亚初级卫生保健服务提供机制及最新医改动向，审慎地借鉴其在政府职能定位、开放式"守门人"制度、服务支付方式、基层医疗卫生机构激励机制和医疗卫生社会参与等方面的先进做法。

　　转变农村基层医疗卫生机构运行机制的政策建议。提出转变农村基层医疗卫生机构运行机制的即时性政策建议，即实现四个方面的转变：一是转变"以药养医"和由此演变而来的利益驱动机制，在完善补偿机制的前提下建立科学的医保支付制度；二是由"重治轻防"转为"预防为主"，建立农村基层医疗卫生机构公共卫生服务有效提供制度；三是转变农民看病就医流向逆转至县级及以上医院的局面，建立县乡上下联动的双向转诊制度；四是在服务方式上转变被动的坐诊制，建立农民"健康守护人"制度。

　　加强顶层设计，构建农村基层医疗卫生机构运行新机制。首先进行顶层设计基本理论模式建构，然后在该理论模式指引下，构建农村基层医疗卫生机构运行新机制的制度支撑体系：以实施综合改革为农村基层医疗卫生机构运行新机制建设的战略目标，以建立市场化集中采购机制为农村基层医疗卫生机构运行新机制建设的实现路径，以构建民主参与机制为农村基层医疗卫生机构运行新机制建设的动力机制，以建立部门协调和领导负责制为农村基层医疗卫生机构运行新机制建设的组织保障。

　　本研究基本框架如图 1-1 所示。

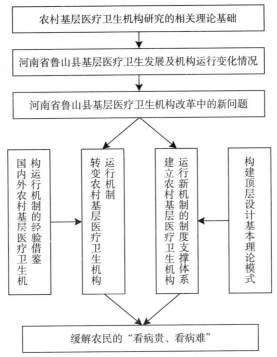

图1-1 本研究基本框架

第二章 农村基层医疗卫生机构研究的相关理论基础

在了解农村基层医疗卫生机构运行历史与发展情况之前，有必要先分析一下研究该议题的相关理论基础。通过这些理论基础，我们试图回答以下几个方面的问题，即开展农村基层医疗卫生机构研究的理论依据、机构运行中公平与效率如何有效统一、如何促进农村基层医疗卫生机构的良性运行和健康发展，以及政府在农村基层医疗卫生服务提供中应扮演的角色等。

第一节 开展农村基层医疗卫生机构研究的理论依据

不管是否申明，任何一项人文社科研究项目都不可能做到所谓的"价值中立"，其背后往往或明或暗地具有某种伦理理论作为支撑。本研究也不例外，除了对现实问题的关切，促使我们最终走上农村基层医疗卫生机构研究议题的潜在动力主要来自伦理理论——平等自由主义观（Egalitarian Liberalism）。

判断卫生部门表现与进行医疗卫生改革主要以三种伦理理论作为基础，即功利主义（Utilitarianism）、社群主义（Communitarianism）和自由主义（Liberalism）。[①] 功利主义理论主张通过检验卫生政策对社会中个人福利的总体效用来评价其结果，它包括主观功利主义和客观功利主义两种理

---

① Mark J.Roberts, William Hsiao, Peter Berman and Michael R.Reich, *Getting Health Reform Right: A Guide to Improving Performance and Equity*, Oxford University Press, 2002, p.47.

论。通过运用成本—效益分析（Cost-Benefit Analysis）方式，前者倡导将每个人对政策选择的功利水平进行累加去测量福利；后者则侧重运用技术性测量手段如伤残调整生命年（DALY）和质量调整生命年（QALY）等指标来衡量福利。社群主义理论侧重于灌输美德和培育社区，主张社区的特点取决于组成社区的人的特点，国家应当确保个人发展良好的品德和帮助创造美好的社会。社群主义也包括两种形式：一是普遍性社群主义，相信存在单一的、普遍性模式的优秀个人和美好社会；二是相对性社群主义，强调每个社群决定并应该决定自己的规范和社会组织模式。

功利主义虽然有助于医疗卫生服务有效供给、提高医疗卫生绩效，然而它将一些人作为目的，而将其他人作为手段，也就是说为了一些人的利益而牺牲其他人，而这些被牺牲者往往都是社会当中的弱势群体，如农村中的贫困人口等。平等自由主义理论弥补了这一欠缺。平等自由主义理论认为，要做到真正尊重他人，将他人视为道德行为体。每个人都具有维持最低水平的服务和确保机会均等所需资源的积极权利（Positive Rights）。[1]从罗尔斯（John Rawls）"正义即公平"观点出发，卫生保健制度应该将优先领域放在防止那些已经拥有发展和实现生命计划机会的人过早死亡和伤残上。平等自由主义者对卫生保健应解决积极权利的侧重面存在分歧：一些人主张最好的方式是尊重每个人公平处置收入的道德能力，让个人购买他们所需的卫生保健（或健康保险）。[2]另一些人认为社会应该对健康负有特别的社会责任，政府要对最低标准的数量和所有人的生活质量负责，需要提供确保最低水平的卫生保健。如果说政府对每个人的健康负责，那就意味着社会有责任影响人们对这类事情的个人选择；如果社会只对提供服务负责而不对人们是否使用这些服务负责，那么个人对自己的健康就具有相当大的责任。这样，健康状况就成为个人选择的一种结果，而不是一种天生固有的权利。如阿马蒂亚·森（Amartya Sen）曾指出，健康（和教育）是使人类生活体现价值的基本潜能之一，它既是发展的目标，也是发展的手段，基本的卫生保健是保证人们获得健康的权利。社会应当对创造公民

---

① Daniels Norman, *Just Health Care*, New York: Cambridge University Press, 1985, p.45.
② Dworkin Ronald, Justice in the Distribution of Health Care, *McGill Law Journal*, Vol.38, 1993, pp. 883-898.

可以选择的机会负责，而不是替代个人做选择。①

在我国，绝大多数的贫困人口聚集于农村，他们更多地依赖于到基层医疗卫生机构寻求服务。另外，长期以来我国对于农村地区的卫生投入远远低于城市地区，对于基层医疗卫生机构的投入远远低于城市二级、三级医院，其结果必然导致农村居民尤其是贫困居民的健康状况远远低于城市富裕人群。平等自由主义认为，医疗保健公平应该把卫生资源和服务按照人们的需要进行配置和利用，不同收入的人群对资源和服务按照支付能力支付。以平等自由主义作为理论基础，我们的研究视角自然关注农村基层医疗卫生机构及其运行健康状况，倡导提高分配的底线以确保每个人都具有最低水平的享有卫生保健的机会。这也与当前医疗卫生体制改革把减少医疗保健中的不平等列为优先权设置的目标相吻合。

第二节　医疗卫生机构运行中的公平与效率

虽然新医改把医疗卫生公平列为首要目标，但并不意味着对健康结果或者卫生效率的忽视。农村地区日益增加的卫生投入如何转变为有效的卫生服务、更加符合成本—效益原则并促使农民健康状况最大化，也一直是医疗卫生政策致力于解决的一大难题。WHO总结出世界各国卫生改革和发展的目标，即通过改善医疗卫生服务的可及性、服务质量、服务效率和健康公平性，从而提高人群的健康水平、疾病风险分担水平和对医疗卫生服务的满意度。② 其中，公平和效率不仅是建立医疗卫生制度的基本目标，而且是进行所有的制度设计和制度安排所应考虑的首要问题。

WHO和SIDA（瑞典国际发展合作机构）在1996年的倡议书《健康与卫生服务公平性》中指出，卫生领域的公平性意味着生存机会的分配应以需求为导向，而不是取决于社会特权或者收入差异。公平性应该是共享社会进步的成果，而不是分摊不可避免的不幸和健康权利的损失。卫生保健和健康公平性就是要求努力降低社会各类人群之间在健康和卫生服务利用

---

① Sen Amartya, *Development as Freedom*, New York: Alfred A.Knopf, 1999, p.120.
② 饶克勤、刘新明：《国际医疗卫生体制改革与中国》，中国协和医科大学出版社2007年版，第25页。

上的不公正和不应有的社会差距,力求使每个社会成员均能够达到基本生存标准。[1]卫生公平具体包括卫生筹资公平、卫生服务的可及性公平、卫生服务实际利用公平和享有健康公平四个方面。其中筹资公平表现在按支付能力的大小支付医疗费用。因为卫生服务涉及治病救人的需要,所以它不能等同于其他的商业服务,即对待收入不同的人,费用的缴纳不能按照一视同仁的原则。而卫生服务的可及性公平,即卫生资源的分布应保障人人都能享受最基本的卫生服务,减少卫生资源的分配和利用的不公正性。卫生服务实际利用公平是指人人应享有初级卫生保健,可细分为卫生服务水平公平和垂直公平。水平公平是指具有同样服务需要的人应得到同样的服务,同等支付能力的人应支付同样的费用。垂直公平是指有不同需要者享受的服务不同,对卫生服务需要大的人应得到较多的服务,支付能力大的人应多支付;这不仅体现在看病时,而且体现在缴纳保险费上。享有健康公平,即卫生保健公平最终应表现在人群健康状况的基本相似。这四方面的公平是互相联系、缺一不可的统一整体,它们相互制约、相互依赖。其中卫生筹资公平是卫生服务的可及性公平、卫生服务实际利用公平及享有健康公平的前提,享有健康公平是卫生保健公平的最终归宿和目的。[2]

医疗卫生的效率可以分为医疗卫生的配置效率和技术效率。医疗卫生的配置效率是指卫生资源能够以人群的卫生需求进行配置,使得卫生资源能够最大限度地得到利用。医疗卫生的技术效率是指在一定的卫生机构和部门内把有限的卫生资源进行合理地配置和使用,以获得最大的效益,即用固定的卫生资源投入获得最大化的卫生服务产出。配置效率反映的是投向何处可能达到最大产出;技术效率则是寄望于同样的投入获得更多的产出。配置效率意味着是否正在"做恰当的事",技术效率意味着是否正在"恰当地做事"。

公平与效率到底孰先孰后是一个微妙而难以确定的问题。在公平与效率的优先选择上,并没有一成不变的模式可循,而应历史地、客观地取决于一个国家的社会制度、生产力水平、文化、价值、宗教等诸多因素。两者的优先顺序不仅与一国的具体情况密切相关,而且在不同国家甚至同一

[1] World Health Organization, *Equity in Health and Health Care*, A WHO/SIDA Initiative, Geneva, 1996.

[2] 周向红、吴昀桥:《加拿大医疗保障体系及其对我国的启示》,《中共浙江省委党校学报》2007年第2期。

国家的不同时期，其目标的优先顺序或重要程度也是不一样的。产生上述公平与效率的矛盾与对立，其原因就在于没有把公平的多层含义分解开来。当把公平仅仅理解为结果上的平等时，公平与效率处于同一层面，就产生两者之间的矛盾；而当把公平与效率置于更高层面，即置于社会福利这个终极目标下，公平与效率都作为提高社会福利的手段，它们就有了共同的目标，它们之间就有了互补的关系，作为影响社会福利的两个基本因素，效率从生产方面影响社会福利，公平从分配方面影响社会福利。①

　　我国卫生领域存在着配置不合理、资源浪费严重的状况，但是更为严重的是在我国农村地区存在的卫生不公平：医疗保障覆盖率低、患者由于无力支付高昂的医疗费用而放弃诊治、农村居民的健康状况远远落后于城镇居民等。因此，在目前的情况下，我国在医疗卫生体制改革中应该坚持"公平优先"，按照人们的卫生需求配置资源，尽量满足人们的基本医疗卫生服务需求。然而，我们没有理由将效率和公平对立起来看待，正确的理解应该是：效率实际上是先于公平的——以较少的成本实现公平的目的。②实际上，提高农村基层医疗卫生机构的配置效率和技术效率，以最低的成本实现最大程度的健康改善，最终是为了使服务更好地惠及农民，因此也增强了服务的公平性，体现出效率和公平的高度统一。

第三节　医疗卫生机构的良性运行和健康发展

　　在确立医疗卫生服务公平、效率和可及性的价值目标之后，如何促使医疗卫生机构健康、可持续发展成为人们普遍关注的理论与现实问题。在卫生领域，与组织优化和组织变革最为相关的理论主要有委托代理理论、交易成本理论、剩余产权理论等。这些理论从信息、激励、产权和创新等不同方面为人们揭示了如何更好地构建医疗卫生服务提供组织、进而促进医疗卫生机构的良性运行和健康发展等重要议题。

---

① 李和森：《中国农村医疗保障制度研究》，经济科学出版社 2005 年版，第 79 页。
② Reinhardt Uwe E., Can Efficiency in Health Care be Left to the Market? *Journal of Health Politics, Policy and Law*, Vol.26, No.5, 2001, pp.967–992.

一、委托代理理论

委托代理理论（Principal-agent Theory）是制度经济学契约理论的主要内容之一，指一个或多个行为主体根据一种明示或隐含的契约，指定、雇用另一些行为主体为其服务，同时授予后者一定的决策权利，并根据后者提供的服务数量和质量对其支付相应的报酬。委托代理理论是建立在非对称信息博弈论基础之上的。一般认为，代理人与委托人相比常常具有信息优势，这意味着委托人必须促使代理人从自身效用最大化出发，自愿或不得不选择与委托人目标和标准相一致的行为，否则委托人的期望就难以实现。因此，作为一种契约关系，委托代理理论的核心就是如何利用契约进行双方主体的权责与利益的博弈。

委托代理关系中主要有以下三个方面的特征：一是信息不对称，指的是代理人的部分行为和特有信息难以被委托人观察或者验证，从而给委托人的监督与控制带来极大的困难。二是代理结果的不确定性，指代理人的努力行为并不必然带来良好的行为结果，最终的产出会受到其他诸多不确定性因素的影响，从而给委托人对行为结果的计量带来极大的困难。三是契约的不完备性，是指当事人双方无法考虑所有可能产生的情景，并在契约中加以描述以规避可能带来的不良后果，并促使最终的结果与委托人/代理人的期望目标相一致。换言之，双方订立完备契约的成本太高，在履约过程中，当事人中的一方可能会欺骗另一方（常常指代理人出于各种目的做出背离委托人期望的行为），因此契约不可能是完备的。

在医疗卫生服务领域，至少涉及四个层级的委托代理关系：作为委托人的公众与作为初始代理人的政府之间的关系；作为委托人的政府与作为代理人的医院之间的委托代理关系；在医疗卫生机构内部，作为委托人的院长与作为代理人的各部门负责人之间的关系；作为委托人的各部门负责人与作为代理人的医务人员之间的关系。由于委托人和代理人之间存在着信息不对称，从事具体事务并拥有信息优势的代理人有可能为了自身利益做出违背委托人利益的事情。具体到医疗卫生机构内部来说，医疗服务提供者具有很强的医疗信息优势，存在着追求经济效益的动机。作为代理人的机构负责人和医务人员，为追求自身利益的最大化，可能利用与委托人之间信息的不对称，采取药品"虚高定价"、过度医疗等行为，最终损害委托人的利益。医生行为对医疗服务供给的影响是最关键因素。健康经济学认为，医生对病人的病情与各种可能的治疗选择有较佳的知识，让医生具有其他行业所没有的市场力量，医生可控制病人的需求，而不被病人的需求所限制，即医生引致需求（Physician Induced Demand）。医生引致需求现象的重要政策内涵是，在医生占据信息优势的情况下，供给方的成本分担制度更能有效控制医疗费用的上涨。作为显性激励性契约的供方支付激励由于涉及提供方的经济利益，可以对医生的行为产生直接影响。同时，由于契约的不完备，因而激励性支付契约的效果有限，必须辅以其他的激励机制。当医生考虑自身的长期收益时，声誉机制可以作为隐性激励机制对医生的行为产生影响。此外，医患之间长期和谐的关系、政府的有效规制等亦能够对医生行为形成有效的激励机制。

二、交易成本理论

科斯（Ronald Coase）在 1937 年发表的《企业的性质》一文中提出了交易费用（Transactions Cost）概念，认为市场机制在私人产品的供给领域存在较高的交易费用，为了节约交易费用，用企业组织替代价格机制进行私人产品交易，认为交易费用的存在是产生企业的根本原因。科斯认为，交易费用是获得准确的市场信息所需要付出的费用，以及谈判和经常性契约的费用。威廉姆森（Oliver Williamson）认为，交易费用分为两部分：一是事先的交易费用，即为签订契约、规定交易双方的权利、责任等所花费的费用；二是签订契约后，为解决契约本身所存在的问题，从改变条款到退出契约所花费的费用。阿罗（Kenneth J.Arrow）使用的交易费用概念更具有一般性：交易费用是经济制度的运行费用，它包括信息费用、排他性费用和涉及公共政策并执行的费用。至于为什么会存在交易费用，威廉姆森认为取决于三个因素：受到限制的理性思考、机会主义以及资产专用性。机会主义描述了"狡诈地追求利润的利己主义"，而资产专用性则与交易频率、交易的不确定性构成交易成本度量的三个维度。

一方面，当前我国的公立医疗卫生机构已经高度商品化，机会主义行为在公立医疗卫生机构运行中日益显现；另一方面，作为技术含量很高的行业，医疗卫生机构的资产专用性程度也很高，这在客观上决定了医疗卫生机构具有较高的交易成本及其他制度运行成本。此外，医疗卫生机构的理性也是有限的：作为人格化的主体，医疗卫生机构并不具备辨别各种备选决策方案的完备信息，也不总能选择最优行动方案；并且，在激励和约束条件不完备的条件下，医疗卫生机构也不一定追求理性的行动和结果。公立医疗卫生机构的交易成本主要分为内部交易成本和外部交易成本。从治理结构角度，交易成本又可被细分为：①医院治理结构的组织成本，即医院的管理机构的建立与运作所耗费的成本；②激励与监督成本，即医院的委托代理结构中，委托人激励和监督代理人为使后者为前者的利益而努力工作、消除机会主义行为所耗费的成本；③强制履约成本，即当参加医院治理的一方违约时，查处与惩罚违约方所耗费的成本；④风险成本，即由于现行治理制度失效、医院治理参与人退出等导致的风险成本等。[①] 这就提示我们，为了降低医疗卫生机构的交易成本，有必要在进行政府行政管理体制改革和医院组织改革的同时，进行医疗卫生机构内部管理体制改革，赋予医疗卫生机构经营自主权和人事自主权。

交易成本理论还表明，决定政府是直接组织生产还是从市场上购买服务的关键因素是交易成本的大小：当直接组织生产的交易成本较小时就采取直接举办公立机构的方式提供服务，当从不同的市场主体购买服务更方便、更便宜时，就采取购买服务的方式。科斯和威廉姆森都证明，企业等组织的存在是市场交易成本过大的结果，是市场的替代物。如果没有交易成本问题，企业等组织就没有存在的必要。但信息不完全、沟通协调不顺畅、机会主义现象等，造成现实世界中交易成本大量存在。可见，市场和企业等组织是可以相互替代的选择，购买服务或者直接组织企业生产是权衡交易成本的结果。医疗卫生服务的供给方式并非一成不变，政府、市场和以第三部门的供给方式作用的边界在时间上因条件的变化而变动。在不同公共主体生产同质医疗卫生服务的生产成本一样的条件下，最优医疗卫生服务供给主体的选择，取决于服务供给过程中发生的交易费用。

三、剩余产权理论

企业产权包括两种产权，一是完全契约定义的特定产权，二是不完全

---

① 胡坤、孟庆跃等：《公立医院的交易成本分析》，《中国卫生经济》2007 年第 3 期。

契约定义的剩余产权（Residual Rights）。前者是指契约明确规定的产权，除了财产所有权外，还包括特定的经营权、固定契约收益权等。这是一种在契约期内相对稳定的产权，产权归属和行使边界明确。剩余产权是指契约没有明确规定的产权，它包括剩余控制权和剩余索取权：剩余控制权是指对于法律没有明确指定用途并且没有用合同让渡给他人的资产的决策权；剩余索取权是指当所有的资金已经提取完毕，所有的债务得到清偿，所有应付账款已经支付以及其他法律规定的义务已经履行后，对剩余的收益权。剩余索取者随环境的变化而变化：既可以是债权人，也可以是公司的经理人员和员工。世界银行经济学家哈丁（April Herding）和普里克（Alexander Preker）认为，剩余索取权和剩余控制权构成了对所有者强有力的激励机制。如果剩余索取者同时拥有剩余控制权，仅仅出于自利目的追求自身利益最大化，他也将做出最有效率的决策。剩余控制权和剩余索取权相结合为所有者的资产保值、增值提供了强大的动力和能力。相反，如果剩余控制权和剩余索取权相分离，将会带来低下的生产率。设计组织变革方案时，要为掌握关键信息的人赋予相应的决策权并给他们足够的经济激励进行决策（使剩余索取权与剩余决策权挂钩）。

剩余产权理论强调合理调整收入与决策权之间的关系对于形成正确决策的重要性，对于医疗卫生机构体制改革也具有重要的启示意义。在预算制组织形式下，医院被当作政府部门加以运营，医院的管理者本质上无异于行政人员。政府的科层制决定着绝大部分与生产和服务提供有关的日常决策，并且公共部门是公立医院的剩余索取者。在自主化组织形式下，大部分的决策权从行政部门转移到医院管理部门来实现，但是很多政府仍不愿或不能将人力、招聘、工资、人员组合等控制权转移给医院；同时，自主化改革扩大了医院保留收入的机会，医疗卫生机构对由于成本削减或其他方面改进而节省下来的剩余具有部分剩余索取权。而在法人化组织形式下，医院管理者对服务提供过程中的投入及有关问题被赋予实质性的、完全的控制权；由于硬预算收入、增加服务收入自留比例以及收入使用处置权，法人化医院比自主化医院更具剩余索取权。从本质上讲，公立医院法人治理就是委托人与代理人之间为减少代理成本、达到医院价值最大化，而就医院控制权、代理人的激励与约束所达成的一整套权利、责任分工和约束机制的制度安排。这种制度安排从狭义上看，指的是在组织的所有权和管理权分离的情况下，投资者与组织之间的利益分配和控制关系。①无论医疗卫生机构的组织变革采取何种形式，无外乎都是通过扩大医院及其管理者的自主权或决策权并且赋予医院管理者和员工一定的剩余索取权来实施的。

委托代理理论、交易成本理论、剩余产权理论是在新制度经济学语境下发展起来的一系列理论，主要关注的是在信息不完备、不对称的现实制约下如何进行制度安排和组织变革，通过激励和约束等方式以最大程度地使医疗卫生机构能够提供有质量、有效率的卫生服务的目的。然而，研究医疗卫生机构制度变革不可忽视政府在其中的地位和作用。在基层医疗卫生机构改革过程中，正确定位政府职能、使之扮演适宜的角色，显然是决定基层医改成败的首要因素和关键。接下来我们对政府职能具有重大影响力的公共选择理论和公共治理理论做出综合评述。

第四节　政府在基层医改当中扮演的角色及职能定位

一、公共选择理论

公共选择理论（Public Choice Theory）是运用经济学的理论和方法研究政治领域的事物所形成的一种理论与学科派别。在研究政府行为时，其理论和方法基础体现在三个方面，即"经济人"假设、方法论个人主义和视为交易的政治活动。公共选择理论的基本观点认为，政府及其工作人员在社会活动和市场交易过程中也具有"经济人"理性。一方面，政府自身利益本身也是一个复杂的目标函数，其中不但包括政府本身应当追求的公共利益，也包括政府内部工作人员的个人利益，此外还有以地方利益和部门利益为代表的集团利益等。另一方面，即使政府基本上代表着公共利益，但由于公共利益本身有不同的范围和层次划分，因此中央政府和地方

---

① 董云萍、张莉、方鹏骞：《基于法人治理的国有医院产权激励与约束研究》，《医学与社会》2007年第4期。

政府作为不同的利益主体，除了自身利益诉求之外，在公共利益的总体目标方面也有着不同的价值取向和差异化的偏好程度。

在公共选择理论学派看来，存在于政府部门的寻租、贿赂等腐败现象及政府规模的无限扩大，根源在于政府自身行为不当。政府失灵更是政府行为不当的另一个重要表现。萨缪尔森（Paul Samuelson）和诺德豪斯（William D.Nordhaus）认为，当国家行动不能改善经济效率或当政府把收入再分配给不恰当的人时，政府失灵就产生了。公共选择理论主要是从政府官员的"经济人"属性对政府失灵做出解释，由于政府官员要追求个人利益最大化，因此必然会把个人偏好与利益带进政府决策，从而导致政府决策的不公正和失误，造成社会资源的浪费。当然，由于信息不对称，客观上也会造成政府决策失误。① 那么应该如何来弥补政府行为中的诸多缺陷呢？公共选择理论认为，应该主要依靠市场和制度。所谓依靠市场，就是指应该准确廓清市场与政府在经济和政治活动中的范围和边界，要首先发挥市场在资源配置中的作用，政府不应随意扩大自己的权力边界，要建立有限政府。所谓依靠制度，就是要对政府权力通过宪法予以约束，建立一套新的经济和政治活动的宪法规则。可见，公共选择理论是主张以法治为基础，依靠法律手段来矫正政府失灵。

在医疗卫生体制改革中，政府失灵主要体现在两个方面：一是医疗卫生公共投入方向的偏差和低效率，具体表现为长期以来农村医疗卫生公共投入的"寡而不均"，以及投入上的宏观配置效率低下和微观技术效率低下。二是过度强调政府主导而忽视发挥市场机制，过分依赖行政手段而忽视建设体制机制。由于医改当中各利益相关者——卫生政策制定者、卫生行政主管部门、医疗卫生机构及其医务人员、医保机构、医药生产和流通公司的"经济人"特性，故追求自身部门的预算最大化、规模最大化、权力最大化、利益最大化是各个部门的理性选择。这些错综复杂的目标函数导致医改的驱动力消耗在各种"力的平行四边形"当中。如今医改过程中显现出的"两头热、中间冷"现象（即中央政府和广大老百姓热，而某些地方政府及利益相关者冷）就生动地诠释了这一点。政府既能产生改革的最大动力，也极有可能产生使改革进程严重迟滞甚至让改革中途夭折的强大阻力。如何有效克服地方政府及利益相关者在调整利益关系中的趋利冲

---

① 夏永祥：《公共选择理论中的政府行为分析与新思考》，《国外社会科学》2009 年第 3 期。

动、消解阻碍医改向前推进的逆向力量，当务之急在于政府自身的管理体制改革及破除服务提供方的垄断地位。"去行政化"改革的实质就是给在政府和市场划分一个明晰的作用范围和边界，使之各居其所、相得益彰。另外，要摒弃"内部人主导改革"的做法，建立一套有中国特色的真正的民主化决策体制。在医改的全过程中，真正发挥各级人民代表大会的立法、审议和监督作用，并广泛采用网上征求意见、公众听证等程序。

二、公共治理理论

20 世纪 90 年代以来，西方政治学家和经济学家赋予 "治理" (Governance) 以新的含义。罗西瑙 (James N.Rosenou) 将治理定义为一系列活动领域里的管理机制，它们虽未得到正式授权，却能有效发挥作用。罗茨 (Robert Rhoads) 认为，治理意味着统治的含义有了变化，意味着一种新的统治过程，意味着有序统治的条件已经不同于以前，或是以新的方法来统治社会。接着，他列举了六种关于治理的不同定义：①作为最小国家的管理活动的治理，它指的是国家削减公共开支，以最小的成本取得最大的效益。②作为公司管理的治理，它指的是指导、控制和监督企业运行的组织体制。③作为新公共管理的治理，它指的是将市场的激励机制和私人部门的管理手段列入政府的公共服务。④作为善治的治理，它指的是强调效率、法治、责任的公共服务体系。⑤作为社会—控制体系的治理，它指的是政府与民间、公共部门与私人部门之间的合作互动。⑥作为自组织网络的治理，它指的是建立在信任与互利基础上的社会协调网络。斯托克 (Gerry Stoker) 指出，到目前为止各国学者们对治理已经提出了五种主要的观点：①治理意味着一系列来自政府但又不限于政府的社会公共机构和行为者。②治理意味着在为社会和经济问题寻求解决方案的过程中存在着界限和责任方面的模糊性。③治理明确肯定了在涉及集体行为的各个社会公共机构之间存在着权力依赖。④治理意味着参与者最终将形成一个自主的网络。⑤治理意味着办好事情的能力并不限于政府的权力，不限于政府的发号施令或运用权威。

公共治理理论的主要内容包括：①治理的主体，除了包括一国的政府以外，还包括其他各种公共组织、民间组织、非营利组织、私人组织、行业协会、科研学术团体和社会个人等。②治理的对象或客体，凡是现实生产生活中所涉及的事务和活动，无不是治理的对象。③治理的手段方式，除了国家的常规手段和方法外，更多的是强调各种机构、团体之间的自愿、平等合作。④治理的目标，在各种不同的制度关系中运用权力去引导、控制和规范公民的各种活动，以最大限度地增进公共利益。治理理论的基本特征：①治理主体的多元化。治理的主体包括政府，但又不限于政府。只要各种公共部门和私营部门行使的权力得到公众的认可，这些部门就可能成为不同层面上的权力中心，即可成为社会治理的主体。②主体间责任界限的模糊性。治理主体间的责任界限存在一定的模糊性，问题的关键在于国家在把原先由它独立承担的责任转移给私营部门和第三部门的同时，没有将相应的权力等量移交。③主体间权力的互相依赖性和互动性。所谓权力依赖，是指参与公共活动的各个组织，无论其为公营还是私营，都不拥有充足的能力和资源来独自解决一切问题。由于存在权力依赖关系，治理过程便成为一个互动的过程，于是政府与其他社会组织在这种过程中便建立了各种各样的合作伙伴关系。④自主自治的网络体系的建立。多元化的治理主体之间的权力依赖与合作伙伴关系，表现在运行机制上，最终必然形成一种自主自治的网络。这一网络要求各种治理主体都要放弃自己的部分权利，依靠各自的优势和资源，通过对话来增进理解，最终建立一种公共事务的管理联合体。⑤政府作用范围及方式的重新界定。目前公共行政的性质已经不适应时代发展的要求，必须改革政府，实现某种程度上的治理，重新界定政府的作用范围和作用方式。

　　基于公共治理理论的基本理念，在农村基层医疗卫生体制改革中应进一步明确政府、市场和社会三个主体的功能和角色定位，通过有差别地架构政府、市场和社会之间的合作关系模式，形成三者之间有机结合的整体架构。在多元主体的治理模式中，政府作为一种公共组织的最主要作用就是提供公共产品和进行各种制度创新。西方国家强调以顾客为导向、以顾客为服务中心，根据公民的普遍需求决定政府提供什么服务以及如何提供服务。在医疗卫生服务中，政府是农村医疗卫生服务实施供给的责任者，但这并不意味着政府全揽一切事务，而是要明确自身应提供哪些服务、承担哪些责任？首先，就要求政府最起码要在投入、监管和宏观政策规划领域承担起应有的功能和作用。其次，重视发挥市场机制的导向作用，用市场的力量来改善政府的作用。公共治理理论认为，以往人们只注重用政府的力量来改善市场的作用，却忽视了用市场的力量来改善政府的作用。重构政府与市场的关系，要求在医疗卫生服务的提供上采用市场方法（如政府购买、合同外包、招标采购等），并且促进公立医疗卫生机构与非公立医疗卫生机构之间以及公立医疗卫生机构内部之间的良好竞争与合作关系。最后，建设公民社会组织，发挥民间社会组织在医疗卫生领域中的作用。民间社会组织是由公民和社会组织机构自愿组成的各种公益性组织，包括公民的志愿性团体、各种协会组织以及非政府组织等。公共治理理念要求政府放松对社会的过度管制，逐步授权给社区、授权给公民，大力发展公民自组织，不断增强公民的参与意识。事实上，西方国家的非营利性医疗卫生机构已经成为服务供给的主体。

第三章 河南省鲁山县基层医疗卫生发展及机构运行变化情况

2009年4月6日，新一轮医药卫生体制改革在全国拉开帷幕。至2011年底，新医改已进入"收官"之年。按照《医药卫生体制改革近期重点实施方案（2009~2011）》梳理新医改实施工作进程不难发现，五项重点内容中，基本医疗保障、基层医药制度、基层医疗卫生服务体系和基本公共卫生服务的改革进程较快，而公立医院改革进程则不尽如人意。可以认为，三年新医改实质上就是基层医改的三年。对于基层医疗卫生机构运行状况进行系统的评估，在肯定其实施成效的同时发现存在的一些问题，显然是当前一项重要而紧迫的任务。囿于各项条件的限制，本研究仅选取河南省鲁山县基层医改情况作一横断面剖析，试图以此能够看到全国基层医改的总体面貌。

河南省鲁山县属于典型的内陆农业县，且是河南省第一批基本药物制度实施试点县。对新医改实施以来该县基层医疗卫生机构这只"麻雀"展开深入剖析，相信也会在很大程度上反映出我国绝大多数农村基层医改的基本面貌。基于此，笔者分别于2011年5月和2012年11月赶赴鲁山县进行了专题调研。第一次调研主要采取典型调查法，从全县22个乡镇卫生院中筛选出三个乡镇——ML乡、ZL镇和RH乡，通过问卷调查和深度访谈方法对各乡镇卫生院院长及医务人员展开调查。这次调查共发放问卷200份，回收问卷198份，回收有效问卷率为99%。调查问卷采用EXCEL和SPSS19.0统计软件进行统计分析。第二次调研以座谈和机构考察为主，与县卫生局有关领导及负责人、县公立医院和乡镇卫生院有关负责人展开深入交流，并现场考察了县人民医院和县中医院。

第一节 河南省鲁山县基层医疗卫生发展情况

一、鲁山县医疗卫生体系建设与发展情况

鲁山县属平顶山市，位于河南省中部偏西，东临叶县、宝丰，西接嵩县、汝阳，南毗方城、南召，北靠汝州、石龙区，是国家扶持开发重点县。县境东西长 90 公里，南北宽 44 公里，总面积 2407 平方公里。鲁山县下辖 6 个镇、14 个乡、5 个办事处，559 个行政村，总人口 86 万人，其中农村人口占 90% 以上，65 岁以上老人 76404 人，占 8.8%。2011 年人均 GDP 在河南省排名第 99 位（河南省下辖 108 个县及县级市），全县生产总值为 97.2 亿元，农民人均纯收入为 4350 元，卫生总费用占 GDP 的比例为 3%，财政收入为 5.18 亿元，政府卫生支出占经常性财政支出的比重为 15.37%。截至 2011 年底，人均预期寿命男 71.5 岁，女 73 岁；婴儿死亡率 3‰、5 岁以下儿童死亡率为 0.94‰、孕（产）妇死亡率为 0.25‰；农民慢性病高血压患病率为 5.1%，糖尿病患病率为 1.3%。

自 2005 年以来，鲁山县新增大型医疗设备 86 台（件）。先后投资 1449 万元改扩建乡（镇）卫生院，总建设面积 23307 平方米；投资 5000 万元，建成了县医院病房楼，建筑面积达 2.2 万平方米；投资 170 万元，建成了总面积达 2299 平方米的疾控中心大楼；投资 6400 万元实施县中医院和县妇幼保健院整体搬迁工程。为 515 个标准化村卫生室配备了药橱、诊断室、治疗室、电脑等医疗设备，实现了卫生室基础设施标准化、诊疗操作规范化、规章制度明朗化、标识标牌统一化。近年来鲁山县加强了基层医疗卫生机构基础设施建设，促进了农村医疗卫生工作的开展，很大程度上改善了城乡居民的就医条件。

在医疗体系建设方面，全县共有医疗卫生机构 33 家，其中二级医院 2 家，县一级医院 3 家，22 个乡镇卫生院，1 所卫生职业高中、1 所疾病控制机构、1 所卫生监督机构，3 所民营医院，一体化村卫生室 537 个。在职正式职工 1715 人，乡村医生 1412 人。开放床位 2545 张，每千人口医

院及卫生院床位数 2.95 张；拥有执业（助理）医师 990 人，每千人口拥有执业（助理）医师 1.15 人；执业护士 884 人，每千人口拥有注册护士 1.09 人。乡镇卫生院覆盖率达 90%，村卫生所、室覆盖率达 86.4%。以县级医疗卫生机构为依托，乡镇卫生院为基础，村卫生所（室）为补充的县、乡、村三级医疗卫生服务体系已基本形成。

在公共卫生体系建设方面，2006 年 11 月批准成立了鲁山县卫生监督所，于 2010 年 8 月 18 日正式挂牌，编制 35 人，全所职工 80 人；县疾病控制中心于 2007 年 7 月成立，属正科级事业单位，编制 50 人，现有在职人员 112 人。目前，三级卫生监督、防保网络基本健全。

在信息化建设方面，鲁山县基层医疗机构已全部使用 HIS 医院信息管理系统，该系统模块包括：门诊收费、住院收费、药房管理、药库管理、经济核算、院长查询、物资管理、系统维护。全部与新型农村合作医疗（新农合）系统进行无缝对接，出院病人费用数据导入审核报销。村卫生室硬件建设已完成，现已使用新农合管理和基本公共卫生服务程序。县人民医院 PACS（医学影像存档与通信系统）项目从 2011 年 12 月开始施工，如今 PACS 大容量存储安装完毕，PACS 的影像以及报告可在全院相关科室随时调阅并长期保存；从 2011 年开始筹备电子病历系统，在各临床科室开展电子病历，完善全院以及专科模板，完善电子病历的各种功能以及与 HIS 的衔接，目前电子病历运行正常。

二、新型农村合作医疗制度建设情况

自 2003 年启动新型农村合作医疗实施试点以来，新农合体系运作良好，逐渐形成了县政府领导、卫生局主管，经办机构操作，各有关部门积极参与的运行格局。县管委会每半年召开一次新型农村合作医疗工作联席会议，传达贯彻国家、省、市新型农村合作医疗最新政策及要求，通报全县新型农村合作医疗工作进展情况，研究制定相关政策。每季度召开一次运行分析会，及时掌握新农合基金使用情况，分析解决方案实施中出现的新情况、新问题。县农合办每月进行一次运行分析会，并及时编发《新型农村合作医疗专报》，通报各种情况。对运行中涉及的方案调整、政策完善等重点问题，县管委会随时召开专题会议研究解决。从 2008 年开始将各乡镇、办事处新农合工作纳入工作管理目标。以建立监管、公示、举报、审计和监督检查等制度为抓手，县管委会先后制定了一系列规范性文件。在科学测算基础上，适时调整大额补偿起付线、封顶线和补偿比例。目前，确定县、乡两级定点医疗服务机构29个，村卫生所500多个，全县范围内实行"一卡通"制度。小病在乡村医疗卫生机构治疗，参合农民需住院治疗时，凭"新农合医疗卡"任意选择定点医疗机构就诊。将19种门诊慢病列入统筹补偿范围，将透析病人列入特补对象，最大限度发挥基金效益，提高参合农民受益水平。

截至2011年底，全县共有5506230人次得到不同比例补偿。其中，门诊补偿5175350人次，补偿金额7974万元；住院补偿330880人次，补偿金额46923万元。全县得到1万元补偿的参合农民有5939人，占平顶山市同类补偿总人次的30%；得到3万元补偿的有739人，占全市同类补偿总人次的33%；得到6万元补偿的101人，占全市同类补偿总人次的39%；得到10万元补偿的18人，占全市同类补偿总人次的44%；得到15万元补偿的3人，占全市同类补偿总人次的50%。

2012年，根据全省统一安排，鲁山县实行了支付制度改革的有益尝试。对平顶山市市内定点医疗机构实行了总额预付的支付制度改革，有效控制了医疗费用不合理增长，减轻了参合农民就医负担。

从总体来看，鲁山县新型农村合作医疗基金管理规范，试点运行平稳。2006年至今，连续通过了省政府涉农资金督察组、市政府涉农资金督察组和县监委会、审计局的多次审计和评审，受到了财政部专员办和上级领导的一致好评。2009年鲁山县被评为平顶山市新农合全面工作先进县。2010年和2011年连续被授予河南省新农合管理工作先进县。2012年顺利通过了国家审计总署的审计，并且在全省统一组织的2012年新农合专项检查中，得到了市纪检委的高度评价。鲁山县在新农合制度实施过程中的探索，为河南省新农合制度的顺利实施提供了有益尝试。

第二节　鲁山县基层医疗卫生机构改革所取得的成效

一、乡镇卫生院医疗卫生服务提供情况

为了便于观察，本研究分别截取医改前的 2008 年和医改后的 2011 年的数据和资料进行比对，虽然没有有效排除其他干预因素，可我们认为仍能在一定程度上反映出新医改前后鲁山县基层医疗卫生机构运行变化情况。

鲁山县医改前后共有 22 个乡镇卫生院，（门诊）诊疗人次 2008 年为574346 人次，2011 年为 591463 人次，诊疗人次增加了 2.98%；出院人数2008 年为 24243 人，2011 年为 24527 人，出院人数增长了 1.17%；医务人员人均担负诊疗人次 2008 年为 813 人次，2011 年减少至 809 人次，减少0.49%；医务人员人均担负住院床日 2008 年为 223 天，2011 年为 280 天，增长 25.6%；病床周转次数 2008 年为 28.6 次，2011 年为 26.5 次，减少了7.3%；病床使用率 2008 年为 52%，2011 年增长至 61.50%；平均住院日2008 年为 5.6 天，2011 年为 7.6 天，增加了 35.7%；大型（万元以上）医疗设备的保有量 2008 年为 58 台（件），2011 年增加至 66 台（件），增加13.8%；大型（万元以上）医疗设备的使用率 2008 年为 80%，2011 年为85%；静脉输液率在 7% 左右（2008 年数据缺失）；单张处方使用药品数量2008 年为 5 种，2011 年为 3.5 种，减少了 30%；抗生素使用率 2008 年为70%，2011 年为 51%，减少了 19%。由数据可见，一方面，鲁山县乡镇卫生院医疗服务人次无明显变化，尽管病床使用率增长了近 10%，但病床周转次数的减少和平均住院日的增加说明了住院服务效率在降低；另一方面，从抗生素使用率、单张处方使用药品数量等指数，则说明基层医务人员提供合理诊疗的情况在不断改善，"以药养医"这一顽疾正逐渐得到改善。

从访谈中得知，该县乡镇卫生院 2011 年公共卫生服务提供情况为：建立居民健康档案 856582 人，建档率为 99%，电子档案 847298 人，建档率为 98%；65 岁及以上老人 76404 人，免费体检 52208 人，体检率为

68%；6 岁以下儿童 104136 人，管理 94211 人，管理率为 90%；孕产妇 10224 人，产前检查 9281 人，检查率为 91%，产后访视 8992 人，访视率为 88%；高血压 46078 人，健康管理 34938 人，健康管理率为 76%；Ⅱ型糖尿病 11929 人，健康管理 8115 人，健康管理率为 68%；健康教育活动开展 312 次，直接受益群众 28563 人次；印发健康教育资料 281700 份。

通过调查问卷得知，"重治轻防"观念及行为已在很大程度上得到转变：26% 的被调查者已完全转变了"重治轻防"观念及行为，68% 的被调查者已部分转变，没转变的仅占 3%。乡镇卫生工作者提供公共卫生服务的积极性较为高涨：85% 的人表示有积极性提供诸如建立健康档案之类的公共卫生服务，13% 的人积极性一般，没有积极性的仅占 1%。积极性提高主要源于国家财政对于公共卫生服务补助的满意度。分别有 5% 和 37% 的人表示对于公共卫生服务补助很满意和比较满意，49% 的人满意度一般，不满意及很不满意的为 9%（见图 3-1）。

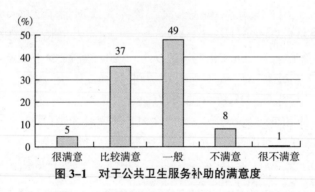

图 3-1　对于公共卫生服务补助的满意度

调查中普遍反映，在公共卫生服务的提供过程中还存在一些困难：一是相对于基本医疗服务，提供公共卫生服务工作量较多、工作难度较大。56% 的被调查者认同了这一点，不认同这一说法的有 16%，还有 28% 的人表示说不清楚。二是缺乏预防保健人才。56% 的被调查者认为乡镇卫生院中缺乏掌握预防保健方面的人才，认为不缺乏的占 25%，表示说不清楚的占 19%。

二、基本药物制度实施情况

自 2010 年 3 月 1 日起，鲁山县各基层医疗卫生机构全部实施国家基本药物制度，使用 307 种国家基本药物、省定 200 种增补基本药物（县级增补 50 种还未开始使用）。实行网上统一采购、统一配送，执行零差率销售。基层医疗卫生机构基本药物采购货款实行统一结算。行政村卫生室自 2011 年 12 月 1 日起，全部实施国家基本药物制度，由乡镇卫生院建立中心药库，统一采购，实行药品零差率销售。目前，基本药物在基层医疗卫生机构的使用比率达到 100%、占基层用药总额的 94.87%，医务人员对基本药物的认同和了解程度、患者对基本药物的认知和接受程度随着培训次数的增加、宣传力度的加大而更加深入。但是药品配送企业货源不足、配送不及时，有时出现断药或无药现象，不能完全满足群众看病需求；还有部分药品高出市场价，部分价格较低，药品不能配送到位。

那么，基本药物制度实施以来，农民的用药负担真正减轻、农民看病得到实惠了吗？我们截取 2011 年 3 月的数据与上年同期作比较。据统计，相对于上年同期，被调查的三个乡镇卫生院的次均门诊药品费下降 13.7%，次均门诊费增长 15.3%，次均住院药品费增长 21.2%，次均住院费增长 5.6%，住院人次增长 12%，门诊人次增长 3.9%。可见，农民的用药负担减轻情况并不明显。通过与安徽省乡镇卫生院作一横向比较，可以更加清晰地看出这一点（见表 3-1）。

表 3-1　被调查乡镇卫生院与安徽省乡镇卫生院的比较

单位：%

	次均门诊药品费	次均门诊费	次均住院药品费	次均住院费	住院人次	门诊人次	时间
被调查乡镇卫生院	13.7↓	15.3↑	21.2↑	5.6↑	12↑	3.9↑	2010.3~2011.3
安徽省乡镇卫生院	22↓	13.6↓	20↓	13.7↓	30↓	21.3↑	2009.9~2010.9

对于这一问题，乡镇卫生工作者们看法不一。调查问卷显示，被调查者中认为用药负担大大减轻了的占 41%，而认为效果不太明显的占 44%，认为没有减轻的占 12%（见图 3-2）。

实施基本药物制度，意味着乡镇卫生院基本药物目录中包含的药品全部实现零差率销售。这对于以往依靠药品销售来维持机构运作的乡镇卫生院是否会出现收支缺口，2010 年 12 月发布的《国务院办公厅关于建立健全基层医疗卫生机构补偿机制的意见》能够保证基层医疗卫生机构平稳运

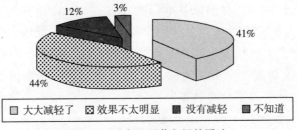

12%   3%   41%

44%

□ 大大减轻了 ▨ 效果不太明显 ■ 没有减轻 ▤ 不知道

图 3-2　对农民用药负担的看法

行和发展吗？调查问卷表明，29%的被调查者认为乡镇卫生院财务运行良好，28%的人认为收支勉强维持运转，还有18%的人认为财务入不敷出。而在访谈中，三个乡镇的卫生院院长均表示财务运行状况良好或无缺口。原因在于，乡镇卫生院的经费来源有三部分：一是医疗收入；二是药品零差额补助；三是公共卫生服务拨款。如果仅仅靠药品差额补助还不足以维持机构正常运行，各卫生院把这三部分经费打包在一起来使用，这样就能在总体上维持收支平衡。如 ML 乡卫生院，自实施基本药物制度以来，医疗收入从 300 多万元降至 220 万元，其中包括药品收入 150 万元，非药品收入 70 万元。此外，全乡镇公共卫生服务拨款 93 万元，基本药物零差额补助 55 万元。可见，公共卫生实际上补贴了医疗，从而在财务上维持了卫生院的平稳运行。

三、人事和收入分配情况

鲁山县 22 个乡镇卫生院核定财政补助编制 909 名，在职职工 919 人（其中，正式职工 765 人，聘用人员 154 人）；在人员结构上，专业技术人员 386 人、管理人员 41 人、工勤人员 492 人；在学历结构上，本科 15 人、专科 182 人、中专 511 人、高中及以下学历 211 人。编制动态调整工作已完成。已完成岗位设置和岗位聘用工作，共聘用人员 919 人。竞聘上岗后，人员结构变化不大，没有未聘人员。

鲁山县卫生局制定了对基层医疗卫生机构绩效考核方案，对基层医疗卫生机构进行逐年综合考核和专项考核，县政府 2010 年 9 月印发了《鲁山县人民政府办公室关于转批县人力资源和社会保障局等部门关于公共卫生与基层医疗单位绩效工资实施方案的通知》（鲁政办［2010］112 号），县卫生局于 2011 年 5 月印发了《鲁山县乡镇卫生院绩效工资核算方案》、

《实施绩效工资考核意见》。基层医疗卫生单位于 2011 年 7 月 1 日起已全部实行新的绩效考核和绩效工资制度。工资总额是人员档案工资加 600 元，绩效工资发放额不低于工资总额的 30%，大部分单位已落实到位。各基层医疗卫生单位在制定《绩效工资核算方案》的同时，通过设定不同的分配系数，使绩效工资发放时向关键岗位和业务骨干等人员倾斜，适当地拉开医务人员的收入差距。总体来看，医改前后乡镇卫生院职工工资总体变化不大，过去经济状况较好的单位工资略有下降，过去经济状况较差的单位工资略有上升，总体上看略有上升，但幅度不大，职工工资水平仍较低，平均 1600 元/人/月。

"让群众得到实惠，让医务人员受到鼓舞"是现行医药卫生体制改革的基本要求。医务人员是医改的主力军，为了调动起广大基层医务人员的积极性，必须保障他们的合理待遇水平、培养培训机会和职业发展空间。

对三个乡镇进行的调查问卷显示，县级及以上医疗卫生机构的医师来卫生院开展业务指导或执业活动的情况是：表示很少开展的占被调查者的 63%，有 6% 的人表示从未开展过，认为经常开展的占 29%（见图 3-3）。乡镇卫生院医务人员"走出去"的情况是：表示经常参加在岗业务培训或进修活动的比例为 41%，很少参加的占到一半，还有 6% 从未参加过。

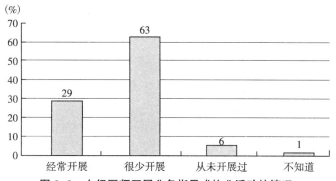

图 3-3　上级医师开展业务指导或执业活动的情况

医务人员的待遇水平直接决定着广大基层医务卫生队伍的稳定性。同时有 47% 的被调查者反映与实施基本药物制度之前相比，他们的收入降低了或与以前持平，表示收入增加了的占 3%。与当地职工平均收入水平相比，72% 的人认为他们属于较低收入，25% 认为属于中等收入。ML 乡卫生院工作人员共 52 人，其中在编人员 40 人，非在编人员（临时工）12

人。其中在编人员月工资平均为1400~1500元，在当地属于中下等水平，比乡村教师工资低；临时工承担了很多别人不愿意干的累活，待遇却很低，每月只有400~800元。在RH乡，普通工作人员月工资大多在1200元以下。

虽然医务人员工资收入普遍偏低，但工作量却很大、工作时间较长。60%的医务人员每周工作时间在51小时以上，31%的人在41~50小时之间（见图3-4）。

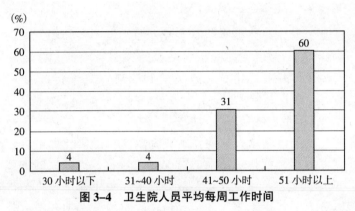

图3-4 卫生院人员平均每周工作时间

对于卫生院的职业发展前景，大家的看法分歧较大。分别有34%的人认为很有前景和前景一般，持悲观态度、认为没有前景的占31%。与城市大医院的同行相比，认为差距在于收入差距的占一半，认为差距在于业务水平和职业发展的占43%，4%的人认为差距在于社会地位（见图3-5）。如果有机会，46%的人希望去城市大医院工作，更愿意留在基层工作的占32%，19%的人持模糊态度，觉得在哪里工作都一样（见图3-6）。

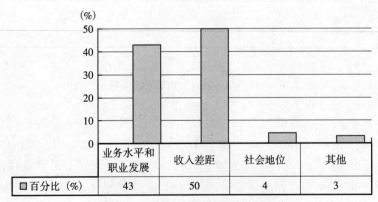

图3-5 与城市大医院同行的差距所在

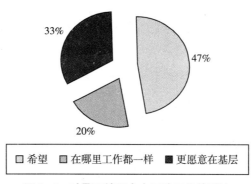

图 3-6 对是否希望去大医院工作的看法

四、医生服务提供方式情况

在服务提供方式上，乡镇卫生院医生一贯采取坐诊制。转变传统的坐诊制为巡回医疗、上门服务、主动服务，方便群众看病，不但可以有效缓解看病难问题，而且可以改变群众看病中普遍存在的择医现象。在访谈中，卫生院院长表示，病人看病往往是奔着某个医生而来，而不让别的医生看。这种择医观念导致老医生、名医生因病号太多、门诊工作量太大，看病时难免出现草率现象。而许多医术不错的年轻医生，却因患者的择医习惯导致病号少，诊费收入低，难以维持生计。改变择医现象、缓解看病难问题的有效举措是大力推行巡回医疗、上门服务，进而推进家庭签约医生服务。

通过调查问卷得知，目前卫生院医生看病时仍沿袭传统的坐诊方式。63%的被调查者表示卫生院提供过巡回医疗，32%表示没有提供过；提供巡回医疗的频率为：43%的人表示经常提供，41%的人表示只是偶尔提供，还有12%的人表示从未这样做过。另外，有85%的人表示提供过上门服务，经常提供上门服务的有31%，54%偶尔提供上门服务，还有11%表示从未这样做过（见图3-7）。

ZL镇卫生院院长表示，该卫生院没有实行上门看病，巡回医疗也属于应付检查。原因是人手不够（医院员工人数虽多，但专业技术人才太少）。ML乡卫生院院长也表示，在改变被动的坐诊制、方便农民看病方面，没有多少实质性的推动措施。至于在建立全科医生团队、推进家庭签约医生服务方面，更是没有实质性进展。

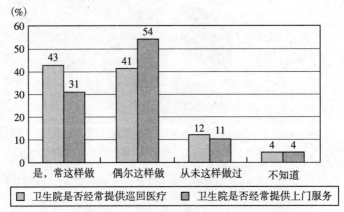

图 3-7　乡镇卫生人员提供巡回医疗、上门服务的频率

五、农民看病去向情况

由于人们看病缺乏"守门人"，盲目自由流动现象非常普遍。很多常见病、多发病本来可以在农村基层医疗卫生机构解决，患者却倾向于涌向城市大医院，致使城市大医院人满为患、专家号一号难求，而基层医疗机构却服务效率下滑、资源闲置严重。据统计，到大医院看病的70%左右的门诊病人都是普通病和常见病，只有30%左右属于疑难病症。这种局面不但导致人们看病难——表现为在大医院看病"三长两短"（即挂号排队时间长、等候看病时间长、领药检查时间长，看病问诊时间短、解释病情时间短），而且同时导致看病贵——表现为大医院的检查、药品等费用均高于基层医院。因此，增强农村基层医疗卫生机构能力建设、建立起县乡上下联动的双向转诊制度显得极为迫切。

调查问卷显示，当患头疼发热这类小病时，96%的被调查者认为农民首选在当地乡镇卫生院或村卫生室看病，3%的人认为去县级及以上医院看病。当患重（大）病时，情形刚好相反，91%的人认为农民会直接选择去县级及以上医院看病（见图3-8）。从患者就诊流向来看，被调查者认为患者利用基层医疗卫生机构的比例增加了：分别有40%和44%的人认为显著增加了和增加不明显，认为没有增加的有4%，认为非但没增加、反而减少了的有6%（见图3-9）。

如果农民可以在基层医疗卫生机构看好病，然而去了大医院，原因在

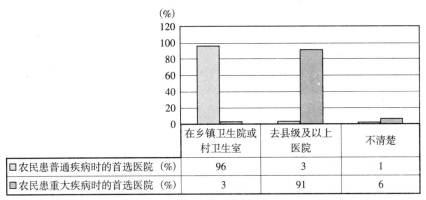

	在乡镇卫生院或村卫生室	去县级及以上医院	不清楚
□农民患普通疾病时的首选医院（%）	96	3	1
■农民患重大疾病时的首选医院（%）	3	91	6

图3-8　农民患病时的首选医院

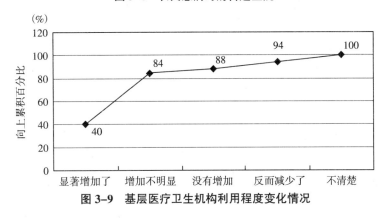

图3-9　基层医疗卫生机构利用程度变化情况

哪里呢？有84%的被调查样本认为是乡镇卫生院设备环境差所致，15%的人认为卫生院人员业务水平不高，32%的人认为在于没有建立起（乡镇）社区首诊、县乡双向转诊制度（见图3-10）。

在访谈中我们了解到，目前该地还没有建立起乡镇社区首诊、分级诊疗、县乡上下联动的双向转诊制度。各卫生院院长表示，要使农民看病首选基层医疗卫生机构，除了人才队伍及设备环境建设之外，还有机制建设问题。ML乡卫生院院长认为，村医人才匮乏，多数村医都在50岁以上，知识结构狭窄落后；医疗设备简陋，不少人诊断时还在用传统的"老三件"（听诊器、血压计、体温计）。乡卫生院也存在人才匮乏、设施落后、管理落后、服务意识差等问题。RH乡卫生院院长建议，应该把大学生村官变换为大学生医官。如果每个村有一个大专以上的大学生医官，对于开展健康教育、健康档案等公共卫生服务作用巨大，医疗状况也立刻会有大的改观。

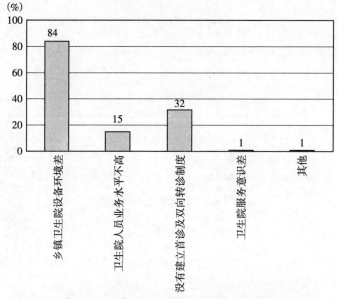

图 3-10　农民看病应选而不选基层医疗卫生机构的原因

六、村卫生室的运行状况

在县、乡、村三级医疗卫生服务网络中，村级诊所是一个在农村基本医疗卫生服务的供给中起着重要作用，却被严重忽视的主体。有调研显示，农村地区近 60% 的门诊服务消费是由村卫生室或私人诊所提供的，仅有 26% 是由乡镇卫生院提供的，而其余的 14% 由县级和市级医院提供。[1]一项针对村级诊所的实地调查表明，在村级诊所接受常见病诊治、小手术、儿童免疫和夜间急诊服务的农户比例分别是 55.6%、22.2%、27.0% 和 40.2%，其原因主要在于村级诊所在服务的可及性方面存在明显优势。尽管在农村医疗卫生服务提供中的作用显著，但村级诊所所能获得的财政支持却非常有限，主要依靠自身的业务收入来维持运营。据对 45 村 78 个村级诊所收支情况的调研，在诊所的所有收入中，绝大部分是业务收入，来自财政的补助收入仅占 1.4%。[2]

① 黄佩华：《中国：国家发展与地方财政》，中信出版社 2003 年版，第 183 页。
② 林万龙：《政策干预与农村村级医疗服务机构的发展》，《中国农村经济》2008 年第 8 期。

乡镇卫生院的一项重要职能是承担村卫生室的业务管理和技术指导。原卫生部新型农村合作医疗研究中心汪早立认为，乡村卫生服务实行一体化管理是必然趋势，农村可以通过一体化管理，逐步建立由乡镇卫生院按相应配置标准统一招聘乡村医生的用人机制。甚至可以进一步探索乡村医生的工资报酬、培训、考核等均由乡镇卫生院统一管理的模式，按照有关规定建立乡村医生的正常退休机制，以解决目前村卫生室人员断层及不规范执业等问题。目前，乡村卫生一体化管理已在全国各地普遍展开。而在调研地区，87%的被调查者表示乡村卫生一体化管理工作正在推进过程中，9%的人表示还没有开始实施，仅有1%的人表示已经完全实现（见图3-11）。

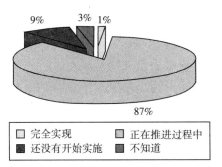

图3-11 乡村卫生服务一体化管理实现程度

　　村医普遍文化程度不高、知识结构老化，需要来自乡镇卫生院经常性的技术指导和培训学习机会。65%的被调查者表示乡镇卫生院对村卫生室的业务指导及培训属于经常性的、已经形成制度化，29%的人表示这项工作不经常、偶尔为之，还有3%的人表示没有开展过这项工作（见图3-12）。据我们在与几位村医的交谈中了解到，卫生院还没有派人下来进行业务技术指导，培训学习的机会倒是有，大概一年1~2次。

　　在调研中，我们发现村卫生室在发展中遇到不少问题。一是村级还未实施基本药物制度。基本药物制度在村卫生室的推行面临着很大阻力，最主要的问题是乡村医生的收入"缩水"以及相关补偿落实滞后。二是村医年龄结构老化、人才断层严重。在ML乡25个村诊所中，村医的年龄结构为：无40岁以下的，40多岁的5~6人，60岁及以上的3~4人，其余的均为50多岁。全国人大代表马文芳的调查结果更加令人触目惊心：在

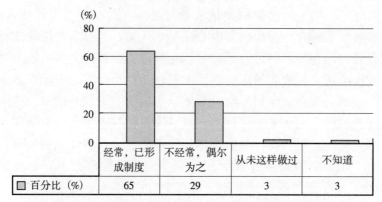

百分比（%）	经常，已形成制度	不经常，偶尔为之	从未这样做过	不知道
	65	29	3	3

图 3-12　乡镇卫生院对村卫生室的业务指导及培训情况

100 个乡村医生中，年龄最大的 78 岁，最小的 53 岁，平均年龄 63.14 岁；行医时间最长的 60 年，最短的 31 年，平均 43.6 年。[①] 年轻人不愿意从事乡村医生，队伍后继乏人，农村三级卫生服务网络正面临着"人走网破"的威胁。三是村医缺乏养老等社会保障。对明显老化的乡村医生队伍来说，养老是一个迫在眉睫的现实问题。据调查，全国仍有 76% 的乡村医生没有任何养老保障。而由于退休、养老等问题没有得到很好的解决，也导致许多村医面临后继无人的窘境。四是收入偏低。华中科技大学同济医学院对乡村医生整体收入状况展开调查。这份针对 5000 多名乡村医生医疗收入的调查显示，87.7% 的乡村医生对自己的收入水平表示不满，9.1% 的乡村医生表示一般，只有 3.2% 表示基本满意或满意。[②] 而据马文芳对 100 个乡村医生的调查，月收入最高的 1000 元，最低的 50 元，平均月收入 342.7 元。在交谈中，我们多次听到这样的话：以前与农村小学教师收入差不多，但是目前只能达到他们收入的 1/3 或 1/2；希望收入起码要与农村小学教师持平。

---

① 鲁超国：《乡村医生现状调查》，人民网，http://health.people.com.cn/GB/14357972.html，2012 年 1 月 3 日。
② 苏锦英、高倩：《我国乡村医生医疗收入现状调查分析》，《医学与社会》2008 年第 8 期。

第三节 鲁山县基层医疗卫生机构运行中发现的新问题

通过了解河南省鲁山县农村基层医疗卫生机构运行状况，并把视野放大到全国农村基层医疗卫生机构，我们发现：自新医改方案尤其是基本药物制度实施以来，农村基层医疗卫生机构的运行机制发生了转变：人们看病有了医疗保障，"看病贵"问题得到一定程度的缓解，公共卫生服务正在逐步均等化，看病的物理可及性得到增强等。可以说，"以药养医"机制已基本破除，但是"维护公益性、调动积极性、保障可持续"的运行新机制尚未建立起来。由于运行机制尚处于转型期，农村基层医疗卫生机构在运行中暴露出不少新问题。

一、农民看病就医负担减轻并不明显

如果说新型农村合作医疗制度为农民看病就医提供经济资助、使农民"看病贵"问题得以缓解具有了可能性，那么作为新医改的重中之重——基本药物制度则是斩除看病贵的一把利剑，使可能性变为必然性。目前各种新闻媒体不乏"基本药物制度缓解看病贵"这样的宣传。如甘肃省，推行基本药物零差率销售以后，基本药品平均价格比国家指导价下降了51.45%，比2010年同期基层医疗卫生机构相同药品销售平均下降7.9%。安徽、山东、四川等16个省（区、市）已按新机制要求完成新一轮基本药物采购工作，基本药物价格比上一轮采购价平均下降30%，与国家零售指导价相比，企业中标价平均降幅55%。①那么，基本药物降价的真实情况是怎样的？基本药物降价是否让农民从中得到实惠，从而看病负担真正减轻了呢？

首先来看基本药物降价情况。据我们在鲁山县三个乡镇卫生院的调查，基本药物制度实施一年来，除了次均门诊药品费有下降之外，次均门诊费、次均住院药品费、次均住院费都有不同程度的上升。可见基本药物

---

① 袁于飞：《基本药物缓解看病贵》，《光明日报》2011年12月19日第6版。

价格在该县表现为有升有降，而次均门诊费和住院费的增加则表明乡镇卫生院有可能通过过度诊疗、诱导患者住院、延长住院日等方式来弥补收入的情况。一项基于安徽省3个县6个乡镇卫生院的抽样调查显示，基本药物制度改革以后，2010年样本地区卫生院的基本药物采购价格下降、不变和上升的分别占63.64%、5.19%和31.17%，大部分的药品采购价格有所下降（下降幅度的均值和中位数分别为25.12%和20.00%），近1/3药品的采购价格不降反升（上升幅度的均值和中位数分别为50.83%和40.78%）。基本药物零售价格下降、不变和上升的分别占86.36%、0.65%和12.99%，下降幅度的均值和中位数分别为50.20%和48.93%，上升幅度的均值和中位数分别为30.09%和23.88%。[①]另一项对于陕西两市（县）4所基层医疗卫生机构的抽样调查再次印证了基本药物采购和零售价格有升有降的现实。在此次调查中，样本机构的基本药物采购价格下降、不变和上升的分别占药品总数的35.65%、29.70%和34.65%，下降幅度的均值和中位数分别为28.02%和28.35%，上升幅度的均值和中位数分别是44.96%和10.52%；基本药物零售价格下降、不变和上升的分别占83.17%、3.46%和13.37%，下降幅度的均值和中位数分别为26.69%和20.00%，上升幅度的均值和中位数分别为50.40%和9.68%。[②]由此可见，单纯以基本药物采购和零售平均下降率作为基本药物降价的依据，事实上掩盖了近1/3药品采购价格和近两成零售价格上升的事实。[③]另外，我们也不能盲目认为药品价格越低越好。应该降价的是那些价格虚高的药品，而一些低价药则不能一降再降。一味追求药品价格降低（即"药价虚低"），必然会影响基本药物的生产和供应，或者导致药品质量下降，最终造成人们财产的损失和生命健康的损害。

其次来看农民看病就医负担减轻情况。药品价格下降，并不意味着看病就医负担减轻。如果在药品价格下降的同时，药品使用数量大幅攀升，

① 何平、刘博、孙强、左根永：《基本药物制度改革前后乡镇卫生院药品价格比较》，《中国卫生政策研究》2011年第7期。
② 黄杰、杨宏伟、杨莉等：《陕西省基本药物制度对基层卫生机构的影响》，《中国卫生政策研究》2011年第11期。
③ 部分药品采购和零售价格不降反升的原因可能是：第一，由于药品原材料上涨导致药品价格的自然攀升；第二，基本药物制度实施之前卫生院有压低进价的动力，采购价格越低，机构利润越高，而改革后则压价动力不足；第三，部分药品只招到少数几家甚至一家生产企业，存在"独家品种"问题，这样可能出现药品价格上升；第四，药品生产企业在使用量不确定的前提下，降低采购价格的激励不足。

药品费用同样可能会增长。此外，医疗费用不仅包括药品费，还包括诊疗费用（也就是诊断、治疗过程中的服务费、设备使用费及医疗器械费用支出），如果只强调药品费用而忽略了过度诊疗（如不必要的治疗检查），那么农民看病就医负担仍然不可能真正得以减轻。如山东省滕州市乡镇卫生院2010年5~10月相对于上年同期医疗收入增长了68.50%，门诊次均医疗费用和住院日均医疗费用有所上升，分别由实施基本药物制度前的次均门诊费34.00元上升到47.00元，日均住院费由83.00元上升到114.00元，分别同比上升了38.24%和37.35%，形成了药品降价、医疗费用上升的现象，致使患者整体医疗费用下降不明显。[1] 这种现象可以理解为农村基层医疗卫生机构在财政补偿不足或不及时的情况下，有通过增加服务种类和数量、延长住院日等不适当方式来提高医疗收入的倾向。

除了为创收诱导患者过度医疗之外，在基本药物制度实施过程中还出现了另一种现象——乡镇卫生院和医生因积极性降低而减少服务提供，加之基层医疗卫生机构药品品种和规格大幅减少、部分药品配送不及时等原因，患者减少了对基层医疗机构的服务利用，转到上级医疗机构就诊。一项针对安徽3个县的抽样调查报告显示，基本药物制度改革后，总的次均住院费用和次均住院自付费用分别增长了29.32%和32.07%，住院总费用增长了11.48%。虽然乡镇卫生院次均住院费用得到控制，但由于县级以上医院次均住院费用（2010年样本地区县级及以上医院的次均住院费用分别是乡镇卫生院的2.85倍和4.72倍）和住院人数增长，导致住院总费用上涨、参合病人的实际补偿水平下降。[2] 由此可以看出，无论是诱导患者过度医疗，还是乡镇卫生院和医生缺乏服务提供激励从而驱使患者看病向上逆流，都会导致农民看病就医费用支出的增加以及看病负担依然如故甚至加重。[3]

---

[1] 王洪军、吴爱华：《基层医疗机构实行药品零差价后对居民医疗费用变化的影响因素分析》，《中国卫生经济》2011年第4期。

[2] 何平、刘博、孙强等：《安徽省基本药物改革前后新农合住院病人流向与医疗费用比较》，《中国卫生政策研究》2011年第11期。

[3] 也有观点认为，在全民医保的背景下，农民的医疗费用大都由医保部门埋单，增加负担的是医保支出而不是农民。这里有两个问题需要澄清：一是新型农村合作医疗的保障水平，由于新农合"服务包"的设计以及起付线、报销比例和封顶线的规定过于严格，影响了保障水平，农民仍需自付高额的医疗费用；二是相对于基层医疗卫生机构，县级及以上医疗机构的起付线更高、报销比例更低，农民在二级和三级医疗机构看病时实际补偿水平下降。所以，我们认为看病总费用的增加并非仅由医保部门承担，农民也承担了相当部分的比例，农民看病负担事实上也增加了（至于农民看病负担增加的具体数额，还需要另行研究）。

二、公共卫生服务的有效性尚不明确

据我们在鲁山县的调查，相对于以前大行其道的重治轻防，现在乡镇卫生工作者非常乐意提供公共卫生服务，因为其收入来源的 70%~80% 来自公共卫生服务。乡镇卫生院如今看病不能挣钱了，公共卫生服务很大程度上在反哺医疗。如 ML 乡 2011 年成立了公共卫生服务办公室，基本医疗、公共卫生实现了人员、机构分开，但两者经费可以互用。

在利益指挥棒的指导下，乡镇卫生工作者对待医疗和公共卫生服务的态度发生了 180 度的转变。这固然不难理解，但却令人担心，以利益为导向的乡镇卫生工作者是否有能力有动力为农民提供公共卫生服务。在调查中我们发现，一方面乡镇卫生工作者反映提供公共卫生服务工作量较多、工作难度较大，另一方面乡镇卫生院中缺乏预防保健人才。城乡之间由于基层医务人员素质相差明显，乡镇卫生院和村卫生室人才缺乏，现有人员素质较低，对一些公共卫生措施，如儿童生长监测、妇女"两癌"筛查、慢性病管理等心有余而力不足，服务质量跟不上，存在明显差距。[①]基层医疗卫生机构的服务能力（尤其是人才队伍的软件方面）长期以来是卫生发展中的短板。

相对于基层医疗卫生机构的服务能力，更令人担心的是农村基层医务人员提供公共卫生服务的激励问题。据了解，我们所在的调查地区在公共卫生财政投入方面仍然采用的是传统的"养供方"方式（目前乡镇卫生院用公共卫生经费补贴医疗服务、两者经费互通互用），即财政按照该乡镇每人补助 15 元（现为 30 元）的标准拨付给基层医疗卫生机构，然后由这些机构为农民提供公共卫生服务。这种"养人养机构"的做法业已证明无法充分激励医务人员提供更好的服务。据我们之前在江苏、浙江乡镇调研时了解到，不少基层医务人员拿到财政补助，却疏于提供公共卫生服务，或者提供服务只是为了应付检查、流于形式。以政府提供和生产合二为一为标志的"养供方"路径固然具有一些优点（如服务稳定、降低交易成本和方便质量控制等），但是缺陷也显而易见，其突出表现就是医务人员没有工作压力，缺乏主动为服务对象提供公共卫生服务的动机，导致有效的

---

① 饶克勤：《公共卫生服务均等化须跨四道关》，《医院领导参考决策》2011 年第 17 期。

公共卫生服务提供不足。据调查，各地疾病控制体系均存在社区慢性病管理和服务提供不足的现象（周海沙、阮云洲、王俊，2009）。而随着人口老龄化的加快，慢性病管理和服务正逐渐成为影响居民健康的主要因素，也是居民迫切需要得到的服务。财政投入怎么转换为有效的公共卫生服务，还需要政策、机制各方面来完善。

三、农民就医流向显现逆转

大力发展基层医疗卫生服务，实现服务"关口前移、重心下沉"是新医改所要达到的一项基本目标。使农民患者能够将常见病、多发病在基层医疗卫生机构消化，而非盲目流向县级及以上的大医院，能够同时解决农民的看病贵、看病难问题。然而实现这一目标的过程却一波三折。根据全国卫生统计数据，我们可以大致了解农民在乡镇卫生院和县级及以上医院之间的流向变化情况。从诊疗人次变化情况来看，全国医院的诊疗人次在1995~2003 年之间变化幅度不大，基本上在均值附近有微弱的波浪形变动，2003 年以来呈现较大幅度的上升；而乡镇卫生院的诊疗人次从1995~2005 年总体呈现下降趋势，2006~2009 年开始较大幅度的上升，2010 年则显现下降势头。从住院人数变化情况来看，1995~2010 年，全国住院人数总体呈不断攀升态势；而乡镇卫生院住院人数在 1995 年至 2004 年间一直在不断下降，2005~2009 年开始大幅上升，2010 年住院量则显现减少迹象（见表 3-2）。综合分析，从 1995 年到 2010 年，全国医院的诊疗人次和入院人数均在不断上升，尤其是入院人数上升明显。而乡镇卫生院的情况较为复杂，诊疗人次和入院人数呈现下降—上升—下降的局势。原因在于：近些年来农村基层医疗卫生机构发展相对滞后，服务能力不断弱化，与县级及以上医院的差距在不断拉大，从而导致更多的农村患者选择到县级及以上医院就医；而从 2005 年和 2006 年开始，由于新型农村合作医疗覆盖和实施范围迅速扩大，农民在基层医疗卫生机构看病能够享受更多的医保补贴，农民看病就医开始"回流"，更大限度地利用基层医疗卫生服务。但是从 2010 年以来，农民看病就医流向则呈现逆转趋势，这应该与当前实施的基本药物制度密切相关。以下来自全国及地方的资料数据有助于我们的判断。

表 3-2　全国医院和乡镇卫生院的医疗服务情况

年份	医院		乡镇卫生院	
	诊疗人次 (亿次)	入院人数 (万人)	诊疗人次 (亿次)	入院人数 (万人)
1995	12.52	3073	9.38	1960
1996	12.81	3100	9.44	1916
1997	12.27	3121	9.16	1918
1998	12.39	3238	8.74	1751
1999	12.31	3379	8.38	1688
2000	12.86	3584	8.24	1708
2001	12.50	3759	8.24	1700
2002	12.43	3997	7.10	1625
2003	12.13	4159	6.91	1608
2004	13.05	4673	6.81	1599
2005	13.87	5108	6.79	1622
2006	14.71	5562	7.01	1836
2007	16.38	6487	7.59	2662
2008	17.82	7392	8.27	3313
2009	19.22	8488	8.77	3808
2010	20.40	9524	8.74	3630
2011	22.60	10755	8.66	3449

资料来源:《2011 年中国卫生统计提要》、《2011 年中国卫生事业发展统计公报》。

原卫生部统计信息中心发布的《2011 年我国卫生事业发展情况简报》显示,基层医疗卫生机构门诊量所占比重略有下降,从 2010 年的 61.8% 下降至 2011 年的 60.9%。尤其值得注意的是,自 2010 年以来乡镇卫生院门诊量和住院服务量均呈负增长。来自地方的调查数据也支持了这一结论。例如安徽省,不但未能实现强化基层医疗机构、医疗服务"下沉"的目的,反而削弱了基层医疗卫生机构,使得其提供的门诊和住院服务锐减。据前述针对安徽 3 个县的抽样调查报告显示,基本药物制度改革后,样本地区参合人员住院数量下降了 13.80%,其中乡镇卫生院下降了 55.07%,而县级和县级以上医院分别上升了 12.17% 和 20.81%(何平、刘博、孙强等,2011)。[①] 安徽省芜湖市芜湖县陶辛镇卫生院 2009 年 9 月至

---

① 何平、刘博、孙强等:《安徽省基本药物改革前后新农合住院病人流向与医疗费用比较》,《中国卫生政策研究》2011 年第 11 期。

2011 年 11 月的《安徽省基层医药卫生体制综合改革基本药物制度改革情况统计表》数据显示，自 2010 年开始试点之后，这家芜湖县最好的镇中心卫生院的门诊人次数大幅下降。2009 年 9~12 月的平均门诊人次数是 7115.5 人次，而实施基本药物制度之后，2010 年 9~12 月的平均门诊人次数只有 2765 人次。2011 年，这家卫生院的门诊量进一步降低，前 7 个月的门诊人次数都较 2010 年同月更低；2011 年 7 月，门诊人次数只有 2527 人次，与 2010 年同月相比降幅超过 27%。另据肥西县卫生局 2010 年医疗工作总结报告显示，全县基层医疗机构 2010 年住院人次下降 57.4%，报销比例从 2009 年的 20% 下降到 10.5%；县内县级医疗机构住院人次下降了 5.1%，而流向合肥市各类医院的病人增加了 22.2%。来自河南省安阳市的统计显示，辖区内实施基本药物制度的乡镇卫生院 2010 年上半年与 2009 年同期相比，参合农民到乡镇卫生院住院人数下降了 14.23%，而县、市级及省级以上的住院人数则分别上升了 22.83%、34.83% 和 12.11%。[①]

基本药物制度涉及遴选、付费（筹资）、生产、采购、配送、使用等环节。无论哪个环节出现问题，都将影响到基本药物的供给和需求，进而影响到农民的看病就医流向。在很多地方，基本药物（含增补）目录与新农合药品报销目录的矛盾冲突，最终导致农村患者向县级及以上医院流动。如四川省由于基本药物目录品种偏少，从而出现新的看病难。该省国家基本药物目录除去抗结核药、抗肿瘤药、抗艾滋病药、国家免疫规划用疫苗、诊断性用药、一些目录有而未挂网的药以及部分利润低挂网无货等因素，调查统计 338 种药品中真正能够买到的品种只有 274 种，调查发现农村卫生院使用基本药物最多的有 259 种，最少的有 127 种，平均 229 种。[②] 而据对西部农村基层医疗卫生机构的调查发现，国家规定的 307 种基本药物和省（区、市）增补的药物品种基本能满足基层医疗卫生机构服务需求，但是目前基本药物品种的结构严重影响了基本药物的利用。据一家乡镇卫生院负责人反映，约有 1/3 的原有居民常用药没有覆盖在基本药

① 徐战英、孙利华：《基层医疗卫生机构实施国家基本药物制度存在的主要问题及对策》，《中国药房》2011 年第 16 期。

② 刘邦智：《四川省农村卫生院实施基本药物制度情况调查报告》，《中国农村卫生事业管理》2011 年第 6 期。

物目录内，约有1/3的基本药物目录内药品几乎没有被使用。[1]原因在于：一方面，在目前补偿不到位的情况下，药品收入依然影响医务人员的个人收入，医务人员更有积极性多开基本药物目录外处方；另一方面，也反映了农民用药习惯难以改变，农民患者（尤其是一些慢性病患者）更倾向于购买自己认可的常用药。

浙江省农村卫生研究中心在浙江开展的调查显示，尽管基本药物价格低廉，但由于基层医疗机构"收支两条线"的实施，病人重新流入大型医疗机构，其结果是总体医疗费用不降反升。这些医疗费用的增加，既包括隐性费用，比如交通成本、时间成本；也包括直接的医疗费，因为县级及以上医院的次均门诊费用和住院费用都要高于乡镇卫生院，而报销比例较低。农民患者就医方向上的逆流引致新的"看病贵"。

由此可见，无论是基本药物品种偏少、品种结构不合理，还是乡镇卫生院医务人员提供服务不积极、农民患者不认同基本药物，都反映出农村基本药物存在可获得性和可及性障碍，最终迫使农民看病就医的逆向流动。只有打破这双重障碍、完善基本药物制度，才能真正实现农村基层医疗卫生机构服务"下沉"的目标，有效缓解农民的"看病贵、看病难"。

四、乡镇卫生院服务提供方式尚未转变

根据我们对鲁山县乡镇卫生院的调查可以看出，乡镇卫生工作者提供服务的方式仍沿袭传统的被动坐诊制，缺乏主动为农民提供服务的积极性。调查问卷统计结果和访谈均印证了这一点：虽然曾经提供过上门服务和巡回医疗，但是服务频率很低：受访卫生院中有两家负责人表示其家庭出诊占诊疗服务的比率为5%，而家庭护理和家庭病床所占比率几乎为零。这表明上门服务开展十分有限，乡镇卫生院服务提供方式没有得到根本转变。

据国家第四次卫生服务调查中面上机构调查和基层卫生机构功能和人力资源研究专题调研的数据显示，还有不小比例的乡镇卫生院尚没有开展家庭出诊等上门服务项目。在家庭出诊和双向转诊3个一级项目中，乡镇卫生院平均开展2项；在家庭病床和家庭护理2个二级项目中，乡镇卫生

---

[1] 张丽芳、肖月、赵琨：《西部农村基层医疗卫生机构实施国家基本药物制度初期面临的问题和建议》，《中国药房》2011年第20期。

院平均开展 0.4 项。总体来看，上述五项服务，东、中、西部各地区均有 55%~60% 的乡镇卫生院开展项目数集中在 2~3 项，平均开展 2.4 项。无论是从总体开展项目数还是从每一项的机构开展比例来看（家庭病床除外），不同地区间均无统计学差异（见表 3-3）。

表 3-3　乡镇卫生院 2007 年家庭诊疗和转诊项目等级开展项目数

单位：%

家庭诊疗及转诊	总项数	开展数合计	东部	中部	西部	P 值
一级项目	3	2.0 (68.3)	2.1 (70.4)	1.9 (61.8)	2.1 (71.3)	0.112
二级项目	2	0.4 (18.3)	0.4 (21.6)	0.3 (16.7)	0.3 (16.5)	0.167
项目合计	5	2.4 (48.3)	2.5 (50.9)	2.2 (43.8)	2.4 (49.4)	0.081

资料来源：卫生部统计信息中心：《中国基层卫生服务研究》，中国协和医科大学出版社 2009 年版，第 61 页。

在家庭诊疗服务中，由于家庭护理和家庭病床有严格的操作流程和规范，开展比例明显低于家庭出诊；而家庭出诊作为一项便民服务，开展比例也仅为 64.8%。在双向转诊中，转入开展比例低于转出服务 19.7%，可见农村基层医疗卫生机构仍然存在"转出容易转入难"的问题；受经济利益和管理体制制约，双向转诊在实际操作中变成了"单向上转"（见表 3-4）。

表 3-4　乡镇卫生院家庭诊疗和转诊开展比例

单位：%

家庭诊疗及转诊	开展合计	东部	中部	西部	P 值
转出服务	77.9	82.1	71.1	79.3	0.128
转入服务	58.2	62.4	54.6	57.0	0.102
家庭出诊	64.8	65.0	57.7	69.6	0.726
家庭护理	20.6	22.2	19.6	20.0	0.509
家庭病床	15.2	20.5	13.4	11.9	0.018

资料来源：卫生部统计信息中心：《中国基层卫生服务研究》，中国协和医科大学出版社 2009 年版，第 62 页。

除了家庭出诊等上门服务项目开展不足外，乡镇卫生院还存在上门服务项目内容的结构性问题。上门服务除提供医疗服务外，还应提供有关心理健康和社会健康方面的指导，以及预防、康复、保健和健康教育方面的知识。此外，医务人员与居民建立良好、稳固、持续的医患关系，也是上门服务的重要内容。可是就我国提供上门服务的现状来看，上门服务的内容仅限于家庭出诊、家庭护理和家庭病床、测量血压等医疗服务，所占比重较大，而忽略了预防、保健、康复和健康教育，缺少对患者心理和社会方面的诊断，缺乏与患者沟通。[①] 居民"健康守门人"的地位和作用没有得到真正确定和发挥。

乡镇卫生院和社区卫生服务中心（站）同属于基层医疗卫生机构，是提供基本医疗和公共卫生服务的重要载体。鉴于当前文献研究中缺乏乡镇卫生院提供上门服务的相关数据，了解社区上门服务状况可以从侧面了解到乡镇卫生院提供上门服务的情况。例如，在北京市丰台区蒲黄榆社区，从事上门服务的工作量在逐年递增，静脉输液等护理工作占工作总量的90.67%，而换药等医生所从事的工作占工作总量的9.33%。医生在上门服务中所起的作用很有限，其工作内容仅限于外科换药、入户基础诊治及指导转诊。上门医疗服务项目仍是医院内服务的重复，缺少具有社区特色的医疗卫生服务。[②]

就上门服务对象来看，目前有上门服务需求的患者，多以行动不便、难以住院或到医院检查治疗的高龄患者为主。而我国业已进入老龄化快速发展的时期。"十二五"时期，我国超过 60 岁以上的老人将超过 2 亿人，预计 2030~2040 年，老龄人口将达到 4 亿人以上的高峰。从老年人口数量上看，这个时期也是中国进入慢性病高峰的时期[③]，这意味着有上门服务需求的老年人口将会越来越多，同时也意味着基层医疗卫生机构服务提供由"生物学"模式向"生物—心理—社会"模式转变显得越来越迫切，医护人员则亟待实现由"治病救人"向"健康守护人"的角色转换。

① 李鹏、王衍：《对社区卫生服务上门服务的思考》，《安徽医学》2010 年第 7 期。
② 赵艳、孙立贤、张志军：《北京市丰台区蒲黄榆社区上门服务现状分析》，《中国全科医学》2010 年第 16 期。
③ 王延中等：《中国慢性病调查与防治》，中国社会科学出版社 2011 年版，前言第 2 页。

第四章 国内外基层医疗卫生服务运行机制的经验借鉴

解决农村基层医疗卫生机构运行中存在的问题,需要转变运行机制;而要转变运行机制,则有必要借鉴国内外有关基层医疗卫生服务运行机制的经验。在国内,我们选择安徽省基层医药卫生体制综合改革进行考察,了解其综合改革的主要内容、出现的新问题和政策调节及其对基层医改的借鉴意义;在国外,重点考察英国和澳大利亚初级卫生保健服务提供机制及最新医改动向,借鉴其在政府职能定位、开放式"守门人"制度、服务支付方式、医疗卫生机构激励机制和民众社会参与等方面的制度设计。

第一节 安徽省基层医药卫生体制综合改革及其启示

新医改实施以来,安徽省结合实际,大胆探索,坚持以基本药物制度实施为突破口,统筹推进基层医疗卫生机构综合改革。2010 年底,国务院医改办组织专家对安徽医改进行评估,认为安徽医改"为全国医改闯出了一条新路子、提供了宝贵经验,值得全国其他省区市学习借鉴"。

一、安徽省基层医药卫生体制综合改革的主要内容

2009 年以来,安徽省围绕"保基本、强基层、建机制"的要求,以实现药品零差率销售为突破口,以推进综合改革为手段,全面改革基层医疗卫生机构的管理体制及人事、分配、药物、保障制度,在重构基层医药卫

生体制机制方面进行了有益的探索。

（1）推进管理体制改革，建立公益性管理体制。坚持公益性方向，将政府举办的基层医疗卫生机构定性为公益性事业单位，主要提供基本公共卫生服务和基本医疗服务，实行统一规划、统一管理。发展费用由政府负责，运行费用的差额由政府给予合理补助。科学核定人员编制，实行定编定岗不定人，编制不跟人走，只是作为聘用人员和核定收支确定补助的重要依据。

（2）推进人事制度改革，建立竞争性用人机制。坚持公开、平等、竞争、择优的原则，选聘基层医疗卫生机构的负责人，实行任期目标责任制；核定竞聘人员资格，进行全员竞争上岗，做到按岗聘用、合同管理、定期考核、优胜劣汰、妥善安置落聘人员，确保社会稳定。

（3）推进分配制度改革，建立激励性分配机制。对基层医疗机构，建立以服务数量、质量、效果、居民满意度为核心，公开透明，动态更新的工作任务考核机制，考核结果与经费补助挂钩。对医务人员，建立按岗定酬、按工作业绩取酬的内部分配激励机制，实施绩效考核，考核结果与个人收入挂钩。同时，保障医务人员合理收入在改革后普遍有所提高。

（4）推进药品制度改革，建立规范性采购机制。基本药物和补充药品由省统一集中招标采购，实行招采合一，量价挂钩，双信封制，财政支付，全程监控。

（5）推进保障制度改革，建立科学长效性机制。财政对基层医疗机构实行核定任务、核定收支、绩效考核补助的办法，保障基层机构正常运行。同时，发挥医保支付的重要作用，建立多渠道补偿机制，财政部门根据改革的需要，及时调整支出结构，确保基层医疗卫生机构综合改革所需资金。

上述五项改革相互联系、相互促进，其中管理体制改革是基本前提，人事制度改革是关键环节，分配制度改革是动力机制，药品制度改革是重要目标，保障制度改革是必要条件。[①] 这五项机制建设，是推动基层综合改革的核心内容，旨在破除"以药养医"的旧机制，建立维护公益性、调动积极性、保障可持续的基层医疗卫生机构运行新机制。安徽基层医药卫生体制综合改革为深化全国医改提供了有益的借鉴和启示，"安徽模式"作为模板在全国各地得以效仿和推广。

---

① 刘文先：《安徽基层医改：回归公益性的制度创新》，《行政管理改革》2011 年第 6 期。

二、"安徽模式"出现的新情况、新问题及政策调节

1. "安徽模式"出现的新情况、新问题

安徽省基层医药卫生体制综合改革自实施以来取得了明显成效，实现了次均门诊费、住院费、门诊药费、住院药费下降的良好态势。但是随着改革的不断深入，一些深层次问题逐渐暴露出来，比如基层医疗卫生机构效率下滑、业务骨干积极性下降、乡村医生收入减少、养老等社会保障问题得不到解决，基本药物制度实施不规范等。"安徽模式"中最具特色的是实行药品集中招标采购的基本药物制度。而据中国医学科学院和山东大学卫生管理和政策研究中心两份研究报告指出，"安徽模式"面临着药品质量和供应能力、药物货款回流等问题，应改变以降价作为医改成效核心评价指标的做法。

（1）"双信封"制之弊和药价虚低。安徽基本药物招标的特点为：招采统一；量价挂钩，单一货源承诺；双信封招标；即时配送，国库付款；网上交易，全程监管。利用"双信封"制来进行基本药物招标，被视为"安徽模式"最大的特点。所谓"双信封"，是指企业要经历经济技术标和商务标的双重评审。前者主要对企业生产规模、配送能力、行业排名以及资质认证等指标进行评审，后者主要评审价格指标。只有通过经济技术标评审，才能进入商务标评审，商务标评审由价格最低者中标。但在实际操作中，由于双信封制中的经济技术标要求过低，基本上对企业起不到筛选作用，几乎所有药品生产企业都能满足"经济技术标书"要求，最终只由"价格最低"因素决定。这样，双信封变成了单信封，"价格"成为唯一的招标标准。

在"唯低价论"情况下，安徽基本药物招标中频频出现超低中标价。浙江医药行业协会的调研报告显示，安徽中标的 863 个品规，单价 1 元以下的占 20.9%，5 元以下的占 66.9%，10 元以下的占 82%。这种现象被业内众多品牌企业称为"药价虚低"，有的中标价甚至低到无法补偿原辅料及包装成本。① 从表面上看，药价虚低似乎有助于缓解人们的"看病贵"，但是稍加分析我们不难发现，这种一味强调低价的招标方式会造成"劣药

① 丁先明：《基本药物招标安徽模式被指导致"药价虚低"》，《中国青年报》2011 年 10 月 24 日第 5 版。

驱逐良药"的后果，甚至会导致廉价药在市场上消失①，人们不得不重新购买高价药。所以从本质上看，药价虚低与药价虚高一样，最终会造成人们财产的损失和生命健康的损害。

（2）量价脱钩和单一货源承诺隐患。"量价挂钩"指的是在招标前公布投标药品的采购数量，药品生产企业可以按照数量进行成本核算、报价，此举意在通过市场份额换取药品价格的降低。由于有单一货源承诺，一旦中标就将得到安徽全省的采购量，从而达到企业薄利多销的效果。但是在实际运作中，往往存在量价背离的现象，实际采购量远远达不到让企业自愿降价的数额。安徽省曾承诺的采购总额高达 388 亿元，但浙江省医药商业协会根据公布的采购量与中标价进行测算，自 2010 年 9 月第二轮基本药物省级招标启动以来，截至 2011 年 4 月 1 日，安徽全省实际采购额仅 4.45 亿元，仅完成参考采购额的 1.14%。② 量价无法挂钩的原因是，一方面在于取消"以药养医"机制后，卖药的动力没有以往那么强，同时受到药品品种限制，实际销售量与医改之前统计的量不太吻合，而量价挂钩谈判时依据的是医改之前的销售量，所以出现难以兑现的情况；另一方面在于技术层面不可行，安徽有 1700 多家卫生院，近千个中标品种，全国有 4000 多家药品生产企业，如此多的品种，如此多的供货方、采购方，如何制定一个有效的量价挂钩合同③?

此外，单一货源承诺的方式也存在潜在的风险，即一旦药品生产质量出现问题，很难在短时间内找到替代生产企业。更为严重的是，单一货源承诺很容易造成行政上的市场分割和垄断，政府承诺某个企业供应安徽某个地区或某几个地区，其实是政府在行政分割市场，这无疑与建立自由开放的市场经济大方向相违背。

（3）基层医疗卫生机构服务效率下滑。基本药物制度改革以来，新型农村合作医疗病人看病去向发生改变，在乡镇卫生院住院大幅减少，而县级及以上医院住院增长明显。2009 年参合农民在乡镇卫生院就诊的住院

---

① 药品生产企业以低于生产成本的超低价中标，必然面临两种选择：一是在药品原材料上以劣充好，或投料不足，导致产品中有效药物成分含量不足；二是由于无利润可图甚至利润亏损，药品生产企业的理性选择便是停止生产中标药品，导致该廉价药在市场上消失。
② 李芃、路谦谦：《安徽基本药物制度量价结合落空?》，《21 世纪经济报道》2011 年 6 月 10 日第 8 版。
③ 朱恒鹏：《争议安徽医改模式：单一货源量价挂钩行不通》，搜狐网，http://health.sohu.com/20101122/n277815361.shtml，2012 年 7 月 8 日。

病人为 157 万人，占全省新农合总住院病人人数的 51.57%，2010 年参合农民在乡镇卫生院的住院人次减少到 81 万，占参合农民住院总人次的比例下降到 27%。[①] 究其原因，一是实行基本药物制度以后，乡镇卫生院实行收支两条线管理，这种财政兜底的补偿方式对乡镇卫生院和医生缺乏激励，提高业务量、增加业务收入的动力不足；二是乡镇卫生院住院用药数量下降幅度较大，加之部分药品配送不及时、医生用药习惯等因素，导致其住院业务无法开展，住院病人减少；三是乡镇卫生院执业范围受到限制，由于主观上的规避手术风险意识和客观上的业务政策限制，一些超范围手术如今不敢再做，病人只得涌向县级及以上医院。此外，由于门诊统筹工作的开展，农民小病在门诊就医报销，也减少了乡镇卫生院住院人数。相对于基层医疗卫生机构，县级及以上医院的起付线高、补偿水平低，次均住院费用高，因此县级及以上医院住院人次和次均住院费用明显上涨必然会导致参合病人的实际补偿水平下降。

2. "安徽模式"的政策调节

为了巩固完善改革成果，确保新体制机制顺利运行，安徽省政府出台了"关于巩固完善基层医药卫生体制综合改革的意见"（于 2011 年 9 月 1 日正式实施）。该意见是原有基层医改版本的"补丁版"，是对制度建立后暴露出的问题有针对性的微调。该意见共涵盖 30 条政策措施，涉及健全运行补偿机制、完善激励约束机制、加强人才队伍建设、强化中心卫生院服务功能、加强村卫生室建设、设立一般诊疗费项目、规范药品采购和回款程序、清理化解债务等方面，其重点是对基层医疗机构的补偿机制和激励机制进行完善，以保证"安徽模式"的落实（新版本对于旧版本的重要修正见表 4-1）。

表 4-1　安徽省基层医药卫生体制综合改革的重要修正

	修订前	修订后
补偿机制	核定任务、核定收支、绩效考核补助	核定基本支出，财政足额保障 收支结余按规定用途使用 医务人员纳入社会保险

---

① 徐恒秋：《安徽省基层综合医改的实践与思考》，中国社区健康联盟网站，http://www.cchma.org.cn/a/service/2011/1119/302.html，2012 年 5 月 6 日。

续表

	修订前	修订后
激励约束机制	绩效考核结果与个人收入挂钩 按岗定酬、按工作业绩取酬	加大奖励性绩效工资比重，体现多劳多得、优绩优酬 引导分级诊疗，规范医疗行为
卫生院服务功能	强化公益性质，提高公共卫生服务和基本医疗服务能力	调剂增加人员编制 支持发展特色专科 合理扩大用药范围
基本药物招标采购	基本药物实行网上集中采购 生产企业直接配送或委托配送 最低报价者中标	特殊情况下可执行应急采购 医疗机构自行选择配送企业 药品价格不得高于最高限价

资料来源："安徽省人民政府关于基层医药卫生体制综合改革的实施意见"(2010 年 8 月 9 日)；"安徽省人民政府关于巩固完善基层医药卫生体制综合改革的意见"(2011 年 8 月 25 日)。

从表 4-1 中我们可以看出，安徽基层医改新版本是在坚持旧版本改革思路基础之上的政策微调，并未涉及医药卫生体制中一些深层次的内容，而这些深层次内容也正为当今一些学者所质疑。比如，顾昕等认为，"安徽模式"补偿方式上实行收支两条线会削弱基层医疗卫生机构的积极性，进而导致该模式不可持续，是公立医疗机构的行政化死路；又如，于明德、朱恒鹏等认为，基本药物制度实施"零差率"销售，目的是为了降低基本药物价格，而单纯降价并无助于缓解"看病贵"问题，改"医"才是治本之策。安徽基层医改政策调整的效果有待于实践来验证，但是可以肯定的是，在不断的质疑声中，"安徽模式"仍将随着形势的变化而进行政策调整和制度完善。

三、"安徽模式"带给我们的启示

总之，安徽基层医药卫生体制综合改革在构建新体制、建设新机制、管理新模式等方面做出了积极探索，在"保基本、强基层、建机制"上实施了一系列制度创新。安徽医改在理论和实践创新上着力解决好三个问题：一是改革的方向；二是运行的效率；三是财政的投入，即重新构建成一个维护公益性、调动积极性、保障可持续的充满活力的新运行机制，使基层医疗卫生机构由"以药养医"机制下的营利企业回归到公益性的定位，使医务人员由过去的"药商"回归到看病、防病的角色，使药品由赚钱的工具回归到治病的功能。[①]

然而，被誉为"最彻底医改样本"、"回归公益性制度创新"而向全国推广的安徽模式，却也面临着严峻挑战——如基层医院缺药、医生消极怠工、收入分配的平均主义和大锅饭、财政补偿不可持续等。针对以上新问题进行的政策调节被许多人视为是在向改革前的格局"回调"。安徽"最彻底医改"何以迷了路？从根本上讲，它其实折射出该轮医改路径的失当。通过基层医改，安徽省强化了对于基层医疗卫生机构的行政垄断和对服务供给的行政束缚。也就是说，在基层医改中医疗卫生机构的"手脚"被越捆越紧、自主化程度越来越被压缩。加之基本药物制度不完善，导致农村患者存在基本药物的可及性障碍，所以"安徽模式"在实践中暴露出重重弊端。既然这样，那么我们在借鉴"安徽模式"有益经验之时，何不尝试闯出一条新的基层医改路径呢？

第二节　英国和澳大利亚初级卫生保健服务运行机制及其启示

我国新医改的基本指导原则是"保基本、强基层、建机制"。"保基本"就是建立全民基本医疗保障体系，让广大参保者不会因为没钱而不去看病；"强基层"就是强化城乡社区卫生服务机构的服务能力，吸引老百姓"小病进社区"；"建机制"就是建立一整套新的机制，让医疗机构具有努力改善服务的内在动力。如今，我国新医改在"保基本"方面已经迈出实质性的步伐，成效显著（截至 2012 年底，我国城乡居民参加基本医疗保障制度总参保人数已超过 13.4 亿人，覆盖率达 95% 以上；各级财政对城镇居民基本医保和新农合的人均补助标准提高到 280 元，新农合政策范围内的住院费用报销比例提高到 75%；等等）。在"强基层"方面，政府将健全基层医疗卫生服务体系作为五项重点改革之一大力推进，加大基层医疗卫生机构投入力度，以保证城乡居民人人都能享受到基本医疗卫生服务。但是在"建机制"方面却步履蹒跚，机制建设滞后局面已经严重地拖

---

① 刘文先：《安徽基层医改：回归公益性的制度创新》，《行政管理改革》2011 年第 6 期。

了新医改的"后腿"。恰恰在后两个方面，尤其是最后一个环节，英国和澳大利亚初级卫生保健服务运行机制及其改革能给我们带来很多新的启示。因此，我们重点考察了英国和澳大利亚初级卫生保健服务运行机制及最新医改动向，借鉴其在政府职能定位、开放式"守门人"制度、服务支付方式、医疗卫生机构激励机制和民众社会参与等方面的制度设计。

一、英国初级卫生保健服务的运行机制

1. 英国 NHS 体制及医改新动向

英国的国家卫生服务制度（National Health Service，NHS）是由政府直接举办医疗卫生事业，通过税收筹集医疗资金，采取预算拨款给国立医疗机构的形式向本国居民直接提供免费医疗服务。英国的 NHS 体制实行中央集中统一管理。英国的卫生行政管理机构由卫生部（Department of Health）、战略卫生局（Strategic Health Authorities）和初级卫生保健信托（Primary Care Trusts，PCTs）组成。卫生部负责全面管理国家卫生服务体系，战略卫生局则主要负责当地国民卫生服务的管理以及确保国家政策和计划在当地实施。初级卫生保健在过去的十年中经历了很大变化。1991年，英国在区一级引入全科医生基金持有计划，并得到了迅速发展，到1998 年，全国共有 3500 个基金持有计划，覆盖了 1.5 万名全科医生。1999 年，工党执政后提出了新国家医疗卫生服务体系（New NHS）计划，倡导以医疗机构间的合作取代内部市场，其最大的变化在于取消全科医生基金持有计划和其他基金持有形式，代之以初级保健组（Primary Care Group，PCG）的形式提供基本医疗服务，在全国建立初级卫生保健信托机构。① 初级卫生保健信托是自治机构，主要负责制定所在地区的初级卫生服务计划和初级保健实施，包括全科医疗服务、转诊服务、牙医、精神病医疗服务、病人转运、人群健康普查、药品和视光配镜服务等。2009 年，初级卫生保健信托管理的卫生资金占英国 NHS 总预算的 80%。

英国的初级卫生保健服务主要由全科医生和开业护士提供，全国超过

---

① 初级卫生保健信托机构就是为初级卫生保健付账的机构。世界各国一般把医疗保健服务分成三类：初级保健服务、二级保健服务和三级保健服务。初级保健服务就是开展预防和常见病、多发病的治疗；二级保健服务包括急诊、大病诊疗和专科医疗服务；三级保健服务则由一些特别护理服务组成。

99%的居民都拥有全科医生。全科医生提供 24 小时预防、诊断等基本医疗服务，并且充当患者医疗服务"守门人"（Gate Keeper），病人若要获得专科服务必须要经过全科医生的推荐。开业护士常由全科医生雇用，承担健康促进、防疫、慢性病管理和老年人健康评价等任务。

据 King's Fund 基金会等机构的研究表明，与其他类型的卫生体制相比，NHS 这种基于税收的筹资模式仍然是"最便宜、最公平"的卫生保健筹资方式。2007 年，英国人均卫生费用为 2992 美元（同年德国为 3588 美元，澳大利亚为 3357 美元，美国为 7290 美元）。从卫生费用占 GDP 的比例来看，英国比法国、德国等欧洲类似国家低 25%，相当于美国的一半。[①]英国在为全民提供免费医疗服务的同时又能保持较低的医疗卫生支出，主要原因是国家卫生服务体制集医疗卫生服务、医疗保障和服务监管功能于一体。政府能够全面规划医疗卫生资源配置，将政府职能、医疗卫生机构利益和公民利益有效统一起来。医疗机构或医生基本没有谋利的动机和条件。政府对居民就诊实行按需提供，患者按疾病程度有顺序地就医。遇到有急诊或威胁生命的疾病，可以立刻得到及时治疗；对于不直接威胁生命的疾病，则需排队等候。政府投入资金用于体现社会效益的服务领域，如疾病预防控制、孕产妇和婴儿医疗保健、居民基本医疗服务等，公立医院不提供高端的特需服务。

英国 NHS 体制主要面临着两个方面的挑战：医疗服务的筹资和提供。与其他西方发达国家相比，英国的筹资水平是不足的，这主要表现在医院预约等待时间长和医院设施陈旧。就提供来说，主要表现是国家卫生服务人力资源短缺以及服务质量有待提高。这些弊端来源于 NHS 体制的固有先天缺陷。事实上，无论是英国的旧 NHS 体制还是中国的旧公费医疗，由于长期实施计划体系，上述弊端都会不可避免地存在，也都必须进行改革。英国全民免费医疗改革早在 1979 年撒切尔夫人领导的保守党执政之后就开始了，一直延续到今天。

英国医改的关键就是走向内部市场化，实现服务购买者与服务提供者分开。在撒切尔夫人主政期间，英国专门建立了法人化的公立机构，代表民众负责向医护人员和医疗机构购买医疗服务。这种体制被称为"内部市场化"，亦即政府在维持公共部门整体组织架构不变的情况下，在其内部

---

① Nigel Crisp：《英国国民卫生服务发展与改革》，《卫生政策研究进展》2011 年第 4 卷第 2 期。

模拟市场机制，来促进公共服务提供者之间的竞争。因此，英国医改的实质无非是政府改革，其核心是转变政府职能，将原来政府所扮演的全能型角色分拆开来，让不同的公立机构扮演不同的角色，而且不同的公立机构各自走上法人化、专业化的道路。

2011年1月19日，英国保守党与自由民主党联合政府在卡梅伦首相的领导下，向国会提交了《健康与社会保健法案》（征求意见稿），从而迈出了新医改的第一步。新法案的核心是改革已有的初级卫生保健信托机构，由家庭医生联盟取而代之。具体来说，英国医改的核心是建立政府购买医疗服务的组织和机制，而扮演购买者角色的这个组织经常更换名称和人员。在撒切尔夫人时代，负责购买初级卫生保健的机构名为"全科医生基金持有者"（GP Fundholders）；到了布莱尔时代，行使这一职能的机构更名为"初级卫生保健信托"；如今这一机构更换为家庭医生联盟（Family Doctor Alliance）。无论怎样改变，其服务购买者与服务提供者分开的原则没有变，其新建立起来的内部市场制也没有变，所改变的只是政府购买服务的组织和制度。[①]

英国医改的主要内容是在医疗费用风险承担上进行改革，将原来由政府直接承担的风险移交给"全科医生联盟"，由其代表病人购买所有的医疗服务。这意味着英国NHS体系80%的医疗预算将交给全科家庭医生来负责，并承担相应的医疗费用风险。目前政府负责的152家初级卫生保健信托机构将被取消，由全科医生联盟来发挥这些机构的作用。与此同时，所有公立医院和社区医疗机构将变成独立的组织。尽管其公有制性质保留不变，但这些医疗服务组织将不再接受英国卫生部的领导。社区医疗服务机构将变成非营利性的社会机构，机构的工作人员将不再是NHS体系的公务员。

新的医改草案还提出，建立一个全国性的理事会来负责监管全科医生联盟的工作，同时负责监管医疗服务供给方的市场准入和退出、促进竞争、核定医疗服务的价格。这些原来由政府卫生部来做的事情，现在直接由理事会来负责，从而使得政府官员不再直接参与NHS体系的日常活动，有利于实现管办分开。

事实上，英国提出的新医改步骤，是其过去20余年来医改的继续和深化，并不是医改方向上的全新革命，主要目标就是将医疗服务的需求方

---

① 顾昕：《英国全民免费医疗走向市场化》，《中国医改评论》2011年第18期。

和供给方分离，人为地制造出一个医疗服务市场。这种分离医疗服务供求双方的改革，在某种程度上可以同时达到管办分离的目的，使得政府行政管理与医疗服务的运行管理两者分离。但从英国公立医院改革的实际操作过程来看，官办分离还不彻底，政府卫生部门还在相当程度上限制和控制着公立医院的管理权限。在需求方医疗费用的支付上，经费仍然操纵在政府机构（即初级卫生保健信托机构）手中。因此，目前提出的医改步骤，就是要在医疗经费的支付方面推进管办分离，将医疗经费直接交给家庭全科医生来掌握，由其来代表病人，而不再由政府行政部门掌握。[①]

由此不难看出，英国历次医改的过程其实就是政府在微观服务领域管理职能不断弱化的过程。英国医改中，弱化的是政府直接控制医疗服务供给以及控制医疗经费的功能，让医疗服务的实际供给者来直接进行管理，政府退出医疗卫生服务的实际生产和微观管理。在卫生筹资和医疗卫生体制的宏观管理上，仍需发挥政府的组织领导功能。

2. 英国初级卫生保健服务运行方式及激励机制

英国 NHS 卫生服务提供分为初级（社区）卫生保健服务、次级（医院）卫生保健服务和社会照顾服务三个部分，其中初级卫生保健服务至关重要。在英国，初级卫生保健提供者不仅进行预防和治疗小病，而且还是整个医疗服务体系的"守门人"。初级卫生保健服务提供者主要是"全科医生"（俗称家庭医生）。家庭医生都是个体户，他们要么自办诊所，要么联合开业，在社区附近吸引民众选择自己担任家庭医生。家庭医生除了为民众提供预防和小病诊疗之外，最为重要的是为某些病人推荐合适的医疗机构或专科医生。因此，家庭医生又被称为"守门人"，而这套由家庭医生提供首诊和转诊服务的制度便是"守门人制度"。[②]

在英国，每位居民或外国人都要在居住地附近的社区诊所登记注册，工作人员会指定一名家庭医生负责，患者就医必须先到社区诊所就诊。诊

---

① 蔡江南：《美英两国医改新动向及对中国医改的启示》，《中国医改评论》2011 年第 18 期。
② 在英国，"守门人"具有四个作用：一是为病人提供所需的基本医疗保健，将大多数病人的问题解决在社区，守护着健康的大门；二是作为医疗服务的购买方，帮助需要看专科医生的病人有选择地联系会诊与转诊，合理有效地利用卫生资源，守护着卫生资源调节的大门；三是与保险系统共同管理医疗保险，在合理控制医疗费用方面发挥重要作用，守护医疗保险费的大门；四是帮助病人做出正确的诊疗程序和方案，能较好地解决医患之间的信息不对称问题，守护着患者利益的大门（参见卢祖洵、姚岚等：《各国社区卫生服务简介及特点分析》，《中国全科医学》2002 年第 1 期）。

所的电脑与社区和有关医疗部门联网，只备常用药。居民凭医生处方到NHS 药店"买药"，只付处方费。医院医疗包括地区医院和教学医院的医疗。地区医院通常是该地区的医疗中心，接诊从第一级机构转诊来的患者；教学医院以急救和诊疗重大疑难病症为主。如果居民有大病或需要进一步诊治，则由家庭医生替病人预约医院专科医生，由基础医疗服务转入医院医疗服务，住院治疗则享受全额免费医疗。如果在异地就医，居民只要提供注册号码给当地的社区卫生服务机构即可，发生的费用由 NHS 下属的初级卫生保健信托之间进行结算。

NHS 离不开一支高素质的医护队伍。要成为英国家庭医师，需要经过5 年医学院学习、1 年临床实践、2 年医院专科培训、1 年全科诊所培训以及皇家全科医生学院考试，方可到社区诊所工作。由于预约制度的实施，患者到全科医生诊所时通常能够立刻就诊。社区医师平均年薪大约为 7万~10 万英镑，高的可以达到 25 万英镑，超过在大学教学医院的同级医师，许多大医院的医师都愿意到社区诊所工作。① 可见，英国的全科医生不仅收入高，而且地位重要。他们不仅为民众提供初级卫生保健服务，而且更为重要的是，他们决定着医疗资源的分配（初级卫生保健信托掌管着NHS 体系 80%预算的配置）。

既然家庭医生如此重要，而他们的收入主要来自公立埋单者的支付，那么如何保证他们有积极性为民众提供良好的服务呢？在英国，家庭医生并不热衷于通过看病治病来赚钱，而是热心关注社区居民的健康。他们这么做并非出自高风亮节，心甘情愿为了民众的健康而放弃本来可以通过看病治病获得的高收入，而是完全因为其医疗付费者设计了一种巧妙的激励和约束机制，可以让家庭医生通过维护民众的健康而获得更多的收入。在这种激励机制下，病患越多，家庭医生的收入反而越低。这种激励和约束机制的核心就是"按人头付费"。

在这种机制下，英国的家庭医生都能从初级卫生保健信托那里获得一定的底薪，但是初级卫生保健信托主要采用了"按人头付费"来支付家庭医生的大部分费用，一般会达到其收入总额的 60%。具体做法如下②：

（1）政府要求所有民众必须在尚未生病前到一个家庭医生的诊所注

---

① 吴宁：《医疗改革应借鉴英国模式》，《中国社会科学报》2010 年 12 月 22 日第 6 版。
② 顾昕：《英国全民免费医疗走向市场化》，《中国医改评论》2011 年第 18 期。

册，该诊所以后就成为定点门诊服务机构（当然，为了吸引民众，家庭医生也会主动走访家庭）。

（2）每一名家庭医生或其诊所在一定时间内有一定数量的注册民众，付费者（即初级卫生保健信托）与该家庭医生或其诊所签订一个合同，根据注册者人头多少定期付出一笔固定的款项，让后者照顾这些注册者的健康。人头费的设定，主要依据社区居民的发病率、常见病病种、平均费用以及注册者的年龄、慢性病患病情况等。

（3）人头费中包含转诊费。这就是说，每当家庭医生进行一次转诊时，接受转诊的医生或医疗机构将会从家庭医生那里获得一笔转诊费；当然，其余的医疗服务费用由付费者另行支付。

（4）为了促进家庭医生或社区医疗机构的竞争，英国政府允许民众在一定期限内（一年左右）更换家庭医生注册地点。由于付费者是根据注册人头为家庭医生付费，因此如果家庭医生因服务不佳而流失了注册民众，其获得的人头费就会减少。这样一来，医疗费用就可以"随着病人走"。

在这样的机制下，家庭医生会全力以赴地开展预防保健、健康促进、妇幼保健等公共卫生服务。唯有如此，才能以较小的花费让定点注册的民众保持健康，家庭医生才能获得较高的收入。如果注册民众生病了，家庭医生自然会根据其病情选择性价比高的医疗服务，而不会过度医疗。如果病人需要接受专科或住院治疗，家庭医生也会合理转诊，因为无论是应该转诊而不转诊还是一味地向上转诊，倘若病人的病治不好，自己从初级卫生保健信托那里获得的人头费就会无情地流失。因此，对家庭医生来说，对病人病情的判断以及对其他医疗服务机构特点的了解，是不可或缺的技能。

需要指出的是，强调家庭医生的重要性和积极性的发挥，并非意味着民众只是一个被动的接受者。相反，英国的 NHS 及社区卫生服务特别强调民众参与卫生决策的重要性。民众不仅反映社区的健康问题及卫生服务中存在的问题，而且参与讨论解决问题的办法。以前主要通过接受投诉的方式了解民众对卫生服务的意见，经常是在供需双方关系比较紧张的情况下才着手解决问题；现在采取民众参与决策的方法，改变了供需双方的紧张关系，解决问题的方式由原来的被动转向主动。①

---

① 朱坤等：《英国社区卫生服务管理体制的经验与启示》，《中国初级卫生保健》2010 年第6期。

二、澳大利亚初级卫生保健服务运行机制

1. 澳大利亚国家卫生保健体制及医改新动向

澳大利亚的国家卫生保健体制是由一个基本制度（全民医疗保险制度）和两个重要补充（药品津贴计划和私人医疗保险）所组成的。全民医疗保险制度是澳大利亚医疗卫生保健的基本制度，药品津贴计划（PBS）是全民医疗保险制度的一项重要补充，私人医疗保险是全民医疗保险的补充。澳大利亚这些基本的卫生保健政策在过去的十多年中取得了很大的成就。老年人、残疾人服务明显改善，所有居民均获得了广泛的、高质量的服务；同时成功地控制了医疗卫生服务费用的上涨，全民医疗保险的运行成本持续下降，使澳大利亚的全民医疗保险成为世界上最具成本效益的医疗保险基金。

然而，随着公众对医疗卫生服务需求的不断增高和老龄化程度的不断加重，澳大利亚政府也承担着沉重的经济负担，卫生投入呈现日益相对短缺的状况，主要是存在承担绝大部分一流人物的公立医疗体系资金不足、基础设施不能满足实际需要，导致拖延救治的现象。很多病人在半年甚至更长的时间里预约不上手术或不能住院治疗，往往错过最佳的治疗时机，造成严重后果。澳洲医学协会的年度报告显示，全国公立医院病床严重不足，缺口达 3750 张，每年约有 1500 人因得不到及时救治而死亡。前总理陆克文尖锐指出，每 3 名急诊病人中就有 1 人候诊时间长于官方建议的时间，现有的医疗保健体系是"一片混乱"。

针对澳大利亚医疗体制中的诸多问题，改革之音一直不绝于耳。2010年 3 月，陆克文宣布了全面改革澳大利亚公立医疗体系的计划。面对重重阻力，为了推动医改计划，澳大利亚政府随后对医改方案的细节做出补充，计划成立一个独立的资金管理机构，管理对地方医疗系统资金的发放问题，向州政府和民众清晰地阐明公立医院绝大部分资金费用将由联邦政府直接支付，而其管理权仍由各州政府和下属地方政府执行。最后，联邦财政计划再拿出 12.27 亿澳元投入医改，把总投入资金提高到 198.1 亿澳元。新增投入用于常规手术设施、急诊设施和新增病床。经过这几个方面的努力，陆克文说服了各州政府，就医改方案达成一致。医改方案的主要

内容是:①

（1）加大联邦政府对公立医疗系统的投资力度。今后，公立医院的基础设施建设、医疗服务以及医学科研所需资金的 60% 将由联邦政府直接拨款，而不是由各地方财政自行解决。

（2）理顺公立医院管理体系。将构建一个新的地方医院管理网络来管理公立医院。新的方案采取政府拨款而管理权力归各州的方式，将管理权力进一步明晰。

（3）成立独立的监管机构。成立一个独立的监管机构，负责联邦政府对各地公立医院拨款使用情况的管理和监督工作，特别是负责核算地方公立医院获得的联邦政府补贴，防止款项滥用和医疗资源的浪费。

（4）对基本医疗照顾服务提供全额资助。基本医疗照顾服务主要是针对老年人的长期照顾和短期照顾，由政府认可的个人或组织来提供，是医院系统以外的医疗服务。新方案将对基本医疗照顾服务提供全额资助。

（5）设立"全国医院基金"。成立"全国医院基金"，目标在于改进医疗系统运作效率，使管理权责更明确，医疗体制运作透明化和规范化。

新医改方案将联邦政府用于医疗体系的开支从原来的 35% 增至 60%，这是继 20 世纪 80 年代澳大利亚引入全民健康保障制度之后最大规模的改革，也是澳大利亚历史上最重大改革之一。此次医改将在澳大利亚全国建立按统一标准来管理和经营的公立医院网络，提高医疗资源配置效率。政府提供财政激励措施，通过多种渠道的补偿机制鼓励民众在收费较低的社区医疗机构就诊。全国医疗网络的建立和资源整合将从根本上解决民众由于现有的医疗体系缺陷得不到医疗的问题。新的医疗体系一旦建立，病人接受非紧急手术的情况将得到改善。一方面，公立医院建设将得到强有力的支持，大大缓解资源紧张的局面；另一方面，如果病人无法在当地医院接受手术，则可以转到别的医院，如果所有的公立医院都不能进行手术，病人则可前往私立医院接受所需手术，国家报销所需费用。通过这些措施力图更好地保障患者及时就诊。

客观地讲，新医改方案目标是美好的。但是投入资金巨大，联邦政府将把国家 1/3 的消费税收入直接用于医疗方面，整个医改总耗资将高达

---

① 国务院深化医药卫生体制改革领导小组办公室:《澳大利亚医改计划达成协议》,《国务院深化医药卫生体制改革领导小组简报》2010 年第 104 期。

500 亿澳元以上。为推行医改，澳大利亚国家卫生与医院改革委员会呼吁增加税负。据测算，普通中等收入者平均每年需要为医改计划多付出 1200 多澳元的附加税款，中产阶级家庭对此纷纷表示不满。最终，新医改方案随着陆克文的下台而被搁浅。继任总理吉拉德则选择了相对温和的医改路径，于 2011 年 2 月与各方签署新医改协议。这次医改的主要内容是，在从当年 7 月起的 10 年内，政府对全国的公立医院新增投资 164 亿澳元，新增投资由联邦政府和地方政府各承担 50%。不过此举前提是地方政府必须对目前的医疗体系有所改革，而政府也会先提供 2 亿澳元以备急需。新方案拒绝向各省提供原已承诺的医院基础设施建设费和增长的开支，而是向医院直接拨款。另外，虽然联邦政府不再截留消费税，但是新方案中联邦政府的资助比例由原来的 60% 降至 50%。吉拉德新的"均摊"计划是政治妥协的产物，其通过意味着陆克文的医改计划被彻底否决。

2. 澳大利亚初级卫生保健服务提供方式及激励机制

（1）初级卫生保健服务提供方式。绝大多数全科医生（78%左右）在澳大利亚是以私人医生的方式注册行医的，他们或者单独开设门诊，或者几个全科医生合伙开业。① 全科医生通过提供与政府签订行医合同的服务内容，获得政府相应的补偿。全科医生收入与其签订的服务合约的数量和质量挂钩。在澳大利亚，全科医生是全民医疗保险的"守门人"，即病人必须经由全科医生的诊治和转诊，方可前往医院或专科医生处接受专科方面的医疗服务。否则，不能享受免费医疗服务或社会健康保险，要自己承受昂贵的专家或医院服务。医院不另设置普通门诊（边远地区除外），这种医疗服务安排非常有利于"守门人"作用的发挥。全科医生的作用是不但要正确判断病情和处理疾病，为病人提供高质量的服务，还要替病人协调转诊服务，在合适的时机选择合适的转诊医院，使病人接受进一步的治疗。为节省费用、尽量减少转诊病人住院时间，医院在择期手术前通常将各项检查提前做好，一般手术当日或提前一天办理住院手续，手术后也会很快让病人出院，转到社区卫生服务中心（或急性后期社区保健中心）进

---

① 全科医生诊所的规模通常不大，其中一半以上雇有五个以上的全科医生，但仅有 68% 的诊所雇用了护士。从 1998 年开始，集团化的全科医疗中心越来越多，雇用的全科医生数量已占到全科医生总数的 2/3 左右；许多全科中心还设立了实验室检查和辅助医疗服务。全科诊所城乡分布不均，城市资源过剩与乡村资源不足并存（参见裴丽昆、刘朝杰、David Legge：《全民医疗保障制度的挑战——澳大利亚卫生体制的启示》，人民卫生出版社 2009 年版，第 183 页）。

行康复治疗。

澳大利亚居民在选择全科医生的问题上，享有完全的自主权，可以随意选择或者更改自己的全科医生。① 一方面，这种方式可以更充分地利用各种卫生资源；另一方面，也使得全科医生很难对居民的健康进行跟踪服务。不过一般情况下，全科医生与社区居民之间都有着多年的联系，相对稳定。澳大利亚全科医生仍主要采用坐诊的服务方式，这使得全科医生很难真正全面掌握社区居民的健康状况。为了吸引病人，很多全科医生都具有某些方面的专长，如老年病、儿科病的诊疗甚至针灸等。由于社区居民可以任意选择医生，各全科医生的顾客群体自然存在非常大的差异，加之没有社区居民健康档案，全科医生不可能对社区居民的健康状况有一个全面和正确的认识，也不可能准确判断和评价社区卫生需求。

（2）初级卫生保健服务的激励机制。在"守门人"制度下，全科医疗服务成为整个医疗卫生体系的"瓶颈"，全科医生服务质量的好坏，不仅关系到病人能否得到及时必要的治疗，也关系到医疗费用能否得到有效的控制。长期以来，澳大利亚的全科医生主要以私人开业的形式存在，由于规模小，设备通常比较简陋，而且全科医疗服务与药品服务完全分家，全科医生不得出售药品，也不能与药店联手，向药店索取回扣。这种安排在相当大的程度上削弱了全科医生开大处方的动机。但是同时也给全科医疗服务带来了一个严峻的挑战，即如何正确判断病情和处理疾病，既不能一味地将病人转向专科医生，又不能拖延病人的病情、在力所不及的情况下给病人的健康带来危害。换句话说，全科医生必须正确把握和面对医疗服务广泛存在的不确定性（全科医生经常会遇到不能给病人给予明确答复的情况，但并非所有的这类病人都适合向专科医生转诊）。鉴于病人享有选择全科医生的完全的自由权，为了吸引病人（病人越多，全科医生的收入就越高），全科医生不仅要亲自为病人提供高质量的服务，还得替病人协调专科医疗服务，该协调工作的成败，很大程度上取决于专科医生对其工作的认可程度。由此可见，澳大利亚的全科医生作为卫生服务的"守门人"和"协调人"，不仅需要得到病人的认可，而且需要得到专科医生和其他卫生服务提供者的认可。因此，在教育和培训背景上，全科医生绝对

① David Weller, James Dunbar, *General Practice in Australia*：2004, Fyshwick：Natoional Capital Printing, 2005, pp.15-16.

不能低于专科医生。实际上，澳大利亚的全科医学是作为与其他专科并列的一门独立学科存在的。

澳大利亚全科医生的收费采用"按项目付费"。服务项目越多，服务时间越长，收费就越高。这种机制显然不利于鼓励全科医生多开展预防服务和人群健康促进服务。这意味着病人必须自付医生收费与保险偿付标准间的差额。为了吸引病人，约70%的全科医生只向病人收取保险规定的偿付额，这样一来，对于病人而言服务完全免费，医生不必向病人收费，可以根据服务量（划卡的数量）直接从国民保健（Medicare）索取经费，这种方式被称为批量收费（Bulk Billing）。全科医生的收入与其所提供服务的多少有很大关系，一定程度上导致了澳大利亚全科医生集中于人口密集的地区，乡村以及偏远地区则出现了全科医生的短缺。为了扭转这种局面，政府制定了一系列的激励措施，包括增加乡村以及偏远地区全科医生的收入，提供免税的安置补助、配需补助以及在这些地区服务超过一定年限的资历补助等。

除了全科医生及全科诊所，另一个提供初级卫生保健服务的机构是社区卫生服务机构。澳大利亚是较早开展社区卫生服务的国家之一，它是一种以社区为导向的初级保健模式。澳大利亚的社区卫生服务在定位上有一个明显的特征，就是补充原有医疗卫生服务的空缺和不足。由于私人全科医生较早存在并形成了强大的势力，社区卫生服务中心在创建之初就遭到来自全科医生的极力抵制，因此各州政府选择在不侵犯全科医生的前提下开展服务项目。在这种背景下，澳大利亚的社区卫生服务具有鲜明的特色：一是以社会医学模式为指导，大力开展健康促进活动；二是为全科医疗服务提供补充性的辅助和支持服务，如提供大量全科医疗诊所不提供的医疗辅助服务；三是为住院病人住院天数提供支持，由于医院住院医疗服务采用了按病例组合定额付费的制度，缩短住院天数成为医院提供经济效益的主要手段之一。[①]

尽管澳大利亚的社区卫生服务很有特色，但是有一个难题至今仍未得到很好的解决——全科医疗与社区卫生服务分离的局面。政府已经意识到该问题的重要性，采取了两个主要措施，鼓励全科医生关心和参与预防和

---

① 刘朝杰：《澳大利亚社区卫生服务与全科医疗的发展及存在的问题》，《中国全科医学》2004年第21期。

社区卫生服务。措施有：一是成立地区性全科医生协会分部，以会员制的形式将本地区的全科医生组织起来，提供培训服务，鼓励全科医生之间以及全科医生与社区其他医疗卫生服务机构之间的交流和联系；二是向全科医生提供预防医学服务津贴，政府向全科医生提供疫苗等预防性服务产品，鼓励全科医生开展计划免疫和预防性体检等服务，根据其服务的人次数予以相应的经费补贴。

第三节　对我国基层医改的启示

英国和澳大利亚在实现全民医保的基础上，医改方向主要是改革医疗服务供给，力图提供服务效率和质量，控制医疗费用的过度增长。不同的是，英国医改侧重于在医疗费用风险承担上进行改革，而澳大利亚则致力于实现全国医疗网络资源整合。从横向上看，医改是世界范围内普遍开展的或大或小的制度设计（大至我国新医改的全面推进，小到美国、英国和澳大利亚等国的局部调整）；从纵向上看，医改也是一个持续性的制度改进过程（没有任何国家能够通过一次医改一劳永逸地解决所有存在问题，都要随着社会经济形势的变迁不断深化改革）。

尤其值得关注的是，无论英国还是澳大利亚，都特别强调基层（社区）医疗卫生机构和初级卫生保健服务的重要性，并形成了一系列行之有效的管理和运行机制。学习借鉴英国和澳大利亚的基层医疗卫生运行机制，我们至少可以获得如下启示：

1. 正确定位政府职能

破除"以药养医"，首先不是改公立医院，而是改政府自身，要改革政府自身的一些体制、机制，调整政府的一些政策。在英国医改中我们看到，政府弱化其直接控制医疗服务供给以及控制医疗经费的功能，让医疗服务的实际供给者（医院和医生）来直接进行管理，让政府退出直接管理的功能。在筹资和医疗卫生体制的宏观管理上，则发挥政府的组织领导功能。因此，政府需要明确自身在医疗卫生体制中的角色和地位，做到该抓的抓、该放的放，否则必然会导致政府职能的缺位、越位和错位。

在我国医改中，政府应该主要抓两点——筹资和监管。从医疗卫生费用的结构看，2001~2011 年，我国政府卫生支出占卫生总费用的比重从15.93%提高到了 28.56%，个人卫生支出所占比重则从59.97%下降至35.52%。我国预计将在"十二五"期间，进一步降低个人支付占卫生总费用的比重，力争将这一比例控制在30%。① 就目前来看，进一步提高政府卫生支出比重是一个不难达到的目标。除了筹资中的作用以外，中国政府还需要加强医疗卫生体制管理。政府作为医疗卫生行业的监管人，需要对所有医疗服务供给者（包括公立和私立）发挥一视同仁的公正、有效的监管职能。政府的监管职能具体可以通过三个渠道来发挥作用：一是通过卫生政策来规定医疗服务的发展方向；二是通过政府的规制来限制和影响医疗服务供给者的行为；三是通过信息披露来监督医疗服务供给者的行为和绩效。②

我国政府该"放"的领域就是退出对医疗服务行业（尤其是指公立医院）的微观管理，鼓励社会资本依法兴办非营利性医疗机构，形成公立医院与非公立医院相互促进、共同发展的格局。由于我国的医疗服务行业处于一个高度国有化和行政化的体制下，各种行政性垄断成为阻碍医改推进的关键力量，其中包括公立医院对医疗服务行业的垄断、政府卫生部门对办医权的垄断、对医院等级划分的行政垄断、对医疗人才的行政垄断、对医保资源的行政垄断等。政府行政性垄断产生的根源在于政府行政力量的过度扩展和不受任何约束。这些行政性垄断严重阻碍了医疗行业的健康发展，如果我们不能在打破行政垄断机制方面有所作为，医改便无法取得根本性的突破。

2. 建立"开放式守门人"制度

英国和澳大利亚都实行由全科医生提供首诊和转诊服务的"守门人制度"，即病人必须经由全科医生的诊治和转诊，方可前往医院或专科医生处接受专科方面的医疗服务，否则就不能享受免费医疗服务或社会健康保险，要自己承受昂贵的专家或医院服务。如果病情稳定，则会很快出院，转到社区卫生服务中心进行康复治疗。这就是现今我们大力倡导的社区首诊和双向转诊制。

---

① 封邑生：《2011 年全国卫生工作会议在京召开，卫生部绘出"十二五"卫生发展蓝图》，《中国医药科学》2011 年第 1 期。
② 蔡江南：《美英两国医改新动向及对中国医改的启示》，《中国医改评论》2011 年第 18 期。

我国社区医疗起步较晚，1996 年开始试点，2000 年全面推动社区卫生服务体系的建设。经过若干年的努力，社区卫生服务体系虽已初具雏形，但其发展并不顺畅，社区首诊和双向转诊并不畅通。为什么如此好的一个制度会出现"淮南为橘、淮北为枳"的现象？除了"水土不服"，一个重要的原因是我们没有领会社区首诊制的精髓，从而导致貌似神不似。这一精髓便是促进竞争，实现"开放式守门人"制度。为了促进家庭医生或社区医疗机构的竞争，英国政府允许民众在一定期限内（一年左右）更换家庭医生注册地点。由于付费者是根据注册人头为家庭医生付费，因此如果家庭医生因服务不佳而流失了注册民众，其获得的人头费就会减少。这样就做到了"钱随着病人走"。澳大利亚居民在选择全科医生的问题上，享有完全的自主权，可以随意选择或者更改自己的全科医生。在我国，社区首诊制赋予社区卫生服务机构某种垄断性。某一社区的居民只能选择社区附近的社区卫生服务中心为首诊机构。如果医疗机构处于垄断地位，那么它们就有可能通过尽量减少服务提供或降低服务质量来达到节省人头费的目的。但是，由于缺乏竞争机制，老百姓无法"用脚投票"，没有更换首诊医疗机构的权力。如果首诊医疗机构减少服务量或降低服务质量，患者只能面临两种选择：或者无可奈何接受利益受损的现状，或者直接前往大医院接受昂贵的诊治。

因而建立"开放式守门人"制度是打破这种局面的不二法门。这需要一个前提条件，即卫生行政部门对社区卫生服务机构在提供基本医疗服务方面的职能做明确的划分。同时规定：凡属社区卫生服务机构提供的基本医疗服务项目，上级医疗机构（除接受急诊和社区转诊外）不应再大量直接提供，更不得以抢占市场的方式主动拓展相关业务，以确保社区卫生机构充分履行其职能，实现合理分工，各司其职。[①] 如澳大利亚，医院除了接受急诊和社区转诊外，不另设置普通门诊，这种医疗服务安排非常有利于"守门人"作用的发挥。只有在分工明确的基础上，才能推动和实现社区卫生机构与上级医疗机构的协调、合作和功能整合。

3. 在初级卫生保健服务中采用"按人头付费"为主的支付方式

按人头付费（Capitation），指按照预设费率（通常为每人每年）、合约服务内容、合约目标和服务人数向医疗提供方支付固定数额的费用。英国

---

① 杨宏伟等：《发展社区医疗服务的政策思考》，《中国卫生经济》2010 年第 1 期。

初级卫生保健信托主要采用了"按人头付费"来支付家庭医生的大部分费用，让家庭医生通过维护民众的健康而获得更多的收入。澳大利亚全科医生的收费采用"按项目付费"（Fee-for-service，FFS）方式，服务项目越多，服务时间越长，收费就越高。这种机制显然不利于鼓励全科医生多开展预防服务和人群健康促进服务。但是澳大利亚居民在选择全科医生上享有高度的自主权以及全科医生之间为吸引病人而存在竞争，大部分全科医生向病人只收取保险规定的偿付额，这样对于病人相当于服务完全免费。

纯粹按人头付费，那么无论消费者使用服务量的大小，其支付给提供者的费用是完全一样的，这是一种完全由供应方费用承担的形式。如果消费者没有使用任何医疗服务，则按人头付费的支付方式能带来最大的经济效益，提供者可以将所有按人头付费的费用全部作为利润。消费者使用的服务越昂贵，提供者可以获得的利润越少，损失的风险就越大。因此供应方费用共担可以激励提供者使用尽可能少的服务并以最低的成本提供这些服务。这种动机可以抑制消费者过度消费的倾向，减少不经济的道德风险（Moral Hazard）行为。但是，这种费用控制的激励可能会太强，就像"一次一付"会导致过多使用服务一样，高度风险共担的按人头付费可能会导致过少使用服务。按人头付费的提供者可以通过降低质量、限制福利性服务以及通过风险选择进行病人歧视来获得经济利益。[1]

面对"按人头付费"可能给民众带来的消极影响，英国采取了两种巧妙的办法来扬长避短。一是对人头费的设定进行风险调节（Risk Adjustment），主要依据社区居民的发病率、常见病病种、平均费用以及注册者的年龄、慢性病患病等情况设置费率，这样就可以避免全科医生对某些病人的风险选择。二是人头费中包含转诊费，人头费在全科医生的总收入中占较高比例（在英国占60%）并包含转诊费，这样既可以保证医疗机构尽可能维护居民的健康而获得更多的收入，又可以避免其推卸责任而在没有必要的情况下打发病人去看专家或转院。

4.培养和激励全科医生，建立全科医生制度

根据"强基层"的基本原则，我国基层医疗卫生机构设施条件得到了明显改善。但是，人才队伍建设相对滞后、数量不足、素质不高、队伍不

---

[1] ［匈牙利］雅诺什·科尔奈、［美］翁笙和：《转轨中的福利、选择和一致性：东欧国家卫生部门改革》，罗淑锦译，中信出版社2003年版，第73-75页。

稳等问题比较突出，已经成为制约基层医疗卫生机构进一步发展的"瓶颈"。因此，加强以全科医生为重点的基层医疗卫生队伍建设，不仅提高基层医疗卫生服务水平，促进大医院和基层医疗卫生机构合理分工、上下联动的双向转诊制度的建立，而且对于老龄化和疾病谱变化背景下保障和改善城乡居民健康意义重大。在英国和澳大利亚，全科医生在教育和培训背景上并不低于专科医生，全科医学是作为与其他专科并列的一门独立学科而存在。为吸引全科人才到基层医疗卫生机构乃至偏远地区工作，两国政府采用了以提高收入和补助为主的激励措施，比如英国全科医生的年薪甚至高于在大学教学医院的同级医师。因此，英国的全科医生不仅收入高，而且地位重要。

中共中央、国务院《关于深化医药卫生体制改革的意见》（新医改方案）指出，加强基层医疗卫生人才队伍建设，特别是全科医生的培养培训，着力提高基层医疗卫生机构服务水平和质量。全科医生这一概念开始为国人所认知和熟悉。此后，作为推进医药卫生体制改革的重要举措，国家发改委等六部委联合印发《以全科医生为重点的基层医疗卫生队伍建设规划》（2010年4月），2011年7月国务院再次发布《关于建立全科医生制度的指导意见》。建立全科医生制度，需要重点抓好培养和激励两个环节，建立起充满活力和生机的基层医疗卫生人才培养制度和用人机制。在人才培养环节，需要处理好长远目标与近期目标的关系。长远目标宜坚持"从高从严"的标准，全科医生必须经过8年强制性规范教育（即"5+3"模式，前5年是临床医学本科教育，后3年是全科医生规范化培养）。为解决当前基层急需全科医生与全科医生规范化培养周期较长之间的矛盾，近期可以通过四个渠道加快培养合格全科医生：一是基层在岗医生转岗培训；二是强化定向培养；三是鼓励基层在岗医生获得规定学历；四是鼓励医院医生到基层服务，允许医院医生尤其是退休医生到基层执业服务等。在人才激励环节，实现对全科医生的有效激励，要实现从收入待遇方面的单项激励向收入分配、人才流动、职称晋升及课题承担等方面的综合激励转变。尤其需要建立基层医疗卫生人才流动机制，积极探索全科医生在县级医院与基层医疗卫生机构以及乡镇卫生院与村卫生室之间双向流动的做法。

5. 强调卫生服务中的民众参与

英国在民众参与方面走在世界各国的前列，政府主动让公民在国家政治生活中扮演积极的角色。在卫生服务方面表现尤为突出，如大力支持患者和民众赋权，鼓励民众积极参与。民众不仅反映社区的健康问题及卫生服务中存在的问题，而且参与讨论解决问题的办法。这样改变了供需双方的紧张关系，解决问题的方式由原来的被动转向主动。

世界银行一项权威研究报告针对中国农村公共服务现状进行了系统研究，认为公民在资金分配中起的作用越强，服务提供的结果就越可能反映公民服务的需要，公共投入与公民对资金分配的发言权之间的联系应该加强。[①] 2004年世界发展报告确定了穷人获得服务的两个途径：一个是短线责任，服务需方可以凭借手中的货币和实施惩戒的能力对服务提供者施加压力。但是对于卫生服务来说，由于利益冲突和信息不对称，短线责任常常失灵。可行的选择是促进卫生服务需方——农民的组织化和制度化，以使需方能够有效对供方进行监督和制约。另一个是从穷人到政策制定者，再从政策制定者到服务提供者的长线公共责任。但卫生服务的复杂性和卫生需求的异质性使得很难对服务提供实行标准化，以及监督其绩效，从而导致长线责任的失灵。[②] 这就要求改变目前农民的"失语"状态，在卫生政策制定、执行管理和绩效监管等环节积极参与，发出自己的声音。

加强政策制定、实施、监督和评估过程中的民主参与，不但能够改善医疗卫生服务中的医患关系，促使医疗卫生机构主动提高服务绩效和质量，更为深远的意义在于它能够激发基层群众的创造性和积极性，保证医改顶层设计的科学性，进而实现对公共权力的制约和监督。然而，目前我国医疗卫生服务领域的民众参与还处于初级阶段，农村居民在卫生服务计划、管理、监督和评价等环节中的参与度更为低下。因此除了依靠公民社会发展条件外，还有待加强适合中国特色的民众参与的进一步研究。

---

① 世界银行东亚与太平洋地区：《改善农村公共服务》，中信出版社2008年版，第256页。
② 世界银行：《2004年世界发展报告：让服务惠及穷人》，中国财政经济出版社2004年版，第146页。

第五章 转变农村基层医疗卫生机构运行机制的政策建议

针对农村基层医疗卫生机构在运行中出现的一系列问题，需要通过相应的制度设计和制度安排加以解决。在当前形势下，要转变农村基层医疗卫生机构运行机制，亟须在建立新的医保支付制度、公共卫生服务有效提供制度、基本药物可及性制度和农民"健康守护人"制度四个方面着手进行制度构建。这些即时性的政策措施是确保农村基层医疗卫生机构运行机制顺利转变的关键，同时也是运行新机制得以确立的前提。

第一节 建立新的医保支付制度

《医药卫生体制五项重点改革 2011 年度主要工作安排》中提出，改革医疗保险支付方式，大力推行按人头付费、按病种付费、总额预付（Global Budget）；积极探索建立医保经办机构与医疗机构、药品供应商的谈判机制。同年，人力资源和社会保障部发布《关于进一步推进医疗保险付费方式改革的意见》，提出医保付费改革的任务目标是：结合基金收支预算管理加强总额控制，探索总额预付；在此基础上，结合门诊统筹的开展探索按人头付费，结合住院及门诊大病探索按病种付费。建立和完善医疗保险经办机构与医疗机构的谈判协商机制与风险分担机制，逐步形成与基本医疗保险制度发展相适应、激励与约束并重的支付制度。在"2012年全国卫生工作会议"上，原卫生部部长陈竺将"按项目付费"的医保支付方式和"以药养医"机制视为卫生系统的两大"毒瘤"，提出要进行支付制度改革。支付制度改革于 2012 年在 300 个试点县先行推开，力争2013 年在县级医院普遍推行，2015 年在所有公立医院全面推开。

医保支付制度改革之所以在目前显得如此迫切和重要，主要是因为医疗费用的大幅快速上涨使得老百姓不但没有在新医改中得到实惠，反而加重了医疗负担。统计显示，2006~2010 年，职工医保次均住院费用共上涨 2085 元，涨幅达 32.9%；次均住院医保支出上涨 1531 元，涨幅达 37.2%；次均住院个人负担上涨 554 元，涨幅达 25.1%。在 2010 年，全国医保基金为住院患者次均支付费用 5648 元，较上年增加 516 元，增幅为 10.1%，患者个人比上年多支付了 267 元。[①] 在农村基层调查中，农民普遍反映，过去没有新农合时，看一次病只需花几元、十几元，现在动辄几十元，甚至一二百元，虽然可以报销一部分，但自己掏钱反而比过去多了。可见，实行新型农村合作医疗并不必然降低农民的就医负担。在按项目付费的支付方式下，由于医疗服务供方倾向于提供过度诊疗，农民的就医负担非但不能得到减轻，甚至可能加重。根除"看病贵"顽疾的有效"药方"就是改革医保支付制度。医保支付制度改革不但是影响医疗服务机构行为的最关键因素，是医疗服务的"指挥棒"，而且被看作推进公立医院改革和解决"以药养医"机制的重要举措，是新医改第二阶段的工作重心。

一、医保支付制度改革的理论及国际趋势

研究证实，传统的按项目付费制是最不利于费用控制的一种支付方式。按项目付费制通常总是和较高的使用水平联系在一起并可能鼓励过度使用，即"供应方诱发需求"。然而如果采用支付方式的另一个极端，即按人头付费和按薪酬付费（Salary Payment），将会鼓励减少服务并且进行风险选择。经济合作与发展组织的国家的保健开支统计调查表明：对于门诊病人的服务，按人头付费制比按项目付费制平均开支降低 17%~21%。那么这两种极端形式的某种结合将会有比较好的效果。一些医疗经济学家（尤其是 Joseph Newhouse）曾强调中间水平的供应方费用共担（或混合支付）的好处。[②] 通过支付者和提供者之间分担风险，混合支付可以鼓励提供者尽量控制开支，同时又可以避免完全供应方费用共担所导致的服务减

---

① 本刊记者：《医保支付制度改革专家论道》，《中国医疗保险》2011 年第 10 期。
② Joseph P. Newhouse and the Insurance Experiment Group, *Free for All? Lessons from the RAND Health Insurance Experiment*, Cambridge, MA.: Harvard University Press, 1993, p.56.

少和风险选择激励。按人头付费、按薪酬付费、按项目付费以及混合支付是初级卫生保健医生最主要的支付方式。证据表明，按项目付费比按人头和薪酬支付能提供更多的初级保健服务，但缺少病人健康状态和临床结果方面的有效证据，因此不能得出病人是否从中受益的结论。尽管有一些证据表明支付方式可以影响医生的行为，但由于当前高质量研究证据十分有限，研究结果的普适性还受到质疑。[①]

很多学者从理论或实证角度分析按病种预付制[②] 这种新的价格规制方式对医疗服务成本和服务质量的影响。这些研究对按病种预付制在降低成本方面的作用大都给予肯定，认为医疗服务供给者在该支付方式下承担一定的成本风险，在决定给患者提供合适治疗时所受到的预算约束比较大，具有降低成本的动力；但是关于按病种预付制对医疗服务质量的影响则看法不一。有些学者担心在这种规制方式下，如果医院过分强调降低成本，可能会采取风险选择行为，避免接受高成本患者或者通过过早地让患者出院等方式减少服务，最终会影响医疗服务质量。也有很多学者认为，按病种预付制在促进医疗机构降低成本的同时并不一定导致医疗服务质量下降。世界银行在2010年发布的《中国卫生政策报告》中指出，按病种付费可以控制治疗费用，至少可以减少病人自付费用。但是这也引发了对医疗质量的担忧。医疗服务提供者可以采取诸多不同的策略让本不需住院的门诊病人入院治疗以及提供不合理的服务。因此，在评估按病种付费的效果时，必须要考虑到整体的医疗支出情况。降低按病种付费的那些疾病费用并不会降低所有疾病的费用，因为按病种付费的疾病费用可能会转移到不

[①] Gosden T., Forland F., Kristiansen IS, et al., *Capitation, Salary, Fee-for-service and Mixed Systems of Payment: Effects on the Behavior of Primary Care Physicians*, The Cochrance Library, 2007, p.2.

[②] 不少文献将按病种付费的方式称为按疾病诊断相关组付费（Diagnosis-Related Groups，DRGs），有必要搞清楚这两个概念的关系。按病种付费方式包括单病种付费和DRGs，也就是说DRGs是按病种付费的高级发展形式。单病种付费与DRGs两者的共同特点是将医疗服务全过程视为一个单元，按照确定的医疗费用标准对医疗机构进行补偿，实际支付额与每个病例的"病种"有关，而与治疗的实际成本无关。两者的区别在于：第一，单病种付费的出发点是疾病诊断本身，具有同一病种费用的统计学特征表现并不突出的特点；DRGs分组的出发点是疾病诊断及在一些其他约束条件下的费用特征，其具有明显的组内同质性和组间差异性的特点。第二，单病种可能有上万个，如果考虑病人特征、并发症与合并症，可能有几万甚至十几万种不同情况，这可能导致过高的管理成本，可行性较差；DRGs分组一般约600个，覆盖整个疾病谱。第三，单病种付费只是病种付费的初级形式，往往覆盖有限的疾病种类，因此至今世界上尚没有一个国家实施基于单病种的全面付费方案；DRGs已在多个国家成功实施多年，能有效提高医疗保险的管理能力，有利于控制医疗费用（马国善，2011）。

按病种付费的疾病上。①

总的来讲，不同支付方式对服务供方产生具有不同的行为激励，进而会影响到医疗服务的费用、数量和质量（见表5-1）。不同支付方式各有利弊，其目标不同、发展历程不同，优势和劣势也不尽相同。世界各国支付方式改革纷纷把混合支付制度作为选择方向，就是由于混合支付方式优于单一方式，不同支付方式之间的相互配合，可以消除某种单一方式的负面效应而保留综合优势。

表 5-1   常见支付方式及对供方行为的激励

支付方式	对供方行为的激励		
	预防	服务的交付与生产	费用控制
按项目付费	+/-	+++	---
薪酬付费	+/-	---	+++
按病种付费（DRGs）	+/-	++	++
总额预付	++	--	+++
按人头付费	+++	--	+++

注：“+”表示影响是正向的；“-”表示影响是负向的。
资料来源：根据相关资料整理而成。

除了以上支付方式从后付制向以预付制为主的复合式发展趋向外，支付制度改革的国际趋势还呈现为：①支付体制由分散独立支付向集中统一支付发展。国际支付体制可分为三类，以英国、加拿大为代表的集中统一支付，以德国、法国、日本为代表的比较集中统一支付和以美国为代表的分散独立支付。各国实践和研究证明，从医疗费用控制效果来看，集中统一最好，分散独立最差。②支付水平由全额支付向部分支付发展。医疗保险对被保险人的全部医疗费用实行支付极易出现道德风险，造成服务的过度利用和医疗费用的过度增长；引进个人自付机制，以部分支付代替全额支付，逐渐成为各国医疗保险制度改革的主要内容之一。③支付功能由第三方支付者向团体购买者发展。世界各国普遍引进谈判机制，医保方在事前就医疗服务价格等与医疗服务提供者进行讨价还价，由于医保方具有身

① 世界银行：《中国医疗服务供方支付制度改革：国际经验的启示》，世界银行网站，http://www-wds.worldbank.org/external/default/WDSContentServer/WDSP/IB/2011/03/17/000356161_20110317034437/Rendered/INDEX/584140v20CHINE1provider0payment1chn.txt，2012年3月5日。

份优势、信息优势和医保服务管理优势，通过谈判获得比较好的性价比服务，使医保方成为参保人对医疗服务的团体购买者，这样控制费用和保证质量的效果更加明显有效。④与医疗服务质量挂钩的新型绩效支付制度（PFP）开始兴起。绩效支付制度近几年在美国和英国实践，内容是医保方通过一系列经济激励机制改善医疗服务质量。实施 PFP 要从支付基金中预留出一定的资金，对不同医疗服务提供者的医疗服务质量进行评估后，对那些医疗服务质量较高的提供者进行奖励。如美国总费用的 1%~10% 被用于作为 PFP 项目的奖励基金。①

二、谈判协商机制和混合支付制度：新型农村合作医疗支付制度构建

在我国各地的实践探索中，新农合管理机构开始采取按项目付费之外的支付方式，包括住院服务按病种付费、门诊服务按人头付费和按薪酬付费等。各地支付方式改革取得了以下成效：一是控制了医药费用的不合理上涨。通过实行门诊总额预付，云南禄丰门诊费用得到较好的控制，低于全省平均水平，平均处方药品数量有所降低；陕西旬邑 2009 年次均门诊费用较上年下降了 8.2%。通过实施按床日付费，云南禄丰县乡两级医疗机构平均住院费用得到控制，平均住院天数减少，新农合住院补偿比提高。通过实施住院单病种付费，陕西旬邑 2009 年次均住院费用较上年下降了 4.75%，湖北当阳同一病种医疗费用水平较按项目付费时下降了 15.2%。二是促进了基层医疗卫生机构运行机制转换。在开展单病种付费管理较早的陕西和云南，医疗机构从被动控费变为主动控费，费用自我约束机制和分担机制初步建立。三是规范了医疗机构服务行为，云南禄丰等地开展支付方式改革后，基层医疗机构大处方、不合理用药的行为明显减少。四是推动了分级就诊、合理诊治。湖北当阳的经验表明，通过门诊和住院支付方式的转变，门诊转住院情况显著减少，分级医疗的格局初步形成。②

---

① 陈仰东：《浅谈医疗保险支付制度改革的国际趋势》，中国保险学会网，http://www.iic.org.cn/ D_resZL/index_lw_view_read.php?id=22221，2012 年 4 月 5 日。

② 刘谦：《积极开展支付方式改革，整体推进农村卫生工作——在新农合支付方式改革交流会议上的讲话》，原卫生部网站，http://www.moh.gov.cn/jws/s6477/201002/71ea088d2abf48038f999c87c06f01 a5.shtml，2012 年 3 月 10 日。

但总的来说，这些零星探索仅停留在一些具体付费方式上，还没有完整系统地进行支付制度改革，大多数地方的支付方式仍是以按项目付费为主。退一步讲，以上各地支付方式改革中取得的成效可能与基本药物制度等综合改革措施有关，而非仅仅是支付方式改革的贡献。关于农村支付方式改革对成本和质量的影响目前还缺乏系统研究数据。进一步讲，各地往往把支付制度改革与支付方式改革等同起来，这种认识是片面的。支付制度是有完整系统内涵的行为准则[1]，不仅仅指支付方式。[2] 王东进认为，当前推进支付制度改革的主要任务和目标，就是要建立和完善医疗保险经办机构与医疗机构的谈判协商与风险共担机制，逐步形成与基本医疗保险制度发展相适应、激励与约束并重的、系统完整的医疗保险支付制度。[3] 在新农合支付制度改革中，需要树立起"谈判协商、风险共担"的价值理念，以及在该理念指引下建立起谈判协商机制和混合支付制度。

1. 建立谈判协商机制

自医疗保险改革以来，行政强制方式是医疗保险医疗服务管理的主导型方式。然而，为降低行政管理的负面影响，增加管理的灵活性、有效性，医保经办机构在医疗服务管理的实践中引入一定的协商谈判因素。但总的来说，一方面，医疗保险经办机构由医院使用行政权力而不是平等谈判来实施医疗服务管理；另一方面，医疗保险经办机构仍然主要依靠行政命令、强制手段来实施对医疗机构的监管，协商谈判方式的使用是零星的、不确定的、选择性的。有限的协商谈判没有明确的、双方均可接受的谈判框架和规制，协商谈判时医疗保险方单方面决定和选择、随意性较大的谈判，不是地位平等、有计划、有规则的真正意义上的谈判。[4]

"新医改方案"在第十一条中提出，积极探索建立医疗保险经办机构与医疗机构、药品供应商的谈判机制，发挥医疗保障对医疗服务和药品费用的制约作用。新医改提出建立谈判机制的要求，为把谈判理念、方式正

---

[1] 支付制度完整系统内涵体现在七个方面，即支付主体、支付比例、支付方式、支付标准、支付途径、支付手段和支付绩效。不要因为预付制在控制费用方面的作用而忽视了支付制度内涵的系统性和完整性以及蕴藏在支付制度背后更为关键的管理机制。

[2] 陈仰东：《支付制度内涵及改革路径研究》，《中国医疗保险》2011年第10期。

[3] 王东进：《完整系统地推进医疗保险支付制度改革》，《中国医疗保险》2011年第8期。

[4] 王宗凡：《医保管理中的谈判实践及评价——医疗保险谈判机制探析之二》，《中国社会保障》2011年第5期。

式引入医保管理之中提供了政策导向和发展契机。相对于势单力薄的患者个人，医保机构能够获得更充分透明的信息和团体购买的集体力量，因此拥有与医疗机构就服务价格进行平等谈判协商的地位。然而不少地方医保机构还仅仅停留在行政管理者和事后"埋单者"的角色。所以，转变被动的付费者为主动的团体购买者角色，通过与医疗服务提供方积极的谈判为参保患者购买质优价廉的医疗服务，是建立谈判协商机制的前提。

所谓医疗保险谈判协商机制，是指在医疗服务购买过程中，医疗保险经办机构以协商谈判的方式来协调与医疗服务提供方之间利益关系的一种互动机制。医疗保险谈判的基本框架包括谈判主体定位和谈判层次、谈判原则、谈判内容、谈判规则和程序、谈判结果的应用以及谈判的争议处理六个方面[1]：①谈判主体和层次。谈判涉及两个主要的谈判主体，即医疗保险方——经办机构和医疗服务提供方——医疗机构和药品（医用材料）供应商；至于谈判层次，基于我国实行分散化的地市级基金统筹，谈判应主要在地市级统筹层次开展，不过更高层次的谈判也是必要的。②开展谈判的基本原则。包括平等原则、公开原则、合作原则和维护参保人利益原则。③谈判内容。谈判的主要内容是费用支付方式和标准。在不断谈判、反复博弈中逐步形成一个双方都接受的较为合理的"打包价"，打包付费。根据定点医疗机构服务内容、服务能力、承担的医疗保险服务量，协商确定不同类型、不同级别医疗机构的具体付费标准，并建立付费标准的动态调整机制。[2] ④谈判规则和程序。不断总结谈判的经验，逐步制定合理的谈判规则和程序，促进谈判逐步机制化、制度化。⑤谈判结果的应用。将谈判结果写入合同，双方共同签订合同，形成具有对双方都有法律约束力的文本，供双方共同遵守和执行。⑥谈判的争议处理。需要通过社会保障、卫生行政部门之间的协商或者在这两个行政部门之上的更高层级政府机构的协调来处理谈判双方的争议，必要时可以通过司法途径来处理。鉴于谈判协商机制建设的复杂性和艰巨性，我们在机制建设上应循序渐进，边谈边建，逐步累积谈判经验，不断完善谈判机制。

---

① 王宗凡：《医保谈判机制基本框架构建——医疗保险谈判机制探析之三》，《中国社会保障》2011年第6期。

② 王东进：《完整系统地推进医疗保险支付制度改革》，《中国医疗保险》2011年第8期。

2. 建立混合支付制度

在新农合支付方式改革工作交流会议上，原卫生部副部长刘谦指出，支付方式改革，就是从按项目付费为主体的医疗费用后付制，逐渐转向实行按单元、按病种、按人头支付的医疗费用预付制的过程。各国卫生发展的实践证明，支付方式改革可以推动医疗卫生机构规范服务和合理运行，控制医药费用不合理增长、提高医疗服务水平和医疗保障水平。[①] 借鉴国际经验，以及我国部分农村地区在支付制度改革方面所进行的积极探索，新农合支付方式改革应建立混合支付制度，具体包括：一是普通门诊采取定点制和转诊制。参保农民可以选择 2~4 个医疗机构（包括村级诊所）作为定点，并且有权在一定期限内更换注册，这样可以做到"钱随病人走"。参保农民只有在定点机构接受门诊服务并接受转诊，方能享有较高比例的医疗补贴。二是普通门诊采取按人头付费为主的混合付费制。新农合管理经办机构根据医疗机构所吸引的注册参保者，按人头多少每年支付定额费用（人头费可根据定点参保者的年龄、健康状况等进行风险调整）。人头费要在这些医疗机构的总收入中占较高比例并应包含转诊费，这样既可以保证医疗机构尽可能维护农民的健康而获得更多的收入，又可以避免其推卸责任而在没有必要的情况下打发病人去看专家或转院。考虑到选择病人的风险仍然存在，按人头付费结合其他类型的支付方式（如按项目付费方式[②]）能够减少医疗机构选择相对健康的病人的激励。三是非普通门诊服务采取按病种付费为主的混合付费制。按病种付费或按疾病诊断相关组（DRGs）是住院和专科服务的主要付费方式。按病种付费的好处在于，可以将经济风险转移给供方，激励供方提高效率、控制成本。但是这种方式也会刺激供方增加病例数，忽视质量，还可能刺激供方钻支付制度的空子。按病种付费与其他类型支付方式（如总额预算方式）相结合能够减少这些负面激励。

需要指出的是，以按项目付费为主向混合支付制度的转变并不是在外在推动力下自觉完成的，它是利益相关方经过反复磋商乃至妥协最后达成

---

① 刘谦：《积极开展支付方式改革，整体推进农村卫生工作——在新农合支付方式改革交流会议上的讲话》，原卫生部网站，http://www.moh.gov.cn/jws/s6477/201002/71ea088d2abf48038f999c87c06f01a5.shtml，2012 年 3 月 10 日。

② 例如丹麦，医生收入的 1/3 来自按人头付费，另外的 2/3 来自按项目付费。这种混合支付体系平衡了按项目付费体系中提供更多服务的激励和按人头付费体系中提供更少服务的激励。

共识的结果。所以，能否实现支付方式的转变，起决定作用的是协商谈判方最后形成的"力的平行四边形"。

第二节 建立公共卫生服务有效提供制度

一、公共卫生服务提供的理论和国际经验

新医改启动以来，我国基本公共卫生服务投入力度逐年加大，同时实现城乡统一标准。除个别省份外，绝大部分地区已达到或超过年人均25元的标准。随着基本公共卫生服务逐步均等化，我国的卫生服务模式从重治疗向重预防转变。目前，我国有4亿多城乡居民免费享受基本公共卫生服务，这得益于我国政府全面落实向城乡提供基本公共卫生服务的基本职责。

然而，政府提供基本公共卫生服务并不意味着政府直接生产公共卫生服务。对公共服务来说，政府可以是供给的主体，或最终的责任人，但却可以将不同的环节分配给非政府的私人或组织去完成。公共产品供给包括公共产品的生产和提供。公共产品生产是指加工、制造公共产品或提供劳务服务的过程。公共产品提供是指公共产品通过交换进入社会消费的过程。公共服务的供给应由政府组织和安排，政府干预是必要的，但干预并不等于直接参与经营生产，更不等于包揽到底。政府可以通过合同外包、特许经营、补助等制度安排吸引市场主体加入到生产者中来。自20世纪80年代以来，西方国家开启了以"新公共管理"为导向的行政改革新时代，随着其公共服务职能的不断发展变化，政府由最初的垄断者转变成公共服务的促进者、合作者和管理者，将政府不该管、不能管或管不好的事务推向市场和社会，大量公共服务交由非政府公共组织和私人部门来提供，公共服务主体呈现出多元化的趋势。政府将生产者和提供者的角色分开，可以更好地发挥其宏观管理作用，并通过充分发挥市场优化资源配置的作用达到改善与提升公共服务的目的。

公共服务的生产者和提供者分离的实践可以从公共选择、公共治理等

概念中寻找到理论依据。公共选择理论站在政府的角度分析了允许一个机构对特定服务的提供进行垄断的通常理由是为了避免浪费性的重复生产，但结果却是这些机构由于免除了竞争压力而变得没有效率。于是，该理论从政府与社会关系的角度，指出公共服务必须由政府管理机构提供是没有任何理由的，最好的出路是打破政府的垄断地位，建立公私机构之间的竞争，从而使公众得到自由选择的机会。公共治理理论主张由多元化主体组成公共行动体系，这些主体不仅包括政府，而且还包括诸如营利组织、非营利组织等；主张通过弥补政府和市场在调控、协调、管理社会事务和提供公共服务方面的不足，通过各种社会主体合作、协商、建立伙伴关系、确定共同目标等途径，实现对公共事务的管理和公共服务的提供。①

　　根据筹资方式和服务提供方式的不同，国外公共卫生服务模式在理论上可以有多种形式，但是在实践中，大致有两种模式，即公共融合模式和公共契约模式。公共融合模式是由公共筹资、公共部门组织服务供给，服务提供机构按照财政预算获得拨款，基本上类似于政府的一个部门。英国是这一模式的典型代表。公共契约模式是资金管理者通过契约的形式以提供服务机构购买服务，它又可以划分为公共筹资、竞争性生产和混合筹资、竞争性生产两种类型。①公共筹资、竞争性生产。公共卫生资金主要来源于政府财政预算，而服务生产则是通过竞争性的程序安排由公共部门或私人部门承担。其典型代表为德国和加拿大。②混合筹资、竞争性生产。在这一模式中，公共卫生资金既可能来源于政府部门，也可能来源于私人部门，还可能是两者共同筹资；其服务生产是通过竞争性的程序由公共部门或私人部门进行，如美国。虽然各国公共卫生服务提供模式不尽相同，但都强调政府在公共卫生领域的责任。在筹资方式上，一般以政府的公共财政投入为主，另外还包括健康保险制度及由教会或市民自愿捐助的第三方投入。服务供给则呈多元化之势，其中既有政府部门负责的直接生产，也有政府、非政府组织和社区竞争性地负责公共卫生服务的生产。服务供给方之间形成竞争态势的好处是，政府可以通过购买的方式为公众提供质优价廉的公共卫生产品。②

---

① 蔡立辉：《分层次、多元化、竞争式：我国医疗卫生服务的公共管理改革》，《中国人民大学学报》2010年第1期。
② 张奎力：《公共卫生服务的国际经验及其启示》，《学习论坛》2009年第12期。

二、政府购买：公共卫生服务有效提供的制度安排

树立公共卫生服务提供和生产可以分开的理念是建立公共卫生服务有效提供制度的前提。其实，无论政府对于公共卫生服务投入采取"补供方"方式①还是"补需方"方式，都内在蕴含着公共卫生服务提供和生产相分离的逻辑要求。进一步讲，投入方式的转变不等同于政府购买的实现，它是政府购买的前提条件，政府购买内在地规定了政府投入方式的转变。要实现真正意义上的政府购买，还需要服务提供主体多元化和绩效管理合同竞争化。当前，世界范围内的医疗卫生保健服务公共支出管理改革方兴未艾，改革的一个重要趋势是将政府职能重新定位为决策者和监督者，以及在医疗卫生服务生产和提供过程中鼓励私人部门更多地参与，而卫生费用支付方式及管理形式从过去的等级性、高度综合的集权方式开始向基于服务购买和服务提供责任相分离的模式转变。② 2000 年的世界卫生报告提出将"战略性购买"作为主要的改革策略，并指出卫生服务应该从消极性购买，即简单的回顾性支付，转变为战略性购买模式。有别于以往的事后埋单，战略性购买是指通过确定需要购买哪种服务、如何购买以及从何处购买来持续地寻找能够最大发挥卫生系统功能的途径。国际经验显示，推进政府卫生投入方式的根本转变，即由公共部门内被动性预算转变为面对公有和非公有服务提供方实施战略性购买，签订目标导向明确的服务购买合同，可以显著地改进卫生系统的效率，同时更好地实现病人尤其是贫困病人的利益。

多年来政府直接包办卫生机构的经验表明，由政府直接包办卫生机构来提供卫生服务将不可避免地带来负作用，如缺乏卫生监管、缺乏竞争意识所导致的卫生服务效率低下等。依照公共政策基本价值观念，政府在选择公共产品的提供方式上应坚持成本—效益原则。虽然公共卫生产品或部

---

① 这里需要区分两个不同的概念："养供方"和"补供方"。大多数人把公共财政在供方的投入都视为补供方，但实际上，政府为服务提供者提供补贴与政府建机构直接提供服务是不一样的。前者是补供方，而后者则是养供方。补供方实际上就是政府购买，是市场体制下最为常见的一种做法，而养供方则是一种计划体制下行政化的思路。我们通常反对的是养供方，而不是补供方。

② 刘军民：《关于政府购买卫生服务改革的评析》，《华中师范大学学报》（人文社会科学版）2008 年第 1 期。

分准公共卫生产品应由政府来提供，但并非一定要由政府来直接组织生产经营。在市场经济条件下，只要提供公共卫生产品的医疗卫生机构能够提供令公众满意的、符合共同利益特点的产品或服务，尽管提供方同时获得了私人收益或社会收益，只要政府和社会不需为净收益增加额外的成本，就有理由按照市场原则，政府通过购买的方式，去为公众采购和提供那些质优价廉的公共卫生服务。

目前，我国不少地方都在积极探索政府购买的实现形式。大体来讲，主要包括政府购买农村公共卫生服务的绩效合同管理模式以及公共卫生服务券/公共卫生服务卡模式。

2009 年以来，河南省借助世界银行贷款/英国政府赠款中国农村卫生发展项目（即卫XI项目）提供的改革平台和资金、技术支持，结合河南实际，参考国内外实践和经验，通过调查研究和反复论证，组织指导项目县开展了政府购买基本公共卫生服务试点工作，初步形成了"政府购买、服务同质、合同管理、乡村一体、绩效支付"的基本公共卫生服务提供新模式。①①政府购买。政府不仅在政策与筹资方面保证向全体居民免费提供基本公共卫生服务，更以战略购买者的身份投入并组织符合准入条件的服务机构和个人参与基本公共卫生服务提供。②服务同质。向城乡不同人群提供质量基本相同的公共卫生服务。主要通过制定统一的服务流程、规范、操作规程等质量标准，建立严格的准入制度，划分不同层级、不同人员的服务范围，保证每一项服务都由相应技术水平的人员来提供。③合同管理。设立准入条件，采取协议、竞争性谈判等形式选择和确定服务机构，县卫生局制定并发出采购邀请书，有意向并符合准入要求的服务机构在规定时间内提交应答书，经评选和审核后确定服务机构并签订服务合同，乡、村两级间协议由乡镇卫生院负责组织签订。④乡村一体。以乡镇卫生院为核心，通过契约方式，与符合条件的村级服务机构共同合作提供服务。⑤绩效支付。实行"定额预付、绩效继付"的合同资金支付方式，合同签订后按照一定比例进行资金预付，并根据绩效考核方案，每季度组织一次绩效考评，根据考评结果确定结算继付资金支付比例。建立基本公共卫生服务绩效考评体系，由项目县政府出资选择有资质的专业机构或由

① 吴建、谢双保、赵要军：《国家全额保障　公民均等享有——卫XI项目河南省基本公共卫生服务均等化实践与探索》，《卫生经济研究》2011 年第 6 期。

独立专家组成绩效考核小组，主要采取专业考核与非利益相关方考核相结合的方式，对机构提供服务的有效性、质量合规性等进行定期考核评价。绩效考评结果是服务机构获得服务报酬的基础和前提条件。

实践表明，河南省政府购买农村公共卫生服务的绩效合同管理使得农村公共卫生服务提供方的工作绩效明显提高，农村居民对公共卫生服务的可获得性增强。在实施绩效合同管理农村公共卫生服务的过程中，我们需要着重考虑以下几个关键问题：一是要求绩效合同管理的具体公共卫生服务项目应具有可测量性且已被证明有效果。二是绩效合同管理涉及的竞争可以分为服务提供机构之间的竞争选择和服务绩效的竞争，增强公共卫生服务机构之间的竞争可以建立民营卫生服务机构进入服务提供市场的有效机制；采取竞争型管理方式促进服务提供者服务绩效竞争（通过对服务提供方绩效指标的比较，确定支付额度，从而向服务提供方施加压力以提高其绩效）。三是根据不同服务类型选择实施不同合同类型。所购买服务类型主要从竞争性和衡量性两个方面来看。一种服务只有在提供方准入无障碍，且有较多潜在提供机构的情况下才可能具有竞争性，市场才能通过价格机制发挥其作用；衡量性则是指可以通过一定的方法衡量服务提供的数量和质量，这样服务购买方才可能进行有效的监督，进行绩效考评。具体的服务选择需要结合合同类型的选择。[1] 一般来说，具有高竞争性和高衡量性的服务通常采用正规型合同（主要应用于一些零散服务，服务提供富于竞争，合同期限较短），其特点就是强调提供方的竞争意识，降低成本，提高资金使用效率和服务质量；而竞争性和衡量性较低的服务通常采用关系型合同（主要应用于连续性服务，服务提供缺乏竞争，合同期限较长），其特点是强调购买方和服务提供方的相互合作，风险共担，共同实现服务提供的目标；至于一些竞争性和衡量性极差的服务，不妨交由政府直接提供（见图5-1）。

另一种探索政府购买的实现形式是公共卫生服务券/公共卫生服务卡制度。公共卫生服务券源于20世纪80年代发行的教育券，后者是由芝加哥货币经济学派弗里德曼首先提出。公共卫生服务券制度是将政府提供的公共卫生服务投入以公共卫生服务券的形式发放给服务对象，服务机构向

---

① 张成勉、孙永发、吴华章：《我国社区卫生服务中政府购买公共卫生服务项目的难点和建议》，《中国卫生经济》2009年第1期。

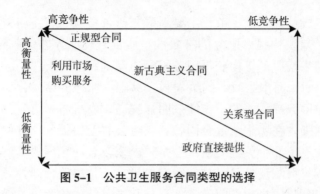

图 5-1　公共卫生服务合同类型的选择

服务对象提供免费的公共卫生服务并回收服务券，然后根据服务券回收数量向卫生行政主管部门申请核拨公共卫生服务的经费。我国 2004 年起首先在浙江省淳安县推行公共卫生服务券制度，2005 年重庆市黔江区也试行了公共卫生服务券制度，政府用有价证券的形式为农民购买基本医疗和公共卫生服务。此后，江西南昌市东湖区和吉安市，江苏的吴江市和苏州市，浙江的杭州市、宁波市、遂昌县均相继出现了多种形式的公共服务券。

公共卫生服务券旨在使居民真正成为公共卫生服务的自主消费者，确保居民获得公共卫生服务机会的公平性，使卫生机构真正成为公共卫生服务的自主生产者，通过建立统一的公共卫生服务市场，打破国家对公共卫生的行政垄断和公立与私立卫生机构之间的制度分割，促进卫生机构之间的公平竞争、优胜劣汰，从而确保国民健康权，全面提高健康质量和效益。[①]总之，即赋予居民自主选择权和卫生机构平等竞争权以改善公共卫生服务中的公平和效率。

公共卫生服务卡与公共卫生服务券在服务方式、目的等方面相似，不同的是公共服务卡提高了信息化程度，居民在使用时更为便捷。2008 年河南省焦作市在全国率先推行社区公共卫生服务卡制度。财政拨付的人均基本公共卫生服务经费每年直接打入卡中。慢性病患者、孕产妇、儿童、60 岁以上老人等再按相应的标准增加充值额。农民在基层医疗卫生机构刷卡，免费享受规定的公共卫生服务。为了让大家主动地按时享受服务，可规定年底卡里没用完的充值额自动归零，不能结转到下年使用。实行常规性的绩效考核，每半年或一季度一次。同时采取随机调查的方式，把居民

---

① 朱吉鸽、张亮：《浅析公共卫生服务券的公平和效率》，《中国卫生事业管理》2006 年第 10 期。

满意度作为考核的重要依据。这样就形成"不服务，得不到钱；服务不好，钱拿不全"的局面，促使公共卫生服务提供者积极主动地提供服务。

今后，随着信息化等条件的普及和成熟，应促使公共卫生服务券/卡逐步向居民健康卡过渡。居民健康卡整合公共卫生服务卡、新农合卡、金融卡和医疗就诊卡为一体，实现居民在各级医疗卫生机构享受服务"一卡通"。在医疗服务方面，居民健康卡支持远程预约挂号、预约诊治等自助服务，可以简化患者就医流程、杜绝重复检查等，并可满足双向转诊、异地就医的信息流通需要；在金融功能上，可作为银行卡使用，存、取款方便自由；在新农合方面，联动参合筹资、补偿结算等业务实现农民在各级医疗机构补偿费用的即时报销；在公共卫生服务领域，在慢性病管理、妇幼保健、计划免疫、健康指导等方面，构建基层公共卫生考核评价监管体系。

作为一项制度创新形式，应对公共卫生服务券/公共卫生服务卡予以肯定。但是在农村具体实践中还有一些问题需要进一步探索。①农民对公共卫生服务的购买愿望。公共卫生服务券给予农民充分的自由选择权，但从现实来看，由于农民对公共卫生服务的意识淡薄、健康知识不足等因素，很多农民没有利用公共卫生服务券，农民购买服务的愿望较低。②农民对卫生机构的选择。公共卫生服务券初衷之一是将竞争引入公立卫生机构，促进公共卫生服务市场化。然而由于很多乡镇只有一家卫生院，没有多余的卫生机构可供农民选择；即便县级或别的乡镇能够提供更好的服务，但由于时间、交通费用等原因，很多农民也不愿舍近求远。③乡镇政府在管理、考核和监督上的职能。公共卫生服务券的发放、审查和监督等环节均需要乡镇政府参与，但部分乡镇政府由于认识不足，致使宣传发动不深入、服务券发放不落实、业务考核不规范、监督机制不到位，影响了公共卫生服务券制度的实施。如重庆黔江区，与传统公共卫生服务模式相比，服务券模式只是转变了经费投入方式，从供方投入转变为需方投入，从按人员工资支付转变为按服务产出支付，但在提供主体和经费测算上，仍保留原来的运行方式。与政府购买服务模式相比，它缺乏政府购买服务按成本核算的意识以及在市场机制作用下的多元主体提供服务的机制。①

总之，无论是农村公共卫生服务的绩效合同管理模式，还是公共卫生

---

① 胡善联等：《我国公共卫生服务均等化的实证研究：重庆市公共卫生服务券的分析与评价》，《中国卫生政策研究》2009 年第 6 期。

服务券/公共卫生服务卡模式，都是政府购买实现形式的积极探索，应该予以充分肯定。然而政府购买也并非灵丹妙药，不能指望它能消除卫生领域存在的一切痼疾。政府购买卫生服务的绩效还受到一些现实制约因素的影响：供方市场的垄断程度将在很大程度上影响卫生服务购买的绩效；那些服务质量和数量难以监测且竞争性不强的卫生服务项目可能并不适合该购买方式；购买服务是否导致额外的交易成本也是不得不考虑的一个问题；在现行体制下，供方激励响应机制的缺陷也将影响购买服务的绩效。因此，如果不充分认清不同卫生服务项目的性质要求，不注意相关实施条件，不进行及时的绩效考核评估并加以改进和完善，政府购买服务可能仅仅是一种投入方式的转变，而非真正意义上的政府购买，并且有可能引发新的问题。

第三节　建立农村基本药物可及性制度

对于基本药物可获得性（Availability）和可及性（Accessibility）在实际应用中，人们往往并未明确加以区分，其实这是两个不同范畴的卫生术语。前者属于供方范畴，指的是市场上是否有基本药物，涉及药品生产企业是否生产基本药物、药品流通企业是否经营基本药物、医疗机构是否购买基本药物，以及医生是否处方基本药物（包括是否有处方基本药物的知识技能和意愿）。后者则属于需方范畴，主要涉及患者和医疗机构获取基本药物的途径是否存在知识、经济或体制性的障碍。[1] 这两者之间的联系是：一方面要保证需方的可及性，可获得性是前提和基础；另一方面，由于供需双方及其互动的最终目的是为了满足需方，可及性又是可获得性的出发点和落脚点。因此从这个意义上讲，研究基本药物可及性内在地包含了可获得性研究。

基本药物可及性由四个关键因素支撑[2]：①合理选择药物。基本药物的遴选是整个过程的开始，即由谁来制定基本药物目录，以及如何制定。

---

① 刘宝、武瑞雪、叶露：《论基本药物的可获得性和可及性障碍》，《中国药房》2007 年第 14 期。
② WHO, *Equitable Access to Essential Medicines*: *A Framework for Collective Action*, Policy Perspectives on Medicine, Geneva: World Health Organization, 2004, p.2.

②价格可承受性。基本药物的价格可承受性在很大程度上取决于政府的价格管制措施，也在一定程度上受供应体系和供应方式的影响。③药物供应体系。它包括基本药物如何生产、如何配送、如何采购和使用等环节。④筹资可持续性。主要是医疗保险付账多少以及相应地自付比例多少的问题。对于我国农村地区而言，要提高基本药物的可及性，需要在基本药物的目录遴选、基本药物定价机制、基本药物供应体系以及基本药物目录与新农合报销目录的有效衔接四个方面进行合理地制度构建。

一、基本药物目录遴选制度

基本药物目录是指在医疗保障政策覆盖下的，通过一定程序纳入报销范畴的药品集合。纳入基本药物目录的药物必须满足三个条件：临床疗效性、质量可靠性和经济性（在同样的疗效下，价格最低；或在同样的价格下，疗效最为明显）。基本药物目录遴选是基本药物制度的源头，其结构合理与否直接关系着下游的几个环节能否顺畅运行。从基本药物制度在实施过程中反映出来的情况看，2009 年版《国家基本药物目录》（基层部分）存在的最突出问题不是基本药物品种少，而是结构上的不合理。据一项对西部农村基层医疗卫生机构的调查发现，国家规定的 307 种基本药物和省（区、市）增补的药物品种基本能满足基层医疗卫生机构服务需求，但是目前基本药物品种的结构严重影响了基本药物的利用：在乡镇卫生院，约有 1/3 的原有居民常用药没有覆盖在基本药物目录内，约有 1/3 的基本药物目录内药品几乎没有被使用。[①] 2012 年的新版《国家基本药物目录》在增加品种数量的同时也优化了目录结构，补充抗肿瘤和血液病用药等类别，注重与常见病、多发病特别是重大疾病以及妇女、儿童用药的衔接。然而，就基本药物目录遴选主体的广泛参与性（谁来制定目录）与遴选程序的公开透明性（如何制定目录）这两个关键点来看，新版国家基本药物目录较之前版似乎并没有根本性的突破。

基本药物遴选制度主要包括以下几个关键问题：遴选专门机构及设置、遴选决策参与主体、遴选程序。①基本药物遴选专门机构独立化。设

---

① 张丽芳、肖月、赵琨：《西部农村基层医疗卫生机构实施国家基本药物制度初期面临的问题和建议》，《中国药房》2011 年第 20 期。

置目录遴选的专门机构是未来发展的必然趋势，我国应建立起具有相当独立性的目录遴选专门机构，在目录遴选过程中发挥两个方面的作用，即做出药物的评估，或者直接做出目录决策。②遴选决策参与主体多元化。为保证基本药物目录制定的科学透明，需要设立一个常务委员会来提供技术性支持，该委员会要包括不同领域的人士，如医学、护理、临床药理、药学、公共卫生、消费者事务以及基层卫生工作者；同时，各种利益相关方，如医保机构的代表、药品生产厂家、消费者组织、政府预算和财政机构人员，也可以以各种渠道和方式在决策意见的形成过程中提出自己的意见。① ③遴选程序规范化。遴选程序首先的关键环节是确定药物进入遴选程序的优先顺序；其次，掌握遴选药物的详细信息并对其背景材料进行解释；再次，从药物安全性、有效性、可靠性、经济性，以及社会和伦理的认可五个方面对药物进行遴选；最后，准备评估报告并呈送给药物目录遴选机构。其中，如何对拟进入遴选程序的药物进行选择，是药物遴选程序的关键环节。② 农村基本药物目录，尤其是各地方的增补目录，遴选基本药物的一个主要标准是根据各地的经济发展水平和疾病谱变化规律做出符合当地实际的选择。

二、基本药物定价机制

按照新医改方案，目前确定的药品定价机制是：国家制定基本药物零售指导价格，在指导价格内，由省级人民政府根据招标情况确定本地区的统一采购价格。然而在实践中，政府定价政策（包括国家指导价和省级中标价）执行的结果往往是药品价格的畸高。

为遏制药品虚高定价，国家发改委为每一种药品制定了最高零售价，要求医院零售价不得超过该价格（业内称为"天花板价"，寓意高得离谱）。只要药品最高零售价真正制定得合理，原本可以成为阻止药价飙涨的最后一道屏障。然而这个高得离谱的"天花板"似乎从来没被触及到

---

① 在 WHO 指南中，医药企业往往以观察员的身份参与基本药物目录编订。这意味着医药企业其实在这一过程中并不扮演实质性参与的角色，只是起着观察监督的作用，从而消除了医药企业的"公关"活动空间。

② 李颖、王虎峰：《药物目录遴选制度构建关键问题研究——基于典型国家遴选制度模式的经验》，《中国药房》2011 年第 24 期。

过。这样，药品最高零售价就不但不能起到有效遏制药价虚高的作用，反而在客观上对药价飙涨起到了助推作用。按现行药品集中招标办法，所有公立医疗机构使用的药品必须竞价采购，价格由当地的省级药品集中采购管理办公室审定公布。这个审定公布的价格也叫中标价，是医院采购药品的最高限价（也称为"斩首价"，即在国家指导价基础上轻柔地挤出一点水分，但价格仍然畸高）。药品中标价的制定过程是影响药价高低的决定性因素。当前一些药品中标价相比出厂价高得离谱的现象，揭示出当前的药品集中招投标制度在中标价的审定环节存在明显的漏洞。调查中各地乡镇卫生院出现的部分药品价格不降反升（有些地方甚至占药品总量的1/3），对于基本药物政府定价政策不尽合理是造成这一现象的根源之一。

我国基本药物政策的目标是既要控制药物费用的增长，又要通过控制价格提高基本药物可及性，同时还要促进国内药品生产企业的发展。我国目前对药品采用的是成本定价法，对基本药物设置价格上限以及限制利润水平。这种方法的难点一方面在于如何获得药品生产企业的真实生产成本信息（当前政府获得药品成本信息主要依据企业上报的生产数据核实成本，虚报成本已经是药品生产行业公开的秘密，且由于药品生产、研发具有很强的专业性，外行很难准确核定其生产成本和费用）；另一方面，有可能造成一些性价比高的药品因价格高而不被列入基本药物目录，从而间接导致药价虚高。

改革药物定价机制，应首先区分仿制药和原研药，并对它们实行不同的定价方法。由于我国基本药物目录中的所有药品都是仿制药，所以研究基本药物定价机制其实是在研究仿制药的定价机制。我们有必要先借鉴澳大利亚基本药物价格制定的做法。澳大利亚基本药物价格的最终确定主要依据药物经济学评价中所使用的价格。基本药物的价格与其临床疗效有关，而不是与药品生产商的成本或药物的可获得性及利润相关。澳大利亚对基本药物定价的管理是通过药品参考定价的方式间接影响基本药物价格的。患者配药时，国家或保险公司只为其支付同类药品的最低价格，差额部分由患者自行承担，这样医师才会倾向于选择价格最低的基本药物。价格较高药品的销售商和生产商为了争夺市场份额，通常会采取降低药品价格的策略。

药品参考定价方法已经逐渐成为直接控制药品价格的替代方法。我们可以对仿制药品（基本药物）采用参考定价原则，根据疾病分类，将相应的药品分组，在同一组中以平均价格或最低价格作为参考价格。在实行参考定价的同时，政府或医疗保险机构以保险报销封顶作为监管手段，只支付同类药品的最低价格。建立药品价格监督和报告制度，定期收集基本药物目录中药品价格的变化情况，比如药品生产成本变化等，这些信息可以有效地帮助政策制定者掌握药品价格的变化情况，为政府药品定价提供价格参考依据。[①] 此外，采取综合措施，如支付方式的改变，加强对基本药物价格改革的监督和评估等，实现基本药物的合理使用。

但是，建立一种分权的、竞争的药品购买体系可能比单独实行参考定价在控制药品价格和费用方面更有效。[②] 世界卫生组织也建议着眼于改善并充分利用市场竞争，而政府则扮演监管者和促进者的角色，这本质上是在推动一种受到管制的市场定价机制。实际上，基本药物的价格在很大程度上取决于采购环节，换言之，价格主要是在购买行为中形成的，而不是行政行为的结果。只有让医疗机构拥有自主权，它们才可能到市场去挖掘更便宜的进货渠道。在2010年推行基本药物制度以前，乡镇卫生院药品销售不受15%加价率管制政策约束，而是由其根据市场情况自主确定零售价格，只要不超过国家最高零售价即可。批零差价归卫生院所有，采购价越低，获利也就越多。为了获得更多盈利，卫生院会竭力压低采购价，可以说是"拦腰价"。尽管加价率平均达到100%甚至更高，但由于采购价很低，其零售价甚至还低于政府集中招标价，更低于国家发改委规定的最高零售价。这种机制促使卫生院有很强的动力与供应商谈判，尽可能地降低药品采购价，这种药品价格形成机制是通过充分的市场竞争形成的，也是相对真实合理的价格。

三、基本药物供应体系

基本药物制度仅仅停留在目录遴选和价格制定的阶段显然是远远不够的。即使目录遴选科学、定价机制合理，如果药物的供应体系不可靠（即存在基本药物可获得性障碍），那么农民对于基本药物仍然是遥不可及。

基本药物供应体系主要包括药物生产、流通、采购和使用环节，其中

---

① 孙强：《我国药品价格政策分析和改革思路探讨》，《中国卫生政策研究》2009年第4期。
② Dickson M. and Redwood H., Pharmaceutical Reference Prices：How do They Work in Practice? *Pharmacoeconomics*，Vol.14，No.5，1998，pp.471-479.

每个环节出现问题都有可能导致基本药物可获得性障碍。当前流行一种似是而非的观点，认为基本药物可获得性低，药品生产企业不愿意生产、药品流通企业不愿意配送、医院和医生不愿意使用基本药物，因而主张基本药物由国家实行招标定点生产、集中采购和直接配送。但是稍加分析不难看出，真正的问题是"廉价药的可获得性较低"而不是"基本药物的可获得性低"，问题的实质是药价问题而不是品种问题。[1] 由于公立医疗机构主导了国内药品市场[2]，因此国内的药品需求几乎完全由医疗机构及医生的处方行为决定，药品生产和流通企业的品种选择也基本上由医疗机构及医生的处方行为决定。因此造成药品市场上廉价药品短缺的根本原因是医疗机构和医生不愿意使用廉价药，从而使得廉价药品没有市场需求。因为没有市场需求，药品生产企业自然不愿意生产，流通企业也自然不愿意配送。从根本上说，是由于引导医疗机构和医生处方行为的激励机制存在问题，才致使基本廉价药物遭到冷遇。

影响农村基层医疗卫生机构和医生用药行为的因素有三个：用药激励、用药习惯和用药水平。用药水平代表了基层医生的能力，而用药激励和用药习惯则反映了医生提供合理服务的意愿。这三个因素决定了农民能否合理获得所需的卫生服务和药品，进而影响到农民对基本药物的可及性。首先，基本药物政策目标的实现需要建立激励机制引导农村基层医疗卫生机构和患者优先选择基本药物。由于实行零差率销售，农村基层医疗卫生机构和医生都没有执行基本药物政策的经济动力，受利益驱动，医生倾向于不处方基本药物，反而倾向于处方高价药以获取高回扣或开单提成。其次，我国基层医生用药习惯也不合理，过度用药与不合理用药情况并存，存在用贵药的习惯。2009 年农村卫生服务激励机制研究课题组发现，基层医生每张处方平均使用药品 3.1 种，并有 60%左右处方使用抗生

① 中国经济体制改革研究会医改课题组：《基本药物供应的市场保障体系》，《中国医改评论》2008 年第 9 期。
② 医疗行业进入管制和医疗保险定点制度使得公立医疗机构在国内医疗服务市场上获得了行政垄断地位，行政管制失当又将这种垄断地位延伸到了药品零售行业，使其在垄断医疗服务供给之外又垄断了药品零售业务。因此公立医疗机构成为药品市场上的双向垄断者：面对众多的药厂和医药经销商，医院处于买方垄断地位，因为它控制着 80%以上的终端市场，面对这样一个垄断买方，数量众多的医药工商企业基本没有讨价还价的能力，只能满足医院的种种要求；面对患者，医院处于卖方垄断地位，因为它控制着绝大多数处方药的开方权、销售权以及医保定点资格，面对这样一个垄断卖方，患者更没有什么讨价还价的能力，也没有什么选择权，往往只能根据医生的处方在就诊医院买药（朱恒鹏，2007）。

素。同时通过对病人调查发现，87.0%的乡镇卫生院病人和96.4%的村卫生室病人并不担心医生会开不必要的药或贵药，可见大多数居民相信基层医生，正是这种信任和信息不对称使得基层医生的用药习惯绑架了居民的用药习惯。[1] 世界卫生组织对发展中国家医疗机构门诊药品的合理利用制定的标准是平均每张处方药品数为1.6~2.8种，抗生素使用率标准为20.0%~26.8%；社区卫生专家Deepak Paudel建议社区卫生机构每张处方平均用药理想值是小于2种，抗生素使用率小于30%。[2] 最后，我国基层医生临床用药水平并不理想。2008年国家第四次卫生服务总调查中的专题调查，对山东、湖北、重庆三省市基层医疗机构的562名医生进行了基本医疗知识测试，多数题目涉及用药水平。研究发现，知识测试结果不理想，平均得分只有61.9分，及格率62.7%。常见疾病的治疗原则回答正确率为65%，具体用药选择的回答正确率仅有40%。基层医生在常见病治疗及药物使用方面知识掌握情况较差，临床用药水平不理想。

在上述三个影响因素中，用药水平这种能力建设属于"强基层"范畴，相对较为容易实施。难点在于"建机制"，即让医生提供合理服务的意愿。用药习惯很大程度上是在"以药养医"体制下基层医疗卫生机构和医生逆向用药激励多年来沉淀下来的结果。如果建立起适宜的正向激励机制，那么基层医疗机构和医生的用药习惯也会相应发生改变，并进而逐渐改变农民的用药习惯。因此如何建立起基层医疗机构和医生的合理用药激励机制，是改变用药行为的关键因素，也是确保廉价基本药物可获得性和构建基本药物供应体系的根本。

优先使用基本药物的政策目标是通过医疗机构的经济激励来达到的，不需要通过行政命令强制推行。[3] 针对基本药物零差率政策存在的问题，

---

① 侯志远：《地方基本药物增补与基层用药行为研究——基层卫生机构和居民药物可及性》，2010年"海右"全国博士生论坛（公共经济学）——经济社会发展转型的公共政策论文集，山东，2010年7月，第261页。

② Deepak Paudel, Rational Use of Drugs: The Challenging Need for Developing Countries, *CARE Nepal Newsletter*, Vol.19, No.1, 2007, p.123.

③ 如今不少地方明文规定，要求基层医生优先使用基本药物，并将其使用情况纳入考核。然而，这种依靠强制性行政命令实现优先使用基本药物的政策目标，不仅会显著增加行政成本，而且实施的长期效果难以预料。因为强制手段的实施必然伴随着自上而下、没完没了的考核、评比，而这类举措几乎在任何领域都从没产生过相应的效果，反而会带来诸多问题，尤其是会为掌握考核权力的相关人士开辟"寻租"的空间，最终会造成"潜规则"盛行。

可以考虑做出如下调整：保留基本药物加成销售政策，同时允许基层医疗卫生机构配备和使用非基本药物，但非基本药物实行零差率销售政策。

在原有的药品加成模式下，基层医疗卫生机构和医生是利益共同体，医生选择高价药品不仅会给自己带来潜在利益，基层医疗卫生机构也会从中获得更多的药品加成收益，二者在药品选择问题上做出的决策是一致的。只有打破这一利益共同体，使医生在不合理地使用非基本药物时会损害基层医疗卫生机构的利益，才能使基层医疗卫生机构做出促进医生合理用药的行为。在基层医疗卫生机构只有使用基本药物才能获得加成收入的条件下，二者之间的利益出现了矛盾：如果医生选择价格更高的非基本药物，虽然自己可能获得潜在收益，但基层医疗卫生机构却不能获得任何的药品加成收入。因此，基层医疗卫生机构的管理者具备了促进医生优先使用基本药物的经济动机，可以通过制定奖惩措施，促使医生在能满足临床需要的前提下，优先使用基本药物，从而提高基本药物的使用比例，使基层医疗卫生机构获得更多的药品加成收入，这客观上达到了促进药品合理使用的政策目标。从患者的角度，基本药物报销比例高，自付费用少，也会优先选择基本药物。[①] 通过以上分析可以看出，实现基层医疗卫生机构和医生从以前的利益共同体转变为利益相悖，其实是实现了外部监督和考核（由卫生行政部门实施）的内部化（由基层医疗卫生机构内部实施），由于信息在基层医疗卫生机构内部的真实透明，这种做法使得成本达到了最小化，而效果则实现了最大化。

基层医疗卫生机构和医生利益相悖，但是实现了与农民患者的激励相容，因此不失为经济激励的"治标"之策。破除基层医疗卫生服务的行政垄断提供、建立基本药物的市场化供应体系，方是"治本"之策。具体改革建议如下：①实现医疗服务市场定价，使医疗服务价格充分体现医务人员医疗技术和服务价值，使医务人员仅仅通过医疗服务收费就足以获得与其人力资本及其医疗服务价值相称的收入，使基层医疗机构通过医疗服务收费就能够实现足额补偿，彻底消除"以药养医"机制。②实现"管办分开"，逐步削弱并最终消除公立医疗机构在医药零售上的垄断地位；消除进入管制，鼓励民营医疗机构发展，并且改革医疗保险报销制度，凡是合

---

① 成钢、刘晓云、侯建林、徐进、孟庆跃：《我国基本药物零差率政策存在的问题与调整策略》，《中国卫生政策研究》2011 年第 10 期。

法拥有处方药销售权的零售药店和民营医疗机构，均应该被确定为医保定点机构。③取消对基层医疗卫生机构药品零差率的管制，代之以对基本药品最高零售价的管制，同时进行医保机构付费机制的改革，那么基层医疗机构自然会关注所采购药品的性价比。一旦如此，各种多元化的、基于市场竞争的集中采购模式将会应运而生。基本药物的价格自然会下降。①

四、基本药物目录与新农合报销目录的有效衔接

2009 年 8 月，国家九部委发布的《关于建立国家基本药物制度的实施意见》（以下简称《实施意见》）指出，基本药物全部纳入基本医疗保障药品报销目录，报销比例明显高于非基本药物。为保证国家基本药物制度的落实，原卫生部《关于调整和制订新型农村合作医疗报销药物目录的意见》（2009）规定，新农合报销药物目录分为县（及以上）、乡、村三级，其中乡级新农合报销药物目录要以国家基本药物目录（基层部分）为主体，可根据当地突出健康需求和新农合基金支付能力适当增加，增加的药品从县级（及以上）新农合报销药物目录内选择；村级新农合报销药物目录使用国家基本药物目录（基层部分），如地方根据实际确需增加民族药或地方特殊疾病用药，经省级卫生行政部门批准，可适当增加相应药物品种。

将基本药物全部纳入新农合报销目录范畴，并且报销比例显著大于非基本药物，是实现基本药物筹资可持续的关键。因此有必要实现基本药物目录与新农合报销目录的有效衔接。《实施意见》规定，政府举办的基层医疗卫生机构全部配备使用基本药物。对于"全部配备使用"可以有两种理解：一种是基层医疗卫生机构只能使用基本药物，而不能使用其他药物；另一种是基层医疗卫生机构应全部配备基本药物不能缺货，但可以使用其他药物。目前，各地普遍是根据第一种解释执行的。按照这种解释，乡镇卫生院就只能配备《国家基本药物目录》（2009 年版）中的 307 种药物和一定比例的地方增补目录药物，而不能配备其他药品。这就导致很多列入新农合报销目录的药物在乡镇卫生院不能再使用。据中国农工民主党和中国药学会医药政策研究中心的联合调研结果显示，大部分省份新农合药品目

① 顾昕、余晖、冯立果：《基本药物供给保障的制度建议——国际经济的启示》，《国家行政学院学报》2008 年第 6 期。

录中乡镇卫生院用药数量为 700~800 种，远远多于《国家基本药物目录》（2009 年版）和地方基本药物增补目录的总数。[①] 基本药物（含增补）目录与新农合药物报销目录产生了矛盾冲突，一些原本能够在农村基层获得并且能够得到报销的非基本药物，在实施基本药物制度之后，不再能够在农村基层医疗卫生机构获得，或者能够获得却不能够得到新农合报销，这样不仅不能满足基层群众的用药需求，弱化了群众的用药选择权，也影响了确保乡镇卫生院功能和新农合制度作用的有效发挥，导致农村患者向县级及以上医院流动。

北京大学中国卫生经济研究中心主任刘国恩认为，在具体实施时，大多执行者将"全部配备使用"理解为"天花板政策"，即基层医疗卫生机构只能使用基本药物，而不能使用其他药物，这完全是对政策的误读。[②] 我国基本药物制度的推出，其基本核心就是解决老百姓在应对常见病、多发病和慢性病这些常规医疗问题的药品管理制度，目的是将这些常见病控制在社区基层，以政府干预的方式保障百姓常见病的治疗。控制不必要的成本，这是"地板政策"，即最基本的保底保障。因此，基本药物目录应该尽量精练，入选的药物由政府全额埋单，并通过行政干预保障这些药物的安全有效、价优可控和人人享有。建议以满足基层基本医疗卫生服务功能的需求为基础，将基本药物目录作为新农合药物目录的一个核心子集，基层医疗卫生机构在配备新农合目录的核心子集药品的同时，也允许适当配备新农合目录的非核心目录的药品。新农合药品报销目录内的基本药物的补偿比例高于非基本药物[③]，遵循"先基本后非基本"的原则，通过经济激励政策和措施鼓励医生多开基本药物，通过新农合报销政策鼓励群众多用基本药物。总之，通过基本药物目录与新农合报销目录相衔接，实现将常见病、多发病引回农村基层的目的。

---

① 徐战英、孙利华：《基层医疗卫生机构实施国家基本药物制度存在的主要问题及对策》，《中国药房》2011 年第 16 期。

② 刘国恩：《基本药物制度应回归本意》，经济观察网，http://www.eeo.com.cn/2011/1121/216144.shtml. 2012 年 5 月 6 日。

③ 要合理确定新农合报销目录中的基本药物与非基本药物报销比例关系。如果基本药物和非基本药物报销比例相差过小，可能有损基本药物优先使用的原则；如果这个比例相差过大，则有可能不利于非基本药物的消费，甚至可能通过产业链回溯上游，进而影响医药产业的研发和创新（唐任伍、赵国钦，2010）。

第四节　建立农民"健康守护人"制度

国家第四次卫生服务调查研究显示，农村患者对于医疗卫生机构和医生仍有较高程度的不信任或不满意：分别有 18.4% 的门诊病人和 15% 的住院病人表示对医生"一般信任"或"不信任"；同时，有 40.5% 的农村患者对于门诊服务不满意，42.6% 的农村患者对住院服务不满意。[①] 农村患者对于医疗服务满意度低的原因主要体现在"设备环境差"和"医疗费用高"两个方面。

着眼于"强基层"原则，新医改以来国家在基层医疗卫生机构建设方面大量投入，基础设施建设和医疗设备等"硬件"建设正在逐步完善。可是基层医疗卫生队伍这个"软件"建设则显得相对滞后。其中表现在人才结构上是全科医生严重缺乏。在调研地区的鲁山县，尚没有制订全科医师培养计划，也没有开展执业医师转岗培训。全国范围内，全科医生只有 6 万名，只占执业医师总数的 3.5%，而国际上通常要占到 30%~60%。表现在互动关系上是医患之间的互动短暂而临时。也就是说，人们只有在生病的情况下才与医生发生联系，没有建立起一个稳固的、长久的互动渠道。我们在调研中发现，农民看病时的择医行为（往往直奔某个医生看病）与其说该医生医术高超、名望大，不如说病人相对了解该医生、该医生也了解病人的病情，医生和病人之间建立起了稳固、持久的医患关系。2010 年底，国务院针对深化医药卫生体制改革工作情况的报告开展专题询问。在询问中郑功成委员指出，到农村进行调查研究发现，相对于目前，农民更欢迎计划经济时代的"赤脚医生"。因为"赤脚医生"是"永久牌"的，对于老百姓得什么病很清楚，同时老百姓对该医生也很了解。老百姓与"赤脚医生"之间相互信任，医患信息比较对称。郑功成委员的诘问迫使我们不得不去认真思考当前农村社区医生和居民之间的服务关系从何发展演变而来，将来又会走向何方？

[①] 卫生部统计信息中心：《2008 中国卫生服务调查研究》，中国协和医科大学出版社 2009 年版，第 73~75 页。

一、农村社区医生和居民服务关系发展演变脉络

如果我们沿着农村社区医生和居民服务关系发展演变的轨迹不断追溯，便可以发现一条清晰的发展演变脉络——从"赤脚医生"制度到自由择医格局，再从全科医生团队到家庭医生制度。

1. 从"赤脚医生"制度到自由择医格局

赤脚医生是指中国农村人民公社时期，生产大队中不脱产的初级卫生保健人员。他们是受过一定时期培训，掌握简单医疗卫生常识和技能、仍持农村户口的基层卫生工作者。[1] 赤脚医生是当时旧的合作医疗的一个子系统，是合作医疗制度的实际执行者。其特征被认为是非集中的、非职业化的、扎根基层的、平等主义的、技术较低的、经济上可行的和文化上适宜的。[2] 赤脚医生、合作医疗与农村三级卫生保健网曾一度被称为我国农村卫生工作的"三大法宝"。这种以最小投入获得了最大健康收益的"中国模式"事实上启发了世界卫生组织在 1978 年阿拉木图国际会议上制定的初级卫生保健倡议，被世界卫生组织盛赞为改变广大发展中国家缺医少药状况的一个成功典范。

在赤脚医生时期，农村社区医生和居民的服务关系体现在赤脚医生为村民提供医疗保健服务的过程中，具体而言包括医技层面和非医技层面的医疗服务。据首都医科大学课题组在北京村落的调查发现，在医疗环境相对艰苦的赤脚医生时期，虽然赤脚医生医技水平有限，但是他们却以良好的服务态度和医疗作风赢得了村民对其服务的认可；医患之间表现出平等性、相互性、可信性，形成了比较和谐的医患关系。[3] 陶海燕同样认为，赤脚医生与病人之间形成了良好的互动和沟通的医患关系：赤脚医生对病人尽心尽力，按病人实际需要给予治疗，让病人以最低的费用得到了较好恢复；病人对于赤脚医生也是尊重和信任的，他们认同赤脚医生的贡献，理

---

① 李德成：《赤脚医生研究述评》，《中国初级卫生保健》2007 年第 1 期。

② Sydney D.White, From "Barefoot Doctor" to "Village Doctor" in Tiger Springs Village: A Case Study of Rural Health Care Transformations in Socialist China, *Human Organization*, Vol.57, No.4, 1998, pp.480–490.

③ 梁立智、吕兆丰、王晓燕等：《赤脚医生时期北京村落医患关系内容及特点调查研究》，《中国医学伦理学》2012 年第 1 期。

解赤脚医生的工作。① 王胜认为，赤脚医生群体获得广泛的社会认同主要通过和谐、融洽的医患关系以及医患之间的良性互动体现出来。这种社会认同形成的根本原因除了对其"本地人"身份认同外，更深层次的原因在于赤脚医生获取报酬的方式、个人的经历与价值观念、"文化大革命"时期的思想政治教育等方面的因素。② 无一例外，几乎所有的研究者都对赤脚医生时期的医患关系持肯定的、正面的、积极的评价。晏雪鸣、郑平安曾把医患关系以夫妻关系作类比，并认为医患关系也会经历夫妻关系的蜜月期、磨合期、平淡期和纠纷期四个演变阶段（这四个阶段在某一地区或某一历史时期并非互不相容，而是可以共存的，并且它们的发展也并非必须依次经历，而是可以跳跃的，甚至是可逆的）。③ 按照这个比喻，那么赤脚医生时期的医患关系应该处于"蜜月期"。两者之间表现得如此"温情脉脉"——赤脚医生以一种高度的社会责任感和历史使命感全心全意地呵护着村民的健康，不计得失、不辞劳苦；村民则以一种近乎无原则的态度理解、认同、宽容和支持赤脚医生的服务。此外，赤脚医生和村民相互了解、彼此熟悉，他们之间的关系表现在时间维度上是长期的、稳固的，表现在空间维度上是联系紧密、互动频繁的。

　　赤脚医生和村民为何会形成如此和谐的医患关系呢？众多研究者从政治因素、经济因素、社会文化因素及亲情网络等不同方面予以解读。④ 虽然这些解读在一定程度上揭示了赤脚医生和村民和谐医患关系的原因，但是由于以上研究视角过于宽泛且研究对象指向性不强，所以有必要通过一种具有较强解释力的理论视角，把研究对象聚焦于赤脚医生和村民服务关系上。社会资本是一个具有高度概括力的新解释范式，我们可以把以信任、规范和网络为三大基本要素的社会资本理论范式纳入农村社区医生和

① 陶海燕：《论赤脚医生时期的医患关系》，《社区医学杂志》2007 年第 1 期。
② 王胜：《赤脚医生群体的社会认同及原因分析——以河北省深泽县为个案》，《中共党史研究》2011 年第 1 期。
③ 晏雪鸣、郑平安：《医患关系及纠纷的社会学轨迹寻绎》，《医学与社会》2006 年第 7 期。
④ 相关文献资料大都是从探讨赤脚医生产生和存在的原因这一视角进行研究的，而赤脚医生产生和存在的原因从侧面揭示了赤脚医生和村民和谐医患关系的原因。这方面较有代表性的文献资料包括：温益群：《"赤脚医生"产生和存在的社会文化因素》，《云南民族大学学报》（哲学社会科学版）2005 年第 2 期；杨念群：《再造"病人"——中西医冲突下的空间政治（1832~1985）》，中国人民大学出版社 2006 年版；李德成：《合作医疗与赤脚医生研究（1955~1983）》，浙江大学博士学位论文，2007 年；王胜：《赤脚医生群体的社会认同及原因分析——以河北省深泽县为个案》，《中共党史研究》2011 年第 1 期；梁立智、吕兆丰、王晓燕等：《赤脚医生时期北京村落维系医患关系的道德规范体系研究》，《中国医学伦理学》2012 年第 1 期；等等。

居民服务关系的研究，试图从该独特视角探索赤脚医生时代和谐医患关系的原因，以及对于新医改所带来的有益启示。

（1）信任。福山指出，所谓信任，是在一个社团之中成员对彼此常态、诚实、合作行为的期待，基础是社团成员共同拥有的规范，以及个体隶属于那个社团的角色。在一个成员之间相互信任程度较高的社会，经济运行的交易成本将大大降低，正式制度的缺陷也可以得到有效弥补，这些都为社会经济的繁荣提供了必要条件。①福山提出，与具有高社会资本和高信任度的美国、日本和德国等国家相对比，在"低社会资本"的国家（如中国、韩国等），信任无法扩展到家庭以外的社会范围，因此这些国家的经济组织职能以家庭或家族企业为主，无法自发地产生大型经济组织，从而也就难以进一步提供经济效率。帕特南指出，在社会资本的三个基本构成要素中，信任是社会资本的最关键因素，而互惠规范、公民参与网络能够促进社会信任。社会信任、互惠规范以及公民参与网络是相互加强的，它们对于自愿合作的形成以及集体行动困境的解决都是必不可少的。②纽顿进一步分析认为，通过互惠和信任，社会资本把个人从缺乏社会良心和社会责任感的、自利的和自我中心主义的算计者，转变成为具有共同利益的、对社会关系有共同假设和共同利益感的共同体的一员而构成了将社会捆绑在一起的黏合剂。③可见，高信任度会使人们产生对未来良好的心理预期，使人们基于互惠、互助基础之上的社会团结与合作成为可能，进而创造出一种无障碍的、润滑的、和谐的社会生境。自然，内嵌于该社会生境之下的社会关系也应该是和谐的，包括赤脚医生和村民服务关系。

相关研究成果证实了这一判断。据梁立智等在北京村落所做的问卷调查表明，在村民对赤脚医生的主要态度中，信任排在第一位；88.2%的管理者、96%的赤脚医生和95.2%的受益人群认为"村民比较信任或很信任赤脚医生"，其中73.1%的受益人群很信任赤脚医生；当进一步问及"赤脚医生为村民治疗的效果不好（或有人亡故）时，村民通常会怎样"时，

① ［美］弗兰西斯·福山：《信任——社会道德与繁荣的创造》，李宛蓉译，远方出版社1998年版，第55页。

② ［美］罗伯特·帕特南：《使民主运转起来：现代意大利的公民传统》，王列、赖海榕译，江西人民出版社2001年版，第195页。

③ ［美］肯尼斯·纽顿：《社会资本与现代欧洲民主》，冯仕政编译，转引自李惠斌、杨雪冬：《社会资本与社会发展》，社会科学文献出版社2000年版，第152页。

61.9%的管理者和赤脚医生、65.1%的受益人群表示"赤脚医生已经尽力了，我能理解"，这排在众多选项的第一位。① 同时该项调查也揭示出相对于赤脚医生的技术，村民对赤脚医生的人品更为信任。由此可见，村民对赤脚医生的信任不仅取决于治疗效果的彰显，还取决于对医生本乡本土资格的认定，以及由此引发的口碑和评价。②

村民对赤脚医生的信任表现为政治信任、"本地人"身份信任以及文化技术等方面的信任。在政治信任方面，当时对赤脚医生的选拔条件要求是家庭出身好、政治思想好，尤其优先选拔具备上述条件的贫下中农子女，村民特别是贫下中农对赤脚医生在思想感情上非常信任。在"本地人"身份信任方面，除了医患关系之外，赤脚医生和病人之间还具有其他在共同生活的社区中所形成的多重关系，如乡亲关系、邻居关系、亲戚关系、熟人朋友关系等。可见，赤脚医生和病人的交往已经远远超出了医患关系的范畴，形成复杂深厚的人情网络。在这网络中，由己向外推以构成的社会范围是一根根私人联系的"绳子"，每根"绳子"都被一种道德要素维持着。③ 基于乡土的人情网络，村民形成了对赤脚医生传统角色和身份的习惯性认同。在文化技术方面，赤脚医生时代的很多农村群众由于自己没有进过学校，没有读过书，不识字，对医生非常相信，对"公家"选派培训出来的从医者的能力毫不怀疑。当时农村普通老百姓对医生（哪怕是只受过很短时间的培训、医术极为低级的人）的相信几乎近于盲目。④

厄普霍夫（Uphoff）将集体社会资本分解为结构性（Structural）社会资本和认知性（Cognitive）社会资本两个方面。其中，认知性社会资本是在共同的规范、价值观、态度与信仰的基础上引导人们走向共同受益的集体行动，它反映的是人们的想法与感觉，因而更为主观。它是内在于个人的，驻留于人们的头脑中，故而较难改变。⑤ 无疑，农村群众对于赤脚医

① 梁立智、吕兆丰、王晓燕等：《赤脚医生时期北京村落医患关系内容及特点调查研究》，《中国医学伦理学》2012年第1期。

② 杨念群：《再造"病人"——中西医冲突下的空间政治（1832~1985）》，中国人民大学出版社2006年版，第361页。

③ 费孝通：《乡土中国 生育制度》，北京大学出版社1998年版，第33页。

④ 温益群：《"赤脚医生"产生和存在的社会文化因素》，《云南民族大学学报》（哲学社会科学版）2005年第2期。

⑤ Norman Uphoff, *Learning from Gal Oya: Possibilities for Participatory Development and Post-Newtonian Social Science*, Ithaca: Cornell University Press, 1992, p.24.

生多重维度和极高程度的信任属于认知性社会资本极为重要的一部分，它也必然会把广大村民和赤脚医生引向平等的合作与和谐的服务关系。

（2）规范。规范是人们创造的、用以约束人们相互交流行为的框架。从其构成看，它包括正式的约束或制度（如政策、规则、法律和宪法），以及非正式的约束或制度（如价值观念、伦理规范、道德观念、风俗习惯和行为方式）。早期关于社会资本的内涵往往被限定在关系和关系网络层面，随着研究的深入，一些学者认为社会资本还应该包括制度、规则等，把正式制度也纳入社会资本范畴。从关系网络到制度规范，是社会资本研究内涵的一种拓展，也是人们对社会资本认识的一种深化和发展。由于社会资本研究内涵的扩展，有学者就把社会资本分为关系型社会资本和制度型社会资本，把规范分为道德性规范（如舆论、习俗、道德）、契约性规范（如组织规则）和行政性规范（如法律）三种形式。

当人们从规范的视角对社会资本进行观察时，就会发现"互惠"对于社会资本的核心价值和意义，以至于许多人用"互惠规范"代替"规范"来进行表述。西美尔（Simmel）在关于人际互动具有互惠特征的基础上，提出"互惠的规范"，认为这是一种"内在的规则"。这种内化的规则使人类承认应当有相互报偿的义务，构成了人们团结合作的基础。纽顿认为，就社会资本而言，互惠是最重要的形式，是一个恩惠风水轮流转的社会及其公民的一个一般化的特征，即个体为他人提供便利并不是因为他希望立即并且以对方曾经的受益的方式得到报答。毋宁是说，他将在必要的时候，不固定的时间被一个不固定的人（很可能完全是一个陌生人）在将来的某个时候报之以好处。因此，一般化的互惠，包含着一定程度的不确定性、风险和自愿。[①] 埃里克森（Erikson）也认为，社区内部成员通过长期重复的博弈互动，会产生互惠合作的规范：关系紧密的群体内的成员们开发并保持了一些规范，其内容在于使成员们在相互之间的日常事务中获取的总体福利得以最大化。[②] 由此可见，这种互惠规范相当于"恩惠银行"，它意味着在建立了长期互惠关系的人们中存在某种程度的对称性。这种对

---

① ［美］肯尼斯·纽顿：《社会资本与现代欧洲民主》，冯仕政编译，转引自李惠斌、杨雪冬：《社会资本与社会发展》，社会科学文献出版社 2000 年版。
② ［美］罗伯特·C.埃里克森：《无需法律的秩序：邻人如何解决纠纷》，中国政法大学出版社 2003 年版，第 204 页。

称性的人际关系不仅有利于抑制人们的利己主义和机会主义的动机和行为，克服社会中的各种社会困境和集体行动问题，更为重要的是，它是人际关系运作中信任产生的社会基础，可以促进"普遍主义信任"观念，遏制和抵消各种狭隘的、封闭的"特殊主义信任"观念。这种道德规范的力量迫使人们把自身的社会行动纳入规范的轨道，促使人们之间普遍信任的形成，最终使得集体行动成为可能。正如科尔曼（Coleman）所言：在某些自治体的村庄、公社以及部落社会中……通过人们共同遵守的规范，限制某些行动，鼓励其他活动……规范的功能是相当于法治社会中法律的作用，社区实施的惩罚相当于在政府职能完善的社会中，由政府实施的合法惩戒行动。①

如果按照之前的划分（即把规范分为道德性规范、契约性规范和行政性规范三种形式）与赤脚医生时期的社区医生和村民服务关系加以比较，就不难发现在赤脚医生时期呈现出的是一种强道德性规范、弱行政性规范以及契约性规范阙如的规范格局。首先，除了人民公社和生产大队这一类行政型组织外，该时期几乎不存在任何形式的经济型和社会型组织，更遑论由后两类组织制定的规则和与服务对象达成的契约。其次，赤脚医生是中国在社会经济不发达情况下主要依靠政治动员来解决农村基本卫生保健问题的一次尝试。②受政治观念和政治动员的影响，行政性规范主要体现为一是按照政治观念选拔和培养赤脚医生，二是通过媒体宣传和社会表彰来鼓励和制约赤脚医生，使其按照社会对自己的要求来塑造、表现和发展自身行为。除此之外，缺乏对赤脚医生行医条件和行医职责的专门管理规范。与之形成鲜明对比的是，赤脚医生和村民之间由于受到血缘、地缘关系的影响而表现为熟人社会中复杂的藤蔓关系。这种藤蔓关系网中的社会道德制约因素表现得尤为突出。在这种熟人社会中，赤脚医生的服务不仅获得一种天然的支持系统（即村民的配合与理解、大队和家人的支持），还受到相应的监督与社会道德制约。③由于赤脚医生和村民之间很可能存在某种亲戚关系，二者之间自然也具备了某种相互的亲情与家庭道德情

---

① ［美］詹姆斯·科尔曼：《社会理论的基础（上）》，社会科学文献出版社1999年版，第380页。

② Daqing Zhang and Paul U.Unschuld, China's Barefoot Doctor: Past, Present, and Future, *The Lancet*, Vol.372, 2008, p.1865.

③ 梁立智、吕兆丰、王晓燕等：《赤脚医生时期北京村落维系医患关系的道德规范体系研究》，《中国医学伦理学》2012年第1期。

感，这样赤脚医生一方面易于得到亲戚的配合与支持，另一方面其行为也会受到亲戚的监督和大家庭内道德的约束。由于赤脚医生和村民是基于村落地缘的乡亲关系，两者具有共同的语境、文化和道德背景，这样既易于形成建立在具体人格、品性、修养的认可基础上的信任关系，同时也易于受到村落内道德舆论及文化习俗的约束。

赤脚医生和村民之间的道德性规范不仅呈现向度上的相互性特征，而且具有身份上的平等性特征。这种道德性规范既是天然存在于村落社会的，也是在赤脚医生和村民之间平等的医患交往、频繁的社会互动过程中内生的。同样是农民出身、半农半医的赤脚医生身份在心理上弱化了与村民之间不平等的劳作地位，同时赤脚医生并不完全支配着病人，治疗方式也不完全是由医生决定后命令和强加给病人，而是通过谈话让病人知情，与病人取得了一致性，所以病人对于医生给自己的建议都比较乐意采纳并服从，对治疗一般疾病较为满意。在选择治疗方案和用药时，赤脚医生不仅仅依据"必要"，往往还会考虑"可行"，所以病人感到很"贴心"。①

（3）网络。一般认为，布迪厄（Bourdieu）是最早从社会网络的角度来研究社会资本的。布迪厄指出，社会资本就是实际的或潜在的资源的集合体，那些资源是与对某些持久的网络的占有密不可分的；这一网络是一种体制化的网络，是与某团体的会员制相联系的，它从集体性拥有资本的角度为每个会员提供支持，提供为他们赢得声望的凭证。② 其后，科尔曼也是延续这个思路，把关系网络作为社会资本的基本内涵进行研究。在这之后的许多学者在研究社会资本时，也都是强调关系网络的意义，只不过有的学者强调正式关系，而另一些学者更加强调非正式关系。正式关系是通过一定的程序、契约等正式的形式在个人或者组织间形成的一种相对稳定的、具有一定约束力的相互联系；非正式关系则是指个人或组织通过一些亲缘、地缘等因素形成的一种相对稳定、不具备强约束力的相互联系。前者是人们为了某些共同的目标、利益和期望自觉构建而成，而后者则是在人们的生活中自发形成的。但无论是正式关系网络还是非正式关系网络，它们都具有以下特征：互惠交换、强制信任、价值内化与动态团结，

---

① 温益群：《"赤脚医生"产生和存在的社会文化因素》，《云南民族大学学报》（哲学社会科学版）2005年第2期。

② Pierre Bourdieu, "The Forms of Social Capital", in John G.Richardson, eds., *Handbook of Theory and Research for the Sociology of Education*, Westport, CT: Greenwood Press, 1986, p.248.

正是这种由于受到理性驱动和文化、规范驱动而形成的不同特征，使得嵌入于关系网络的社会资本的形成具有了特定的基础。①

帕特南认为，关系网络可划分为两大类，即以横向为主的关系网络和以垂直为主的关系网络。横向关系网络把具有相同地位和权力的行为者联系在一起，而垂直关系网络将不平等的行为者结合到不对称的等级和依附关系之中。对共同体而言，横向关系网络越紧密，其公民就越有可能进行为了共同利益的合作，而垂直关系网络无论多么紧密，无论对其参与者多么重要，都无法威胁社会信任和合作。②受帕特南的影响，伍尔考克（Woolcock）将社会资本分成紧密型（Bonding）、跨越型（Bridging）和垂直型（Linking）三种类型。紧密型社会资本指家庭成员和其他具有紧密关系的人之间的纽带；跨越型社会资本指不同类型的人之间较弱一些的联系纽带；垂直型社会资本指贫困人员与那些对他们具有重要影响的人员之间的纽带，例如社区贫民与政策决策者或者对社区经济发展具有重要影响的经济负责人之间的纽带。在这种社会资本模式中，贫困群体的特征是具有很强的紧密型社会资本，较少的跨越型社会资本，但是基本没有垂直型社会资本，而后两者恰是促进社区经济发展的关键性内容，因而也是社区发展所关注的重点。③布朗（Brown）则从系统主义（Systemism）本体论新视角出发，把社会资本划分为微观、中观和宏观三个层面。微观层面上的社会资本是一种嵌入自我的观点，是个人融入网络的产物，它以关系的形式而存在；中观层面上的社会资本是一种结构的观点，以非正式制度、组织惯例、习俗规则而存在，强调个人、企业、社区、团体等因其在社会结构中所处的特定位置引起的对资源的可获得性；宏观层面上的社会资本是一种嵌入结构的观点，关注的是外在文化、政治和宏观经济对网络中社会联系的性质、网络结构的影响，以及对网络构建、变化和转移的动力的影响。这三个层面并不相互排斥，它们相互作用，根据讨论问题的不同而各有侧重，任何给定的问题都需要在三个分析层面上进行分析。④与布朗的三个层面相对应，奥斯特罗姆（Ostrom）也提出了三类社会资本的含义，

① 姜振华：《论社会资本的核心构成要素》，《首都师范大学学报》（社会科学版）2008 年第 5 期。
② 苏令银：《社会资本：社会主义和谐社会建构的新视域》，《社会科学》2009 年第 8 期。
③ Michael Woolcock, Why and How Planners Should Take Social Capital Seriously, *Journal of the American Planning Association*, Vol.2, 2004, pp.183–189.
④ ［美］托马斯·福特·布朗：《社会资本理论综述》，《马克思主义与现实》2000 年第 2 期。

即狭义的社会资本、过渡的社会资本和扩展的社会资本。狭义的社会资本也就是微观层面的社会资本，指的是社会资本作为个人的"联系"；过渡的社会资本即中观层面的社会资本，它强调社会资本的公共产品性质；扩展的社会资本即宏观层面的社会资本，即将社会资本与集体行动和公共政策联系起来。

　　以上虽然对社会资本划分角度各不相同，但是都强调把关系网络作为类型划分的关键要素与核心指标，所不同的是把社会资本仅仅限定于个人关系网或利益群体，还是进一步扩展为在更广阔的社会背景下研究这种网络结构怎样促进了普遍信任和互惠规范的形成。当我们从关系网络这一视角观察赤脚医生时期的医生和村民服务关系时，就会发现该时期这种关系是一种自发形成的、以横向参与网络为主的非正式关系。首先，赤脚医生和村民之间的多重关系——除了医患关系，还有乡亲关系、邻居关系、亲戚关系、熟人朋友关系等——具有先在性，并非人们有意、自觉地建构起来。同时，这种通过一些亲缘、地缘等因素自然形成的稳定、约束力较弱的关系也属于非正式关系。从社会资本层次划分来看，这种关系应属于个体社会资本，是一种以个人为中心的社会关系网络。费孝通先生提出的"差序格局"理论[1]，深刻地揭示了我国传统社会关系网络的特征。中国差序格局社会所形成的农村社会网络是一种基于传统血缘、地缘、业缘等初级社会关系的网络体系，主要通过血缘、地缘、家缘、姻亲、宗族、家族等网络进行沟通和互动，中国人能动用的社会资本其实也就是这诸多按亲疏排列的关系集合。[2] 赤脚医生和村民在这种基于血缘和地缘等编织而成的藤蔓关系网中，易于形成医患间的相互信任、包容与协作，促进医患关系的和谐、共识与共荣。此外，由于赤脚医生和村民在身份地位上的相对平等性，他们之间就构成了一种横向关系网络。横向关系网络越紧密，人们就越有可能进行为了共同利益的合作。就解决集体行动困境而言，横向

---

① 费孝通先生在《乡土中国》一书中提出了中国传统社会结构特点是"差序格局"，用来描述亲疏远近的人际格局，"好像把一块石头丢在水面上所发生的一圈圈推出去的波纹。每个人都是他社会影响所推出的圈子的中心。被圈子的波纹所推及就发生联系。每个人在某一时间某一地点所动用的圈子是不一定相同的。"在差序格局中，"社会关系是逐渐从一个一个人推出去的，是私人联系增加，社会范围是一根根私人联系所构成的网络。"

② 马红梅、陈柳钦：《农村社会资本理论及其分析框架》，《经济研究参考》2012 年第 22 期。

网络要比垂直网络的作用大。[1] 因此，这种具有强同质性的横向关系网络为赤脚医生和村民提供了信任和互惠的基础，便于网络内部的合作和协调。

综上所述，尽管人们对社会资本的界定和分析层次不尽相同，但是都把信任、规范和关系网络视为社会资本的关键内容。社会资本可以看作从社会结构中获取的社会资源，它以互惠规范为内容、以信任为基础、以关系网络为载体。[2] 三者相互联系、相互加强，共同构成社会资本理论体系。以信任、互惠规范和关系网络三个因素来阐释和分析我国赤脚医生时期的社区医生和居民服务关系，会发现这不仅是一个独特的理论视角，而且是一个具有强解释力的理论体系。虽然这种社会资本具有封闭性、单一性和同质性，是一种较低水平的社会资本形式，但是它在特定的历史时期为稳定、持久、和谐的医患关系做出了一个合理的注脚。

20世纪80年代以后，由于家庭联产承包责任制的推行，导致农村合作医疗制度瓦解。到1989年，继续实行农村合作医疗制度的行政村仅占全国的4.8%。与此同时，赤脚医生也失去了赖以生存和发展的经济依托，部分赤脚医生开始转变为个体从业者。而导致赤脚医生彻底消亡的是1985年原卫生部宣布取消"赤脚医生"的名称，如考核合格者转为乡村医生。这一改变不仅是名称上的，而且也是实质上的。[3] 由于乡村医生被置于市场经济的格局中，他们更多地注重疾病治疗，而原来属于赤脚医生职责范围的计划免疫、爱国卫生、改水改厕等工作遭到严重削弱，作为合作医疗和赤脚医生载体的农村三级卫生网络基本瓦解。居于市场转型期的乡村医生表现出典型的个体性特征：首先，村医在医疗服务上更多地考虑自身收益，疏远了其与村民的乡情关系；其次，村医之间的竞争体现了优胜劣汰的市场原则，疏远了村医之间的网络连接；最后，村医与政府卫生组织以及村镇相关组织的疏远，也增强了村医的个体行为特征。[4]

合作医疗制度的瓦解和赤脚医生角色的转变，导致农村初级卫生保健陷入困境。从1985年到2003年的近20年间，农村居民失去了基本的医

---

① [美] 罗伯特·帕特南：《使民主运转起来：现代意大利的公民传统》，王列、赖海榕译，江西人民出版社2001年版，第205页。
② 姜振华：《论社会资本的核心构成要素》，《首都师范大学学报》（社会科学版）2008年第5期。
③ Daqing Zhang and Paul U.Unschuld, China's Barefoot Doctor: Past, Present, and Future, *The Lancet*, Vol.372, 2008, p.1865.
④ 李斌：《村医行为、农合制度与中国经验》，《湖南师范大学社会科学学报》2011年第5期。

疗保障，致使大量农村患者有病不敢医、因病致贫和因病返贫；另一个同样显著却容易被人们所忽视的改变是，农村居民从此失去了赤脚医生对他们身体健康状况的庇护，乡村医生和村民之间的服务关系演变为短暂性、间断性和脆弱性。短暂性表现在医生和村民互动的时间宽度上，即在业务范围上剥离了健康促进、卫生宣传等公共卫生服务后，村民只有在身体生病的情况下才去看医生，而医生也只有在给村民治疗疾病这一段时间内才与之发生联系，并且医生为了多看病多挣钱，更倾向于多开药多打针，无暇再通过谈话方式这种"人文关怀"安抚病人的情绪、深入了解病情的来龙去脉以及想方设法消除病人的各种疑虑。间断性表现在医生和村民互动的时空密度上，即两者在患者两次生病的时间段内几乎处于交往空白期，两次生病之间有何因果关联往往也不得而知，更何况当村民患了较难医治的疾病后一般选择到别的村庄、乡镇或县城四处求医，他们面对的往往都是陌生的医生，接受的往往也是不连贯的治疗。脆弱性表现在医患关系的性质上，由于医生的角色已沦为纯粹的牟利者，医生和村民之间的关系已不仅是过去那种温情脉脉的乡土亲情关系，而主要是一种赤裸裸的利益关系，过去的那种信任、互惠、合作、宽容、友爱等价值观逐渐弱化和消失，两者之间也由过去的合作者、共同体演变成为利益的潜在或直接冲突者，连接医患两头的那根纤细的线绳已然无法承受各种意外或风吹草动，面临随时可能断裂的风险。从此，农村居民步入了一个漫长而艰辛的盲目自由择医时代。

2. 从全科医生团队到家庭医生制度

2009 年 4 月，中国拉开了新一轮医药卫生体制改革的帷幕。随着中央和地方政府以及社会各界对新医改的持续关注和热烈讨论，尤其是近年来随着医患关系的持续紧张与不断恶化，伤医、弑医案例层出不穷，人们开始反思如何让医患关系回归正常，如何重塑健康、和谐的医患关系。为了保障和改善城乡居民健康状况、提高基层医疗卫生服务水平、促进医疗卫生服务模式的转变，2011 年国务院出台"关于建立全科医生制度的指导意见"，"全科医生"概念开始进入公众视野。根据中国的具体国情，我们认为所谓全科医生，是指立足于城乡基层社区，主动为社区居民提供预防保健、常见病及多发病的诊疗和转诊、病人康复和慢性病管理、健康管理等综合性、连续性、协调性的一体化服务，他们被称为居民的健康

"守门人"。①

事实上早在 2004 年前后，我国各地已陆续开展全科医生团队服务的实践。如上海市于 2004 年在"社区健康促进行动计划"中提出"实行团队式服务"，由"社区卫生服务中心组建团队，社区居民选择团队"。随后上海总结出以"社区卫生服务平台+全科团队"为核心的新型社区卫生服务新模式，由全科医生、社区护士、公卫医师等组成"全科服务团队"，通过居住地管理形式，以建立家庭健康档案为抓手，为社区居民提供"六位一体"的卫生综合服务。② 2006 年上海开始推行全科团队服务模式，各社区卫生服务中心结合该社区的实际情况进行不断探索，产生了四种不同的模式——"三元一体"服务模式、"四元一体"服务模式、"链式"服务模式和"户籍医生"模式。③ 北京市东城区也从 2006 年开始实行以社区卫生服务信息平台为依托，以社区卫生服务网格化管理为基础的全科医生团队服务模式，基本形成了以"集成化团队、网格化管理、信息化支撑、责任制服务"为特色的全科医生团队服务模式。此外，像天津市、杭州市、武汉市等地也都陆续进行了全科医生团队服务模式的积极探索。

全科医生团队，即由全科医生、公共卫生医师和护士等组成，以社区卫生服务站为平台，通过成员间的优势互补、相互支持与合作，为特定片区和一定数量的居民提供基本医疗和公共卫生服务。推行全科医生团队制度，不仅可以提高医疗卫生服务的整体质量和效率，而且能提升服务的连续性和协调性，促进社区卫生服务模式的进一步转变。由于全科医生团队是由不同知识背景、技术、技能、信息和专长的成员构成，他（她）们的组合可以增进彼此之间伙伴式的协作、支持和信赖，可以汇集解决实际问题所需的各种智慧、经验和创造力，可以快速解决具有复杂性特征的各种

① 在国外，私人医生通常也被称为全科医生（General Practitioner，GP）。但是，国外所指的全科医生概念显然不同于中国语境下的全科医生。它是指正规医学院毕业、全面掌握临床各种常见疾病，且经过社会学、心理学、运动学、营养学、康复训练学等全科知识的系统培训，专门为客户提供上门服务的日常健康管理与维护的私人保健医生。他们掌握每一个会员一生的健康状况，为其提供全程医疗服务。其核心工作是为客户上门提供个性化的健康咨询与指导，定期对客户的健康状况做出综合性评价与疾病预警，必要时还要向客户提供疾病诊治的医疗服务。世界全科医学会组织（World Organization of Family Doctor，WONCA）指出，全科医生应扮演四个角色：一是处理病人目前表现出来的健康问题；二是使病人养成正确的求医行为；三是注意并处理慢性或不活动性的健康问题；四是推动促进健康的预防保健措施。
② 孙秀云：《社区卫生服务团队运行模式探讨》，《卫生软科学》2011 年第 7 期。
③ 玄泽亮：《上海市社区全科服务团队模式的比较分析》，《中国全科医学》2011 年第 34 期。

实际问题；同时，全科医生团队的建立，能够改变传统的坐堂式工作模式，真正把社区卫生服务融入社区、贴近居民，为居民提供近距离的、高质量的服务，提高社区卫生服务的工作效率和效果。[①]

但是，我国各地全科医生团队服务模式的开展情况效果不一，有运行良好真正使社区居民受益的，也有流于形式的。归纳研究者们的观点，发现全科医生团队存在的原因无外乎服务理念、人力资源、团队组织和配套制度建设等方面。因此，众多的研究者几乎无一例外乐观地认为，只要对当前的全科医生团队制度继续进行建设并加以完善，那么这个充满旺盛生命力的制度模式将会迅速在全国各地开花结果。

然而，自 2010 年开始，上海、北京、深圳、青岛、武汉等城市在社区卫生服务发展中先后提出了"家庭医生"服务的概念，并且在原有的全科医生团队服务模式的基础上，探索开展深化家庭医生服务模式改革的试点工作。这些地区以常住或户籍居民为范围，建立与居民签约的机制，通过政策手段引导居民自愿在社区首诊，通过预约提供基本医疗、公共卫生和指导转诊等服务。[②]

1991 年世界全科医学会组织对全科医生的称谓曾有一项声明："全科医生"一词与"家庭医生"一词完全同义，只是顾及各国家的习惯叫法而不同。如欧美一些国家称为家庭医生，或称通科医生；在中国，全科医生和家庭医生的称谓也完全同义，只是在不同的场合和语言环境下叫法不同而已。这就带来了一个新的问题，既然全科医生和家庭医生这两个概念的内涵一致，为什么全科医生团队制度会无疾而终呢？各地又为什么提出要由家庭医生制度取而代之呢？

许多研究者（如杜学礼、鲍勇；肖峰、吴小岭、赵德余；贺小林、梁鸿等）几乎一致认为，家庭医生制度是现有全科医生团队制度模式的深化和发展。贺小林、梁鸿指出，家庭医生制度较之全科医生服务团队更为深化主要体现在以下三个方面：一是全科医生团队服务的场所主要在社区卫生服务机构，是一种针对社区面上的服务，而家庭医生制度的服务则从社区细化到家庭，为居民提供个性化、连续性的服务；二是全科医生团队总体上是一种团队负责制，对社区群众承担面上的责任，而家庭医生制度主

① 朱荣、李士雪：《社区全科医生团队服务模式探讨》，《中国卫生事业管理》2008 年第 8 期。
② 许岩丽、刘志军、杨辉：《对中国卫生守门人问题的再思考》，《中国医院管理》2007 年第 8 期。

要是以家庭医生的责任为基础，强调综合服务，由家庭医生承担签约服务对象的健康责任，强调的是点对点的责任；三是较之全科医生团队服务，家庭医生服务更加强调以全科团队为基础的、通过纵向资源的联络和整合的协同服务。除了不同主体责任的变化，同样重要的一个变化体现在组织管理方面，即全科医生团体模式下社区卫生服务的提供主要依靠的是自上而下的行政指令，体现为一种任务的执行；在家庭医生制度下，家庭医生承担的是由自下而上的居民需求所激发的服务形式，服务内容也不再完全依据行政指令来确定。自下而上的服务需求变化必将改变以往自上而下的行政化服务提供方式，从而引发社区卫生组织管理关系的制度创新和变革。①概括来讲，全科医生团队服务是自上而下的行政动员式的"面对面"服务，而家庭医生服务强调的是自下而上的居民需求激发式的"点对点"服务。

除以上原因外，既是家庭医生制度和全科医生团队制度的不同侧重点，又是前者取代后者的理由还在于：一是与全科医生团队制度相比，家庭医生制度设计上更加强调建立签约机制，即社区居民在充分了解家庭医生服务的有关信息和在自愿选择的基础上，形成家庭医生与社区居民的签约服务机制；二是家庭医生制度设计上更加强调社区首诊和双向转诊制度，由于家庭医生服务更加注重与二级、三级医院和专家的纵向协同服务，这就有可能使吸引签约居民首诊在社区、转诊至上级医疗机构、康复回社区的设想成为现实。

可以看出，家庭医生制度建设的核心目标是试图为社区居民提供更加个体化的、连续性的、有价值的服务。然而，由于家庭医生制度目前还处于试点阶段和探索时期，距离真正意义上的居民健康"守门人"角色仍有不小的差距。如现有家庭医生数量不足、质量难以满足居民的期望，自由就医的就诊模式短时期难以改变致使社区首诊无法实现，双向转诊渠道不通畅，社区与二级、三级医院间的双向转诊难以实现，医保支付方式改革不到位，社区医生缺乏维护居民健康的激励，居民对签约家庭医生顾虑重重、有效签约率较低，②等等。

---

① 贺小林、梁鸿：《推进家庭责任医生制度改革的理论探讨与政策建议》，《中国卫生政策研究》2012年第6期。
② 杜学礼、鲍勇：《家庭医生制度：走向有序的"第二次革命"》，《东方早报》2012年7月31日第4版。

鉴于家庭医生在中国还是"新生事物"，其制度尚不完善固然可以理解，甚至还应该持宽容、呵护的态度对待它。但是，从学理上进行分析，家庭医生制度在建设的整个过程就存在着一些"先天性"的缺陷，从而也就注定了它必将由另外一种新的制度类型取而代之。家庭医生制度的"先天性"缺陷表现在：第一，家庭医生制度服务供给的主体是公立医疗卫生机构，因而不可能形成有效的竞争机制。竞争是卫生服务提供者改进服务方式、提高服务质量的最有效手段。如果社区医疗机构以公立为主体，那就意味着政府在一个社区不可能建立足够数量的能够形成竞争的公立医疗机构，也意味着在一个社区内垄断性提供服务的公立医疗机构即使服务水平再低、服务质量再差也不会关门倒闭。没有竞争压力，也就没有了提高服务水平、改进医疗质量的动力，没有足以吸引社区居民的医疗服务技术和质量，社区居民又怎么可能接受社区首诊制？[①] 第二，家庭医生制度下的社区医生不是自由执业者，而仍然是事业单位序列内的固定执业者或多点执业者，这就表明当前的社区医生没有医疗机构的剩余控制权和剩余索取权，换句话讲，即没有收入分配自主权和用人自主权。如果没有收入自主权和用人自主权，社区医生何来积极性控制成本，同时努力做好服务以争取更多的社区居民签约首诊？[②] 第三，在家庭医生制度设计的全过程中，作为被服务对象的社区居民始终处于一个被动接受式的状态——被宣传签约、被代表意愿诉求、被选择服务，完全没有体现出公民参与性和主动性。脱离了社区的社会资本"软环境"和居民实际服务愿望需求的制度怎么可能调动起居民参与的积极性，签约服务对居民又怎么可能会有很强的吸引力呢？因此，基于以上三点质疑，我们有理由认为家庭医生制度发展前景必将是暗淡的，它也必将被一种更适合中国国情，更具科学合理、连续协调特性的社区医生和居民新契约服务所取代。

二、农村社区医生和居民服务关系的未来去向——"健康守护人"制度

　　2008 年的世界卫生报告认为，初级卫生保健服务的初始点应从医院及专科医师转移至贴近客户的全科初级保健中心，服务提供者与其所服务的

---

①② 朱恒鹏：《对社区医生的激励从何而来？》，《中国卫生》2013 年第 4 期。

农村基层医疗卫生机构运行机制研究

社区人们之间直接、持久的医患关系对于保证服务在不同时间和不同服务机构里的持续性有至关重要的意义。① 因此，我们不仅需要建立看病"守门人"制度，推广社区卫生服务的首诊制和转诊制，引导人们更多地在社区卫生服务机构中寻求门诊服务，更为根本和重要的是建立"健康守护人"制度。

"健康守护人"制度的设计应为：第一，乡镇卫生院及村卫生室由三人（通常包括一位全科医生、一位护士、一位预防保健人员）组成一个团队，该团队与当地农民在自愿的基础上签署家庭医生服务协议；一个团队负责为五六百户或一个自然村提供包括 24 小时电话、上门服务在内的连续的健康管理。第二，该团队提供服务的内容不仅包括常见病、多发病的诊疗和公共卫生服务，而且包括必要时为农民提供转诊服务，帮助患者转到合适的医院或科室就医并积极协助诊治；一旦患者病情稳定，指导患者转回基层医疗机构或家中进行后续观察和康复治疗。第三，通过医保付费制度引导农民患者首诊在基层医疗卫生机构，加大农民在基层首诊的医保支付力度，对于直接到大医院就诊者提高其自付比例；以后随着条件的成熟，逐步实行家庭医生团队强制性首诊制。第四，通过以"按人头付费"为主的综合性支付方式激励家庭医生团队吸引农民签约服务，并尽可能多地提供预防保健、健康咨询、健康教育之类的服务以维护签约农民的健康；转诊费包含于人头费当中并占一定比例，这样家庭医生团队就不会在没必要的情况下将患者转至大医院。第五，赋予农民"以脚投票"的权利，如果农民对所在签约团队的服务不满意，可以在下一年自由更换签约团队，做到"钱随病人走"。通过这样一种制度设计，可以在农民与医护人员之间建立起稳定的健康管理关系，从而为农民提供主动、持续、综合的健康管理服务。

"健康守护人"制度设计蕴含着以下基本要义：①自愿性。即农民与家庭医生团队之间签订协议完全建立在自愿的基础上，家庭医生团队靠完善的健康管理吸引农民参加，而不是为了追求签约率动用强制行政手段；实践一再证明，过度依赖行政动员往往会导致制度受众利益受损和"春办秋黄"。②激励性。对于农民患者，激励性体现在通过加大在基层医疗机

---

① 世界卫生组织：《2008 年世界卫生报告：初级卫生保健——过去重要，现在更重要》，人民卫生出版社 2008 年版，第 53 页。

构就医的新农合补偿比例引导农民更多地在基层寻求服务；对于家庭医生团队，激励性体现在通过改革新农合支付方式促使团队更好地维护农民的健康。③竞争性。农村基层家庭医生团队不应具有地域垄断性，农民可以对不同的服务团队进行比较并自由选择签约点。这需要两个前提：一是鼓励和支持社会力量包括私人村医组建或加入家庭医生团队，不应因所有制的不同把社会力量排除于制度之外；二是农民拥有自由选择服务团队的权利，这样可以经济性惩戒倒逼服务团队改善服务质量和服务方式。

有必要指出的是，"健康守护人"制度既不同于眼下在各地陆续试点的"全科医生团队服务"或"家庭医生式服务"，也不同于外国的"守门人"制度：第一，服务团队人员构成和服务内容侧重点不同。外国的家庭医生或单独执业或联合执业，人员构成为全科医生以及医疗社会工作者，强调提供个性化、综合性、连续性服务；我国的"健康守护人"则不但包括全科医生，还包括预防保健人员和护士，更强调分类集中、分工合作提供服务。第二，"守门人"制度实行强制性社区首诊制，即病人必须经由全科医生的首诊和转诊，方可接受专科医疗服务，否则就要自付昂贵的专家或医院服务；我国还不具备实施强制性首诊制的条件，通过医保付费制度的经济性激励引导农民在基层首诊似乎更为妥当。因此"健康守护人"制度是一种适合我国经济社会发展阶段和医改进程的制度选择，同时也是具有过渡性质的制度形式。

第六章 加强顶层设计，建立农村基层医疗卫生机构运行新机制

农村基层医疗卫生机构新机制建设是深化医药卫生体制改革的关键步骤，只有把运行新机制建设并巩固起来，保基本、强基层的各项政策才能真正落实并长期发挥作用。然而，巩固和完善农村基层医疗卫生机构运行新机制，仅仅依靠一些"即时性"的政策措施还远远不够，否则必然陷入"头疼医头、脚疼医脚"、治标不治本的窠臼。它离不开一系列体制机制建设作为制度支撑。具体来讲，农村基层医疗卫生机构运行新机制建设需要以"顶层设计"基本理论模式为引领，以实施综合改革为农村基层医疗卫生机构运行新机制建设的战略目标，以完善基本药物制度为新机制建设的实现路径，以构建民主参与机制为新机制建设的动力机制，以建立部门协调和领导负责制为新机制建设的组织保障。

第一节 顶层设计基本理论模式构建

在2011年"两会"上，温家宝同志所作的政府工作报告和提交审查的"十二五"规划纲要草案中均强调"必须以更大决心和勇气全面推进各领域改革"，并强调"要更加重视改革顶层设计和总体规划"。作为一个政治新词——"顶层设计"开始登场并受到广泛的关注与热议。

围绕顶层设计，讨论的关注点主要集中在以下几个方面：一是提出顶层设计的背景与意义；二是顶层设计概念内涵；三是顶层设计需要注意的一些问题；四是顶层设计战略实施步骤；五是顶层设计在某一领域（如社会管理创新、电子政务、高校发展、医疗信息化、公立医院改革等）的深化研究。但是，目前研究视角大都从经济、政治和社会政策的宏观背景或

具体实践措施展开，缺乏从理论上对顶层设计基本模式进行构建。科学构建顶层设计基本理论模式，对于全面深化改革、推动科学发展、促进社会和谐，具有重要意义。

在医改领域，转变基层医疗卫生机构运行机制、建立起"维护公益性、调动积极性、保障可持续"的运行新机制，是当前深化医药卫生体制改革的重要抓手和着力点。基层医疗卫生机构运行新机制建设，不但能够缓解人们反映强烈的"看病贵、看病难"问题，确保新医改按照"保基本、强基层、建机制"基本原则深入推进，而且对于举步维艰的公立医院改革具有先导和示范意义。因此，有必要以顶层设计思想为统领，加强和完善基层医疗卫生机构运行新机制建设。

顶层设计在社会发展和管理领域的运用，可以理解为政府"战略管理"。战略管理这一概念包含三个内涵：一是战略目标的规划与设计；二是战略过程的组织与控制；三是战略执行与实施。借鉴战略管理概念，我们认为顶层设计的基本模式包括四个模块：一是战略目标；二是实现路径；三是动力机制；四是组织保障。这四者之间的逻辑关系如图 6-1 所示。

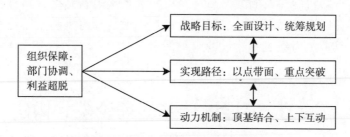

图 6-1 顶层设计基本理论模式逻辑关系

如图 6-1 所示，改革顶层设计首先需要明确确立一个全面、系统、科学的战略目标，以此作为统领凝聚各方合力推进改革的全面深入、可持续发展。然而整体推进并不意味着四面突击、"眉毛胡子一把抓"地平均分配和使用力量，而是要分清轻重缓急，找到改革切入点和重点作为优先启动步骤，进而带动整个改革齿轮有序转动。为了避免改革沦为口号化、使之具有滚滚向前推动的动力，要将加强顶层设计和"摸着石头过河"结合起来，凝聚广大基层群众的改革共识，从其首创精神当中获得灵感和创新。可见，改革顶层设计需要实现战略目标、实现路径和动力机制的三位一体：科学设计战略目标可以为改革引领方向，明智选择实现路径可以为改革铺路搭桥,构建动力机制则可以为改革涉"险滩"、破"藩篱"提供不竭动力源泉,使整体推进和重点突破相结合,使顶层设计和基层探索相对接。此外,在"利益部门化"的改革大背景下,顶层设计的设计及实施主体在中央层面应该是利益相对超脱、能够有效协调不同部门利益的更高级别领导组织,以此负责改革的总体设计、统筹协调、整体推进和督促落实;在地方层面应该是强调地方主要领导负责制,这样才能为顶层设计的各个环节和步骤提供强有力的组织保障。

一、战略目标:全面设计、统筹规划

从工程学角度来讲,顶层设计是一项工程"整体理念"的具体化。例如,要完成某一项大工程,就要实现理念一致、功能协调、结构统一、资源共享、部件标准化等系统论的方法,从全局视角出发,对项目的各个层次、要素进行统筹考虑。第二次世界大战前后,这一工程学概念被西方国家广泛应用于军事与社会管理领域,是政府统筹内外政策和制定国家发展战略的重要思维方法。过去30余年,我国改革开放进程选择了"摸着石头过河"路径,取得了令人瞩目的成功。但是,随着社会主义民主政治的发展,推进行政权力公开透明运行已经成为时代需求。改革就要从过去的"摸"转向透明的"设计",对改革总体思路、基本方向、最终目标、重大举措给出较完整的设计方案。[1]

改革局部化(或改革"碎片化")是当前改革实践中出现的一个问题。一些改革局部化设计、单方面推进,没有系统整体谋划,缺乏配套协调性。改革是系统工程,牵一发动全身,要系统设计。一个体系中的各种制度具有互补性,制度变革本质上应该整体推进,如果仅限于局部改革,很容易出现"拆东墙补西墙"的问题。因此,改革要明确最终目标、子系统或子目标及其先后顺序,注重各个环节的互动和连接。[2]

从目前改革与发展的实际情况出发,顶层设计这一概念的提出,是对科学发展观的丰富和完善,要求我们政府在改革与发展中必须从战略管理

① 马晓河:《科学理解更加重视改革顶层设计》,光明网,http://theory.gmw.cn/2011-08/16/content_2466595.html,2012年4月5日。
② 辜胜阻:《十二五改革重在顶层设计》,人民网,http://theory.people.com.cn/BIG5/14156728.html,2012年4月21日。

的高度统筹改革与发展的全局，以社会主义核心价值和科学发展的理念，为未来中国社会的发展谋划新的发展蓝图。改革顶层设计涵盖经济社会发展的各领域、各方面、各环节，具有全方位、多角度、立体式的特征。搞好改革顶层设计，需要立足全局和整体进行系统思考和统筹谋划。作为顶层设计，新的改革方案必须着眼于全局，突出系统性和前瞻性，致力于把各个方面、各个环节的改革按照其内在逻辑整合为一个有机的整体。

在当前，我们不仅要继续推进市场经济制度的改革与完善，而且要下大力气推进政治制度、社会制度、文化制度的改革，使整个社会处于一种协调发展、良性运行的状态。换句话说，必须全面推进各领域改革，推进各领域的制度建设，着力解决影响全面发展的体制机制问题，切实加强改革的顶层设计。

二、实现路径：以点带面、重点突破

顶层设计最为显著的特点是全面、系统，注重宏观谋划，且不忽略微观细节。从这个意义上讲，顶层设计属于"面"上的战略规划。接下来的问题是如何实施方案设计，是不分轻重缓急地"眉毛胡子一把抓"还是只顾一点不顾其余？辩证法告诉我们，在看待问题时既要坚持"两点论"，同时也要把握"重点论"。胡锦涛在2011年经济工作会议上曾指出，"要坚持统筹兼顾、突出重点，从党和国家全局出发，提高辩证思维水平、增强驾驭全局能力，把经济社会发展各领域各环节协调好，同时要抓住和解决牵动全局的主要工作、事关长远的重大问题、关系民生的紧迫任务"。这是指导顶层设计"面"与"点"关系的科学阐释。

顶层设计注重改革方案的系统性，同时也要抓住重点，通过"点上改革"带动"面上改革"。所谓改革的重点，应是那些具有全局效应、长远效应的事项或环节，这些领域的改革将为其他领域具体问题的破解开辟通途。[①]因此，改革顶层设计既要有通盘考虑也要有重点安排，既要有最终目标也要有阶段目标。应明确改革先后次序和重点任务，通过有计划、分步骤地组织实施，不断在重点领域和关键环节取得突破，直至实现最终目标。

改革顶层设计要在重点领域和关键环节有所突破，除了要在蓝图设

---

① 曾峻：《用顶层设计来深化改革》，《学习时报》2011年6月13日第5版。

计、制度平衡、政策协调性、战略性调整等方面取得实质性突破之外，一个基本的着力点就是要突破制约发展的体制机制性障碍和解决社会的深层次矛盾。换句话说，就是要解决影响社会和谐发展、公平公正发展、良性发展的"短板"问题，实现全面的体制机制创新。目前，我们提出"经济增长方式转型"这一带有体制性、全局性、根本性的问题，确实抓住了影响良性发展的"短板"问题。[①]

三、动力机制：顶基结合、上下互动

"顶层"这个概念可以从两个维度来理解。一是地理空间维度。虽然说"顶层"是个相对的概念，比如说中央相对于省是"顶层"、省相对于市县也是"顶层"，但无论哪个层级，它指的都是更高层次、更具权威并且利益相对超脱的主体。二是逻辑结构维度。"顶层"是指具有内在逻辑联系的有机体，要求把改革真正提升到制度、体制、机制建设的层面。系统化、制度化乃至法制化是"顶层"的应有之义，更能体现出"顶层"的蕴意和本质。因此，强调"顶层"并不必然排斥"基层"。相反，只有顶基结合、上下互动，才能使顶层设计获得不竭源头活水。

改革开放的一条重要经验，是鼓励基层组织和群众敢闯敢试。不能因为强调顶层设计，而限制基层组织和群众的探索创新。坚持上下互动，一方面要积极鼓励基层创新，基层应继续实践和探索，特别是一些特定区域要先试先行，积累改革经验；另一方面要及时总结和吸取基层创新的经验，将它们上升为全局的政策举措。顶层机构在时机成熟的时候也应积极改革，为基层改革的深度推进创造条件，使基层走出"下改上不改，最后改回来"的尴尬境地。有些地方在具体实践中出现了"改革基层化"现象，一些重要的改革仅仅停留在基层，难以上升到宏观层面或推广到全局，很多基层的改革探索，经常发生"人去政亡"的情况。另一种常见现象是"高层紧迫，基层积极，中层梗阻"。出现这些现象，问题就在于"自上而下"的路径和"自下而上"的路径没有很好对接。有必要通过"自上而下"和"自下而上"两种力量的对接，来突破"中层梗阻"。坚持"改革顶层设计"和"尊重群众首创精神"统一，通过"自上而下"和

---

① 竹立家：《改革需要什么样的顶层设计》，《人民论坛》2011年第3期。

"自下而上"两条改革路径的有效对接，才能有力推进各领域改革，使改革进程沿着正确方向前进。[①]

改革顶层设计要坚持"自上而下"的基本路径，也要重视"自下而上"的探索路径，其连接点是建立渠道通畅的利益表达机制和规范化的社会参与机制。这不仅能保证顶层设计的科学性，保证改革的顺利实施，而且能够实现对于公共权力的制约和监督。

四、组织保障：部门协调、利益超脱

顶层设计应该由谁来组织规划和实施？如今中央的权力大多分散于各个官僚机构和部门。中国尽管反对西方式的分权与制衡制度，但在实际层面，中央各个部门之间的互相制衡远较西方强。经济和政治等各方面的官僚既得利益因此有了长足的增长，它们往往各自为政。同时，因为党内民主和集体领导体制的出现，高层的权力也变得相当分散化。这容易使各方面的既得利益挟持改革议程，最终导致目前的"不改革"现状。[②]

另外还有一个突出表现是改革利益部门化。在改革实践过程中，某些主导改革、制定改革政策措施的部门，不从全局角度考虑，而从部门利益出发，改革政策措施倾向于维护部门既得利益、追求部门更大利益，这种现象实质上是"改革垄断"。这样的改革，不仅得不到社会普遍拥护，反而会产生新的社会利益矛盾。

在中央层面，对改革的设计必须落实到一个具体的部门。这是许多主张改革的人士呼吁恢复国家经济体制改革委员会（下称体改委）的原因。理论上说，体改委或类似改革机构相对超脱，在具体设计改革或向中央提政策建议时能够做到相对公正。但体改委的人员能否代表底层民众的利益，其实还是要打问号的。体改委是否有能力和意愿不受利益群体的诱惑，当他们基于社会公平而提出的政策建议与利益集团有冲突时，能否顶住压力，这些都是不确定的因素。即使体改委能够不惧压力，向高层提供基于社会利益的决策建议，但最后拍板者是高层领导。高层领导的改革决

---

① 李志昌：《加强改革顶层设计》，《社会科学报》2011 年 3 月 17 日第 3 版。
② 郑永年：《中国改革的顶层设计、地方动力和社会力量》，联合早报网，http://www.zaobao.com/forum/expert/zheng-yong-nian/story20110913-56434，2012 年 5 月 11 日。

心才是最关键的。必须警惕利益集团以各种名义反对不利于他们的改革。[①]
高层必须真正从全社会的整体和长远利益出发，协调各方利益。

顶层设计的主体应该是更高层次、更具权威并且利益相对超脱的。中央之所以提出要加强顶层设计，也许就是看到了步入深水区改革中出现的问题单靠地方、基层或某个部门已经无能为力，尤其是解决那些涉及深层次的体制机制问题，不但需要更大的决心和勇气，同时也需要得到高层的支持和推动。

第二节　建立农村基层医疗卫生机构运行新机制的制度支撑体系

在 2011 年公立医院改革试点工作会议上，前国务院医改办公室主任孙志刚强调，推进公立医院改革，要加强顶层设计。农村基层医疗卫生机构运行新机制建设同样离不开顶层设计，否则基层医改就会流于基层化、碎片化，或者异化为利益部门化、改革口号化。

基层医疗卫生机构是公立医院的重要组成部分和改革先行领域。基层医疗卫生机构新机制建设是深化医药卫生体制改革的关键步骤，是实现保基本、强基层的根本举措。只有把新机制建设并巩固起来，保基本、强基层的各项政策才能真正落实并长期发挥作用。

目前，农村基层医疗卫生机构"以药养医"机制已基本破除，但是"维护公益性、调动积极性、保障可持续"的运行新机制尚未建立起来。基层综合改革明显滞后于基本药物制度覆盖面的扩大。北京大学中国经济研究中心教授李玲评价我国正在实施的基本药物制度"就像是一匹小马拉着一辆大车"。集众望于一身的基本药物制度不仅制度设计本身存在不少弊端，更重要的是要认识到它并非一剂灵丹妙药，仅仅服用了它就可以治愈身染重疴的医疗卫生体制。如果我们不采取果断有效措施，扭转机制建设滞后局面，将严重影响医改的深入推进和实际效果。因此，加强改革顶层设计，推进与基本药物制度相配套的一系列体制机制综合改革，已成为

---

① 邓聿文：《顶层设计的困境和破解》，《南风窗》2011 年第 15 期。

当前十分紧迫的重要任务。

一、实施综合改革：农村基层医疗卫生机构运行新机制的战略目标

全面设计、统筹规划是顶层设计的显著特征和本质要求。基层医疗卫生机构运行新机制建设，必须进行系统、整体的规划和设计，把各个方面、各个环节的体制机制按照其内在逻辑整合为一个不可分割的有机体，否则就会导致改革局部化或碎片化。

"以药养医"机制是多年来基层医疗卫生机构重要的运行机制。这一机制导致基层医疗卫生机构偏离公益性方向。不彻底破除"以药养医"机制，就难以使基层医疗卫生机构回归公益性，难以从体制机制层面解决"看病贵、看病难"问题。"以药养医"机制在基层医疗卫生机构中起着枢纽作用，渗透到其机体的方方面面。[①] 要转变基层医疗卫生机构的运行机制，就必须进行以破除"以药养医"机制为核心的一系列体制机制的综合性、根本性变革。但是调查发现，一些基层医疗卫生机构只是简单地实行药品零差价销售，没有按照国务院补偿机制文件要求实施综合改革，机构仍旧在原有的体制机制下运行，"看病贵、看病难"问题没有得到有效解决，人们没有从中得到真正的方便和实惠。安徽省医改经验告诉我们，基层医疗卫生机构改革可谓"牵一发而动全身"，只有进行综合、系统、全面的改革，才能建立起新的体制机制。[②] 因此，推进与基本药物制度相配套的一系列体制机制综合改革势在必行。综合改革的内容包括以下几个方面：

1. 管理体制改革：管办分离与法人治理结构

公立医院管理体制改革涉及三个不同层次[③]：一是政府行政管理体制改革；二是医院组织改革（或医院治理改革）；三是医院内部管理体制改革。

（1）政府行政管理体制改革。政府行政管理体制改革包括两个层次，即对公立医院的行业监管或宏观管理（管办分离中的"管"）和对公立医院的

---

① 孙志刚：《重塑基层医疗卫生体制机制》，《求是》2010 年第 14 期。
② 孙志刚：《实施综合改革加快基层医改新机制建设》，《行政管理改革》2011 年第 10 期。
③ 蔡江南：《中国公立医院法人治理结构改革——基本理论与实现路径》，中国医改评论网，http://www.chinahealthreform.org/index.php/professor/caijiangnan/30-caijiangnan/1387-2011-08-11-07-43-44.html，2012 年 5 月 21 日。

运行管理或微观管理（管办分离中的"办"）。政府行政管理体制改革的实质就是实行"管办分离"，将对公立医院的微观管理权下放给医院本身，政府专注于公立医院的宏观管理。从世界范围来看，目前各国政府管理公立医院的模式可以分为两大类①：一类是政府直接管理公立医院（又称为"管办合一"模式）；另一类是政府间接管理公立医院（又称为"管办分离"模式）。"管办合一"模式中，"单一政府机构"又是非常典型的计划经济管理模式。我国绝大多数公立医院的管理模式基本上就属于这种类型。② 相对于"单一政府机构"的管理方式，"分离行政机构"代表了一种进步。对于脱离了直接管理医院的特定政府机构来说，它可以集中精力对医疗卫生事业和公立医院进行宏观监管。其地位和利益相对超脱，也有利于政府对整个医院系统进行全行业的监管。如加拿大和中国香港地区的公立医院管理方式就属于这种类型。"管办分离"模式根据公立医院的组织形式可以分为公立医院集团和单一医院法人两种具体的管理形式。公立医院集团管理，即政府通过整合的公立医院集团董事会，对公立医院进行间接管理。因此，这种模式也可以说成是在董事会（监事会）领导下的院长负责制。英国、澳大利亚和新加坡等国就组建了这样的公立医院集团。可是在美国、德国等国家，公立医院并没有重组成为医院集团，而是单个公立医院作为一个公共实体，在保证自身公立地位的同时，在法律上与政府脱钩，另外成立独立自主的管理委员会。政府通过管理委员会对医院的经营活动保持某种程度的控制权。总之，世界各国政府将公立医院的举办权和管理权分离，这是一个普遍的发展趋势。不同国家的不同之处在于，分离后医院的管理权流向了哪里？是流入另一个政府机构（或准政府机构），还是流入企业化的医院管理集团或医院本身？从各国的实践经验和教训来看，公立医院的管理权直接交给企业化的医院（或集团）来管理，更能够提高医院的经营效率，并且能够更好地满足病人和社会的需要。

　　由于我国长期以来的"管办合一"，暴露出来的弊端也很多，如公立医院产权主体缺位、职责分散和多层级多委托人的委托代理问题，以及公立医院缺乏明晰的权益界定，国有资产产权、政府监管权和法人经营权之

① 蔡江南、徐昕、封寿炎：《公立医院需要什么样的管办分离》，《中国医院院长》2008 年第 14 期。
② 不同之处在于，由于我国目前公立医院的收入主要靠自己创收，而不是来自政府预算，因此公立医院已享有相当程度的经济独立性。但是，我国公立医院离"独立经营的法人"还有很大距离，它不具备一些重要的经营管理权限，如人事权和定价权。

间存在缺位、越位和不到位等问题。因此，必须实行以"管办分离"为核心的政府行政管理体制改革，弱化其直接提供医疗卫生服务的微观管理职能，强化其在卫生筹资、监管等方面的宏观管理职能。另外，将分散在各个政府部门的政府职能集中统一，形成大卫生管理格局，使得对卫生行业的管理及对公立医院的管理更加统一有效。针对农村基层医疗卫生机构而言，政府行政管理体制改革方向应是改变在"公益性"幌子下不断加强其行政控制力的趋向，为捆绑在农村基层医疗卫生机构身上的各种行政性束缚松绑，还原其"带有公益特征"①的医疗卫生服务提供主体的身份和地位。另外，政府需要重点发挥作用的领域包括巩固和拓展新农合的覆盖面、提高保障范围和水平、完善医保付费机制建设；此外，通过加强监管来提高农村基层医疗卫生服务的供应能力，可以采用的监管手段包括合同考核制度、绩效指标体系和数据信息系统等。

（2）医院组织改革（或医院治理改革）。该层次改革的实质在于如何处理权力在政府（所有者）与医院（经营管理者）之间的划分。医院治理结构具体可以采取四种不同的组织形式：预算组织、自主组织、法人组织和私人组织。这四种组织形式之间的关系反映了医院的治理权从政府行政机构手里逐步下放给医院的不同程度，政府对于这些组织从直接管理逐步过渡到间接管理。当改革的方向从权力集中到权力分散时，又称为市场化的组织改革，具体表现为自主化、法人化和私有化三种方式。②

我国公立医院管理体制改革就是一种市场化的组织体制改革，涉及以上两种中间形式的医院组织形式，即自主组织（事业法人）和法人组织（公司法人）。目前我国的公立医院基本上处于预算组织与自主组织之间的状态，享有的自主权还非常不充分。③在经济上，公立医院享有相当大的自主权，主要靠自己创收而不是政府预算来生存和发展；但另外，在人事

---

① 需要引起注意的是，医疗卫生服务是否具有公益性特征，与医疗卫生机构是否具有公益性完全是两码事。公益性不是基层医疗卫生机构的天然属性，医疗卫生公益性也并不必然只能由公立医疗机构来实现。如果我们赋予医疗卫生公益性一个明晰的含义，那么它应该指的是基层医疗服务的普遍可及性（即居民看病方便）和可负担性（即居民看得起病）。根据这个定义，要实现医疗卫生服务的公益性，一是让医疗机构自主发展，切实增加医疗服务有效供给，解决看病难问题；二是让所有居民能够以可承受的价格看病，解决的是看病贵问题。从这个意义上看，关于公立医疗卫生机构"回归公益性"的说法是站不住脚的。
② ［英］亚历山大·S.普力克、［美］阿普里尔·哈丁：《卫生服务提供体系创新：公立医院法人化》，李卫平、王云屏、宋大平译，中国人民大学出版社2011年版，第29-32页。
③ 蔡江南：《我国公立医院治理结构改革的实现路径》，《中国卫生政策研究》2011年第10期。

权和其他一些重大管理权上又受到政府的很多约束和限制，无法真正发挥医院自我保护和管理的作用。因此，我国公立医院改革的方向是向自主组织和法人组织的转变。需要指出的是，自主化和法人化改革是程度不同的放权改革，并不存在孰优孰劣的问题，而是与国情适不适合的问题。因此，到底适用于哪种方式的改革应该从纵向的时间维度和横向的地理维度来衡量。从纵向的时间维度看，由于我国大多数公立医院还处在界于预算组织与自主组织之间的混合状态，政府监管的不充分与医院自主权的不充分并存；在这样的情况下，可以考虑分两个阶段循序渐进地推进公立医院治理结构改革，即自主化改革阶段和法人化改革阶段。从横向的地理纬度看，可以考虑在经济较为发达、公立医院数目较多的地区进行治理结构的法人化改革；在欠发达地区，由于管理人才不足，难以进行治理结构的法人化改革，应重点完善自主化改革，厘清政府和公立医院的责权关系。无论哪种方式的治理结构改革，其目的都是通过改善政府对公立医院的治理，在不损害公立医院社会功能的情况下提高公立医院的绩效。[1] 但是根据国际经验及发展趋向来看，自主化阶段改革为法人化阶段改革创造必要条件，建立公立医院法人治理结构是改革的正确方向和必然趋势，因而也是我国公立医院治理改革的制度目标和理性取向。

《关于公立医院改革试点的指导意见》提出，明确政府办医主体，科学界定所有者和管理者责权，探索建立以理事会为核心的多种形式的公立医院法人治理结构，明确在重大事项方面的职责，形成决策、执行、监督相互制衡的权力运行机制。鉴于管办分离的两种形式，设立公立医院理事会也对应有两种形式：一种是公立医院集团的理事会；一种是内置于公立医院作为独立的公共实体的理事会。作为最基层的公立医院，农村基层医疗卫生机构更适合采取第一种形式，即建立以县为单位的医院集团理事会。该理事会的主要职责是制定全县范围内的医疗卫生机构的总体经营策略，监督政策的执行情况。理事会由政府部门代表（如县政府、发展改革委、国资委、卫生、财政）、社会相关利益方的代表（如医院管理层、医保部门、专家学者等）和民意代表（如人大代表）组成，然后再由理事会和非执行理事通过公开招聘等方式选拔任命各医院院长，由其来负责医院的日常经营管理事务。医院集团理事会作为独立的法人实体，通过完善法

---

① 李卫平、黄二丹：《公立医院治理的制度选择》，《卫生经济研究》2010 年第 7 期。

人治理结构，实施资源共享、技术交流、成本控制等策略，从而达到提高医疗服务效率的目标。除了建立医院集团理事会，也须设立由政府各个有关部门代表、医疗卫生专业技术人员或卫生政策研究人员代表和当地医疗消费者代表等组成的监事会（医院本身的管理人员和职工不得担任监事会成员），负责监督审理医院理事会决议和监督医院管理层执行决策的情况。

（3）医院内部管理体制改革。医院内部管理体制改革的实质在于如何处理权力在医院内部各部门之间的分配，有效提高内部的管理绩效。改革的主要内容包括医院人事制度和收入分配机制改革。这些改革所要解决的就是通过建立有效的激励和约束机制提高医务人员的积极性，进而提高医疗服务的经济效益和社会效益。关于这一点，下面将具体展开论述。

2. 人事制度改革：全员劳动合同制

新医改方案提出，严格核定人员编制，实行人员聘用制，建立能进能出和激励有效的人力资源管理制度；方案还提出，稳步推动医院人员的合理流动，促进不同医疗机构之间人才的纵向和横向交流，研究探索注册医师多点执业。国家五部委联合制定的《关于公立医院改革试点的指导意见》也提出，建立健全以聘用制度和岗位管理制度为主要内容的人事管理制度。虽然新医改方案对于卫生事业人事制度改革着墨不多，但是作为公立医院改革的"最坚硬的内核"，建立什么样的用人机制始终是新医改无法回避的重大课题。尤其是新医改进入"深水区"以后，对于这一课题的破题显得越发迫切。

在基层医改中，各地纷纷效仿"安徽模式"，改革人事制度，建立竞争性的用人机制。① 总的来看，基层医疗卫生机构人事制度改革主要从两个方面展开：一是选好院长，进行公开公平竞争，择优聘任，并实行任期目标责任制；二是对医务人员和其他工作人员，根据岗位的要求，在核定资质之后，实行竞争上岗、全员聘用，建立能上能下、能进能出的用人机制。应该说，建立竞争性的用人机制，对于调动医务人员的积极性、改善人才队伍结构，具有积极意义。但是，由于上述改革仍旧是在行政化的事业单位管理体制之下进行的，用人竞争仅仅局限于事业单位编制的"鸟

① 较为典型的案例有：江西九江市在推进基层医疗卫生机构人事制度改革中构建"岗位能上能下、人员能进能出"的用人机制；广西壮族自治区实行"定编定岗不定人"的用人机制，打破铁饭碗；黑龙江省变身份管理为岗位管理，实施"全员聘用"，激活基层医改新动力；山东省乡镇卫生院实行"差额竞聘"，建立竞争性用人机制；等等。

笼"之内，从而导致改革的不彻底性。

李克强曾指出，公立医院改革要坚持"上下联动、内增活力、外加推力"的原则，着力推进体制机制创新。"内增活力"，就是要通过公立医院内部机制的调整，激发公立医院医务人员的积极性和动力；要使公立医院的活力激发出来，则必须转换公立医院人员的角色。如何转换角色，最重要的莫过于从行政化的单位人向职业化的社会人转变，从单向的被人调动到双向的自愿选择。[①] 要进行彻底的人事制度改革、有效调动起医务人员的积极性，正确的选择就是引入劳动力市场机制和人力资源管理制度，让医务人员成为自由执业者，让院长成为职业经理人。在医院管理者和医务人员角色转变的前提下，推动建立起全员劳动合同制。针对乡镇卫生院，其具体实施措施应为：

第一，切实落实乡镇卫生院的用人自主权。如今，乡镇卫生院的管理者对于工作人员的雇用、解雇、升职和报酬缺乏控制权。政府办乡镇卫生院在性质上属于事业单位。事业单位中的"编制内"或"正式工"的数量是以地方政府的行政决定为基础的，涉及计划部门（关于岗位数量）、人事部门（关于流动和升职）和卫生部门（部门管理责任），几乎不考虑实际的工作需要。对于正式工管理的僵硬规定，使得乡镇卫生院管理者难以做出一些有关员工规模和技能组合的关键决定，造成人员需要和人事安排相脱节。同时，也限制了乡镇卫生院管理者对部分工作人员的奖惩安排。因此，有必要提高乡镇医疗机构管理者在人事方面的自主权，由乡镇卫生院根据实际情况自主确定定编定岗，并逐步过渡到取消对乡镇卫生院的行政性人事编制管理。

第二，推动"多点执业"，实现医务人员的自由流动。对于医务人员来说，新医改最大的突破在于多点执业的合法化。多点执业的合法化，不但能够使医生们靠自己的医术获取较高的收入，方便患者就近接受诊疗服务，更重要的是医生的身份性质将发生重大变革——医生们不再是"国家干部"，而成为自由执业者；由此乡镇卫生院行政化的事业单位体制将出现一个缺口，计划体制时期遗留下来的人事制度将发生重大变革，转型为

① 刘国恩：《搜狐—长策医改论坛嘉宾发言和问答实录》，中国医改评论网，http://www.china-healthreform.org/index.php/latestnews/news/1-teamnews/1457-2012-01-12-03-13-14.html，2012年5月30日。

市场化的人力资源管理体系。① 因此，多点执业的实质就是要解放医生，使乡镇卫生院不能把医生当成独有资产控制起来，从而实现医生无论是纵向上还是横向上的自由流动。尤其需要强调的是，多点执业并不是"点对点"的关系，而是"点对面"的关系，是一个人与一个团队的内在一体关系。针对农村社区来说，多点执业就是要在农村基层建立以专家名医为旗帜的医疗团队，通过医疗团队把大量常见病、多发病和慢性病患者留在基层处置，同时把真正的重危病人选送到上级医院诊疗。

第三，充分实现养老等社会保障的社会化。不少医务人员之所以留恋"国家干部"的身份，不仅是由于残存着陈旧的等级观念，更重要的还在于这个身份能带来高福利和高社会保障水平。打破社会保障的单位制，实现养老、医疗等社会保障的社会化，能够为包括乡镇卫生院在内的事业单位体制改革扫除障碍。尤其针对一些在竞聘中的落聘人员，除要妥善安置分流外，社会化的社会保障方式也能够解除他们的后顾之忧。

人事制度改革赋予乡镇卫生院用人自主权，而要真正发挥人事自主权带来的积极作用，推动卫生院劳动生产率提高，还必须实行强激励性的收入分配制度。

3. 收入分配改革：强激励分配机制

新医改方案指出，完善分配激励机制，实行以服务质量及岗位工作量为主的综合绩效考核和岗位绩效工资制度。《关于公立医院改革试点的指导意见》提出，合理确定医务人员待遇，完善人员绩效考核制度，实行岗位绩效工资制度，充分调动医务人员的积极性。《国务院办公厅关于建立健全基层医疗卫生机构补偿机制的意见》（以下简称《意见》）进一步指出，在绩效考核的基础上对经常性收支差额予以补助，改革分配机制和管理体制，体现多劳多得，贯彻执行以服务质量和数量为核心、以岗位责任与绩效为基础的管理理念。可见，为体现出分配机制的"激励性"，新一轮基层医改更加倚重"考核"工具——根据管理绩效、基本医疗和公共卫生服务的数量和质量、服务对象满意度、居民健康状况改善等指标对基层医疗卫生机构进行综合量化考核，并将考核结果与资金安排和拨付挂钩。目的在于坚持多劳多得、优绩优酬，合理拉开收入差距。概括起来说，就是要对基层医疗卫生机构实行"三核"，即"核定任务、核定收支、绩效考核

---

① 顾昕：《解放医生：医疗服务行政化的突破口》，《瞭望东方周刊》2009 年第 18 期。

补助”的激励约束机制。

需要特别注意的是，《意见》提到，"具备条件的地区可以实行'收支两条线'，基层医疗服务等收入全额上缴，开展基层医疗和公共卫生服务所需的经常性支出由政府核定并全额安排"。也即是说，《意见》对于实行"收支两条线"管理持谨慎态度，并没有鼓励地方大面积铺开实施。可是，在各地基层医改的实践当中，以安徽为代表的大多数省份已大张旗鼓实行"收支两条线"。[1] 应当说，"收支两条线"做法固然可以隔断医生"以药养医"的逐利冲动，但是由于它缺乏有效激励的天然不足，无法打破"平均主义和大锅饭"怪圈。对此，早在 2009 年"两会"期间，前卫生部副部长就已明确指出，实行"收支两条线"改革将回到计划经济医院的老路上去，将不能保证医疗行业的积极性、创造性和竞争性，改革将走入死胡同。顾昕认为，这套以"三核"为核心的补偿模式，必然导致平均主义和大锅饭现象重现；"收支两条线"本质上是一种计划经济，难逃失败的命运。[2]

如果说"全额收支两条线"的思路在竞争不可能或者不充分的地区可以适用于城乡社区卫生服务体系，那么"差额收支两条线"的思路则是完全不现实的。因为要实行"差额收支两条线"，必须至少要满足以下条件：一是绩效考核体系科学。"收支两条线"的难点就是如何建立激励机制。如果采用医疗质量、投诉率、治愈率、病人满意率等作为考核指标，由于很多指标属于隐形指标，很难达到科学的程度；更何况考核指标设计者面对的是各式各样的不同医疗机构和形形色色的不同科室，考核指标很难适应不同机构和科室的多样化需求。二是政府行政部门在绩效考核时信息对称。假设绩效考核指标体系非常科学，在对医生进行绩效考核时政府行政部门将面临严重的信息不对称问题，往往使行政化考核流于形式。比如，现有考核手段很难真正衡量出医务人员之间细微的绩效差别，以及很难通过行政手段在收入分配上真正反映出绩效的差别。由于信息不对称，行政部门也就没有办法对医务人员进行有效的绩效考核。三是政府对于绩效考

---

[1] "收支两条线"有两种形式，即"全额收支两条线"和"差额收支两条线"。前者是指公立医疗机构的收入全部上缴政府，其支出由政府下拨；后者指政府对公立医疗机构实行核定收支、以收定支、超收上缴、差额补助的财务管理方式。当前在各地风靡一时的"收支两条线"基本上采取的是后一种形式，即"差额收支两条线"。
[2] 戴廉：《"最彻底医改"迷路》，《新世纪》2011 年第 50 期。

核工作动力十足。政府对医生的考核是典型的花别人钱为别人办事的行为，行政人员缺乏积极性把考核工作认真做好。以上三条要想全部满足几乎是不可能的。况且，这里假定政府行政管理者及其选定的考核者全部都是廉洁公正人士。但是，这样的游戏规则无疑赋予了政府行政部门极大的权力，也就会给他们带来危险的诱惑，凭空拓展了大量寻租的空间。如果实施"收支两条线"改革，政府将成为最大"院长"，医院要用钱、用多少都是政府说了算，可能带来权力寻租与腐败，医院院长则会把主要精力放在讨好政府官员上，而不是用心经营医院。

如果"差额收支两条线"在公立医院付诸实践，至少会导致如下四大严重后果①：一是核定收支无可能。公立医疗机构数量多、类型多样，政府机构整天对它们进行核定收支，需要大量的人力物力，根本毫无现实可能性。二是成本控制无动力。由于医疗机构永远比政府掌握更多关于医疗服务、医疗器械、药品和患者的信息，因此"合理的成本"会越来越高。三是服务改善不积极。反正超收要上缴、差额有补贴，医疗机构旱涝保收，也就完全没有多大的积极性来改善服务、提高医术、追求创新。四是发展壮大受限制。医疗机构即使有心要发展壮大，也要受制于卫生行政部门的审批。

激励理论表明，激励机制也是一个筛选机制，能力高者及愿意努力工作者倾向于选择强激励方案，而能力弱者及更愿意工作安稳者倾向于选择弱激励方案。公立医疗机构中的行政等级制度使得留在基层医疗机构的医生必然是最差的医生；"收支两条线"及与之如影随形的"定岗定编定工资标准"导致的弱激励机制又会进一步挤走好医生，同时抑制医生努力提高自身业务、努力工作的积极性。②

因此，若要基层医疗卫生机构和医务人员形成一种强激励分配机制，首先需要放开准入限制，形成自由执业的、以私营诊所为主体的初级医疗卫生服务供给格局。提供包括公共卫生服务在内的初级卫生保健的全科医生以个体或合伙执业为主体，这样其收入与提供服务的数量和质量密切相关，从而能够保证收入激励的灵活有效性。为了解决这种强激励分配机制

① 中国经济体制改革研究会医改课题组：《收支两条线：公立医疗机构的行政化死路》，《中国医改评论》2009 年第 2 期。

② 朱恒鹏：《基层医改的逻辑》，中国医改评论网，http://www.chinahealthreform.org/index.php/professor/zhuhengpeng/33-zhuhengpeng/1454-2012-01-12-02-49-53.html，2012 年 6 月 3 日。

之下医务人员可能存在的过度医疗问题，以下两味"药方"显然不可或缺：一是赋予患者"用手投票"和"用脚投票"的权利。"用手投票"的权利也就是患者用货币为医疗服务标价的权利。当患者拥有这种用货币投票的权利时，那些成本低、质量高的医疗机构及医生就能够吸引到更多的患者，得到更好的价格，从而获得更多的盈利，这就使得医疗机构及医生有降低成本、提高质量的内在动力。"用脚投票"则是患者拥有自由选择就医的权利。如果有多个医疗机构可供选择，那么一旦一家医疗机构价格过高或者质量太差，患者就会选择别的医疗机构或医生。这就使得医疗机构和医生有降低成本、改善质量的内在压力。二是医保方通过选择使用适宜的支付方式来调节经济激励。比如，可以采取以按人头付费为主的混合支付方式，这样医疗机构和医生就会有所激励、多提供健康教育、预防保健之类的服务来维护居民的健康，获取更多的人头费。

4. 补偿机制改革：以医保支付为主的多渠道补偿

我国公立医院的收入主要来自三个渠道：一是政府财政直接补偿；二是医疗保险支付；三是患者自付部分。后两个部分的收入来源属于市场化的收入来源，需要医院通过提供医疗服务和产品来获得。公立医院补偿机制的问题实际上是医保支付、患者自付和政府补偿三者的比重关系问题。

在医疗保障体系相对比较健全的国家，医疗机构日常运营的成本主要由医保支付来补偿，其次由患者自付来补偿。医保支付与患者自付的相对比重，取决于不同国家医疗保障的水平。对于基本设施、设备等资本投入，几乎所有的国家政府对此都有一定的补贴。政府补贴的对象也并不限于公立医疗机构，也包括民营非营利性医疗机构，甚至在某些情况下对营利性医疗机构也有一定的补贴。在实现了全民医疗保障的国家和地区，医疗机构的日常运营成本主要靠医保支付来补偿，极少部分靠患者自付；为了提升医疗机构的服务能力，政府会通过公共预算过程，对某些医疗机构的资本投入给予一定的补偿。①

在 2012 年全国"两会"上，温家宝同志宣告"全民医保体系初步形成"，我国已步入全民医保时代。在这样的时代背景下，借鉴国际经验，我国公立医院补偿机制需要进行三个方面的改革：一是政府财政直接补偿方式改革；二是医疗保险支付方式改革；三是医疗价格形成机制改革。公

---

① 顾昕、余晖：《公立医院补偿长效机制研究》，《中国市场》2011 年第 42 期。

立医院补偿机制改革的关键在于医保支付究竟应该占多大比重，以及医保付费方式如何选择。[1]

（1）政府财政直接补偿方式改革。政府财政直接补偿部分目前所占医院收入的比重很小（近年来这一比例维持在8%左右），并且这种为数不多的财政补偿也主要投入在了在编人员的基本收入和退休人员的养老金上。因此，改革的方向是在保持现有政府补偿水平的前提下，让政府财政补偿人员经费脱钩，而与医院承担的社会公益性服务挂钩，同时根据医疗卫生发展的需要，对医院的基本建设和大型设备的投资给予补偿。相对于创收能力较强的二级、三级公立医院来说，乡镇卫生院的自我筹资能力较弱，尤其是实施基本药物零差率之后，乡镇卫生院面临着非常大的收支缺口，因而也更为依赖政府财政补助。据北京大学中国卫生发展研究中心的统计，2007~2010年，财政补助收入占乡镇卫生院的总收入比例在提高，中心乡镇卫生院、一般乡镇卫生院分别提高12.4%和13.3%，达到33.6%和38.3%。但是，由于乡镇卫生院历史欠账较多、短时间内很难从根本上完成对体系的完善，乡镇卫生院可持续发展能力仍然较为脆弱。[2]可以认为，如果仍然维持目前的财政投入结构，那么再多的财政补助也无法让乡镇卫生院充满生机和活力。理性的选择应该是变财政预算为政府购买，由政府购买乡镇卫生院提供的基本医疗和公共卫生等公益性医疗卫生服务。另外，为了增进乡镇卫生院的服务提供能力，还需要在硬件和软件两个方面进行补偿：在硬件上补偿乡镇卫生院基本建设和设备购买支出，在软件上补偿以全科医生培养为主的人才培养支出。

（2）医疗保险支付方式改革。除了向医院提供直接补偿所采取的"补供方"形式外，政府财政还可以采取"补需方"的形式通过支持医疗保险支付方式来间接地补偿医院。随着医疗保险覆盖面的扩大和保险程度的提高，医疗保险支付在医院收入中的比重越来越大，而患者个人自付的部分则在相应减少。截至2010年，医保支付占公立医院业务收入的比重达64.2%。根据国务院发布的"十二五"医改规划要求，到2015年，职工医保、城镇居民医保、新农合政策范围内住院费用支付比例均达到75%左

---

[1] 顾昕：《流行学术偏向令公立医院身陷泥潭》，《中国医院院长》2011年第22期。
[2] 北京大学中国卫生发展研究中心："医改对基层卫生机构功能和人力资源能力影响评价研究"，北京大学中国卫生发展研究中心网站，http://www.cchds.pku.edu.cn/index.php/zh/research/58-2010-10-29-08-34-00，2013年11月23日。

右；后两种医保门诊统筹覆盖所有统筹地区，支付比例提高到 50% 以上。医疗卫生服务的主要付费者是医保机构，医保支付方式对于影响医院的行为也将发挥越来越大的作用。

除了提高医保支付的比重、降低患者的自付水平，更为关键的一点是改革医保支付方式，让补偿标准和水平更具有可控性和可预见性。这一点实际上也成为我国城乡医保体系近年来的工作重心之一。人力资源和社会保障部在 2011 年 6 月发布指导性文件（即《关于进一步推进医疗保险付费方式改革的意见》），推进医保付费改革。在 2012 年全国卫生工作会议上，原卫生部部长陈竺表示要把支付制度改革作为体制机制改革的关键抓手，大力推进。关于医保支付制度改革，前面曾建议建立起混合支付制度，此处不做重复。

（3）医疗价格形成机制改革。医保支付改革需要 3~5 年的时间效果才能显现，达到医保机构、医疗机构和患者三方的平衡。为了遏制眼下公立医院药价虚高、医疗费用飞涨的问题，作为过渡性的办法，应进行医疗价格形成机制改革。我国长期以来的医疗卫生价格体系实行高度行政化的集中控制，人为地将医疗服务价格定价低于其成本，使得医院被迫从药品和检查收入中获得补偿，最终形成了广受诟病的"以药养医"机制。医疗服务价格与药品、检查价格之间的扭曲必须得到调整和纠正，需要改革价格形成机制。应当改革由政府单方面行政定价的机制，形成有医疗服务方参与的社会协商定价机制。根据医疗成本的变化，考虑医疗服务供求双方的利益，对医疗价格继续进行不断的调整。[①]

在农村基层医疗卫生机构，理顺价格机制的一个着力点是提高医疗服务价格。农村基层医疗卫生机构因取消药品加成减少的收入，理应通过提高偏低的医疗服务价格来获得补偿。如果医疗服务价格收费合理，能够弥补服务成本开支，甚至略高于服务成本，那么农村基层医疗卫生机构就不存在基本药物零差率销售后的补偿难题。[②] 但为了避免"拆东墙、补西墙"的社会质疑，调整后新增的费用绝大部分可由医保基金来补偿。《国务院办公厅关于建立健全基层医疗卫生机构补偿机制的意见》对此创造性地提出，将基层医疗卫生机构现有的挂号费、诊查费、注射费以及药事服务费

---

① 蔡江南：《我国公立医院治理结构改革的实现路径》，《中国卫生政策研究》2011 年第 10 期。
② 刘军民：《药品零差率的综合补偿之道》，《中国卫生》2010 年第 6 期。

成本合并为一般诊疗费，在不增加群众现有负担的前提下，合理确定医保支付比例。调整合并设立一般诊疗费并纳入医保支付范围，不但理顺了现有医疗服务价格、药品和检查价格之间的扭曲局面，而且在不增加患者自付额的前提下弥补了基层医疗卫生机构药品零差率销售所导致的收支不平衡，进一步增强了基层医疗卫生机构补偿机制的稳定性和可持续性。因而有利于调动基层医疗机构、医务人员的积极性以及促使基本药物制度顺利推进。

5. 基本药物采购改革：市场化的集中采购机制

这是实施基本药物制度的关键环节，也是对药品生产流通秩序、药品供应配送方式、政府监管模式的一场深层次变革（下面将详细论及，此处不做赘述）。

以上五项机制建设是推动农村基层综合改革的核心内容。同时，还要建立城市大医院与农村基层医疗机构的协作机制，逐步构建基层首诊、分级诊疗、双向转诊的医疗服务新模式，积极推进医保经办管理、人才培养等体制机制改革。加强扶持村卫生室的发展，采取多种方式调动村医的积极性，确保农村医疗服务体系的"网底"不破。

二、建立市场化集中采购机制：农村基层医疗卫生机构运行新机制的实现路径

依照顶层设计思想，基层医疗卫生机构运行新机制建设除了要进行"面"上的实施综合改革，同时也要抓住建设中的重点，通过"点"上改革带动"面"上改革，这个"点"就是基本药物制度。

新医改方案明确指出，加快建立以国家基本药物制度为基础的药品供应保障体系，保障人民群众安全用药。2009~2011 年深化医药卫生体制五项重点改革实施方案也指出，建立科学合理的基本药物目录遴选调整管理机制和供应保障体系，将基本药物全部纳入医保药品报销目录。截至2011 年底，全国政府办基层医疗卫生机构已实现基层药物制度全覆盖。

基本药物制度在基层医疗卫生机构实行药品零差率销售，剑指"以药养医"这一痼疾，是缓解人们"看病贵、看病难"问题的一剂猛药。由此受到地方政府的青睐和人们的欢迎，成为近期医药卫生体制改革的重点和难点。然而，自基本药物制度实施以来，不少地方人们看病用药负担减轻

的程度并不明显。其中一个主要原因在于基本药物招标采购存在不规范现象，致使基本药品价格没有有效、合理地下降。据河南省鲁山县调查发现，该地招标采购不规范现象较为普遍：10%的被调查对象反映不规范现象很严重和比较严重，57%认为不规范现象一般严重，认为不严重和不存在该现象的为6%和12%。调查中甚至发现乡镇卫生院出现了招标后价格比招标前还要高的现象。药品招标的对象是药品配送企业，而不是药品生产企业，这是致使招标后药品价格不降反升的主要症结。另外，部分药品存在断供、缺货情况。在被调查对象中，认为药品断供、缺货较为严重的比例是22%，认为有断供、缺货情况但不影响看病用药的为65%，而认为不存在这类情况的仅为3%。

建立药品招标采购机制是实施基本药物制度的关键环节，它决定着药品价格能否有效降低、药品质量和供应能否得到充分保障。为确保基本药物制度顺利实施，2010年11月，国务院办公厅印发了《建立和规范政府办基层医疗卫生机构基本药物采购机制的指导意见》（国办56号文）。其总体思路是：对实施基本药物制度的政府办基层医疗卫生机构使用的基本药物（包括各省区市增补品种）实行以省（区、市）为单位集中采购、统一配送；坚持政府主导与市场机制相结合，发挥集中批量采购优势，招标和采购结合，签订购销合同，一次完成采购全过程，最大限度地降低采购成本，促进基本药物生产和供应。"意见"中的创新性举措和亮点主要包括：一是明确采购责任主体，由省级卫生行政部门确定的采购机构作为采购主体负责基本药物采购。二是坚持量价挂钩，通过编制采购计划，明确采购数量（暂无法确定数量的采用单一货源承诺方式），实现一次完成采购全过程。三是质量优先，价格合理。采取"双信封"招标方式，确保信誉高、质量好、供货能力强的企业参与竞争。集中采购价格原则上不得高于市场实际购销价格，确保采购价格合理。四是严格执行诚信记录和信息公开制度，从制度和机制上营造公开、公平和公正的采购环境。① 目前，各地积极实施新的招标采购办法，并在此基础上进行各种新的尝试。借鉴国内外关于基本药物招标采购的实践和探索，尤其是世界卫生组织基本药物采购基本经验，我国基本药物采购的路径选择应是建立市场化集

---

① 《国务院医改办公室负责人就建立规范基本药物采购机制发布答记者问》，国家发展改革委网，http://www.gov.cn/zwhd/2010-12/09/content_1762018.htm，2012年6月12日。

中采购模式。

根据国际经验，基本药物制度的供应体系共有四种模式①：一是分散化采购，医疗机构根据目录自行组织基本药物的采购和配送；二是市场化集中采购，使用基本药物的医疗机构基于市场竞争自发选择各种集中采购配送模式；三是政府集中采购，政府定期进行基本药物的集中采购，然后将配送外包给公立或民营机构；四是垄断性公共供应，公共部门垄断基本药物的生产、采购和配送。由于第一种模式交易成本高、效率较低，如今已被集中采购模式所取代。第四种模式曾经在计划经济体制下盛行，至今只在极少数实行计划经济体制的国家中残存，在众多英文国际文献中几乎不被提及。第三种模式在具有公共医疗保障体系的国家中得到部分实行，但是政府集中采购会造成采购者的垄断，由此导致腐败和低效率。第二种模式（即市场化集中采购模式）则是世界各国改革基本药物供应保障体系的主要选择。世界卫生组织认为，建立基本药物供应保障体系的组织原则应该是：处理好公共部门和私人部门之间的平衡，鼓励药品生产和配送体系中的公私混合（Public-private Mix），在公共部门实施药品良好采购规范（Good Pharmaceutical Procurement Practices），充分发挥私人部门从事公共卫生事业的效率作用，发挥集中化体制（Centralized System）中的规模经济作用。同时，一个良好的供应体系，必须能够保证有效地使用政府购买药品的资金，并使国民获得最大限度的可及性。②更进一步，世界卫生组织在 2004 年的世界卫生报告中指出，"公共—私人—NGO 混合的思路（Public-private-NGO Mix Approach）"是为越来越多的国家所采用的政策选择。③可见，无论是国际趋势还是来自世界卫生组织的建议，均清晰指向市场化集中采购模式。建立市场化集中采购机制，需要着重从采购主体、采购方式和途径、采购质量保障以及监督管理等方面进行制度构建。

1. 采购主体多元化

我国医疗机构的药品集中采购主体经历了从医疗机构为主到卫生行政

① 中国经济体制改革研究会医改课题组：《医保机构 vs 卫生行政部门：谁来实行基本药物的集中采购》，《中国医改评论》2008 年第 11 期。
② WHO, *How to Develop and Implement a National Drug Policy*: *Guidelines for Developing National Drug Policies*, Geneva: World Health Organization, 1988, pp.41–46.
③ WHO, *Equitable Access to Essential Medicines*: *A Framework for Collective Action*, *Policy Perspectives on Medicines*, Geneva: World Health Organization, 2004, p.6.

部门为主导的历史过程。[①]首先从以往政府采购招标的经验来看，如果由卫生行政部门作为采购主体，代替医疗机构等招标单位进行采购，最容易发生的问题就是二者间的相互包庇、权责不清，发生扯皮现象。[②]其次，卫生行政部门集中采购不但握有强大的购买垄断力，而且拥有行政权力，如果缺少科学、公正、透明的程序以及强有力的监管，则容易发生腐败和寻租行为。最后，从两者的委托代理关系来看，以卫生行政部门为采购主体，采购的单位不是付费单位，它缺乏采购性价比高的药物的激励和动机。此外，在"管办不分"的情况下，卫生行政部门与医疗机构是"一家人"（有人曾把二者之间的关系形象地比喻为"老子"和"儿子"），它仍是医疗机构的利益代表；从药品市场上买卖双方的实力对比来看，医药企业的卖方劣势地位依然没有多大改善。因此，以卫生行政部门为主导与以医疗机构为主体的采购没有本质的区别，二者都不适合作为采购的主体。

那么，谁才是基本药物采购的合适主体呢？由于基本药物的最终消费者是患者，而患者的药物费用绝大部分来自于医疗保险部门（尤其是在我国已经步入"全民医保"的时代背景下，2012年医保政策范围内住院医疗费用支付比例将提高到70%以上），因而按照"谁采购谁付费"的采购原理，医保部门才适合承担采购主体的任务。如果由医保部门作为集中采购的采购主体，由于它是采购药品费用的最终埋单者，自然会对要购买的药品进行精挑细选，保障支付的每一分钱都物有所值。它不但关心药品的价格，更关心药品的质量。这是由于如果药品的性价比不高，反而会造成患者医药费用的增加，医保部门的支出也会随之增加。因此，由医保部门进行采购会使药品价格和质量得到较好的平衡。[③]从长远来看，随着"以药养医"机制的破除和新的运行机制的建立，医疗卫生机构会将精力放在如何提高服务质量吸引患者上，它会主动采购性价比高的药物，所以可以重

---

① 2009年新医改方案提出基本药物的集中采购由政府主导，并未具体制定哪个部门作为主导部门；2010年《建立和规范政府办基层医疗卫生机构基本药物采购机制的指导意见》明确采购责任主体是由省级卫生行政部门确定的采购机构（采购机构在各地的称呼不尽相同，但大都冠以"省药物采购服务中心"之名，"中心"是隶属于各省卫生厅的事业单位）。可见，当前的集中采购就其性质而言仍属于卫生行政部门为主导的政府集中采购。

② 晓丘：《当心集中采购"异形"》，《医药经济报》2009年3月30日第11版。

③ 刘庆婧：《我国基本药物集中采购制度分析》，硕士学位论文，天津大学，2010年，第34页。

新恢复其采购主体的身份。除了医疗机构，保险机构、流通企业或消费者协会等组织也可以扮演优秀代理人的角色，呈现出采购主体的多元化模式。

2. 采购方式和途径多样化

国家基本药物目录确定了 307 种基本药物，各地根据当地实际和群众用药习惯增补了部分药品种类（从增补目录数量看，增补最少的仅 64 种，最多的达 381 种，增补目录差异性比较明显）。根据基本药品的需求特点及药品生产供应的市场状况，并区分基本药物的不同情况，采取不同的采购方式。国际上运用于药品采购的主要方式有四种，即公开招标、邀请招标、竞争性谈判采购及直接采购。不同的采购方式各有其优势与不足，使用条件也不尽相同（见表 6-1）。公开招标采购是我国集中采购的主导方式。邀请招标是对公开招标的补充，在投标人较少、产品购买困难时可采用该方式进行采购，以满足医疗机构对价低、量小的抢救药品的需求。谈判采购是在公开招标中投标产品是独家时常采用的一种采购方式，在谈判时以一个区域（如一个省）的量作为基数，可以获得比单一医疗机构更多的折扣。直接采购（或直接挂网），是在经过多个招标采购周期后，价格较为稳定的药品或部分常用药、廉价药采取的一种采购方式。采购方式的多样性，可以满足不同使用条件下选择不同采购方式的要求，是深化和完善药品集中采购制度的主要内容之一。

表 6-1 不同药品采购方式的比较

采购方式	优点	缺点
公开招标	投标者众多 易获得较低价格 新竞争者易进入	招标、评标工作量大 供应商选择和质量控制难度大
邀请招标	投标者相对较少 价格较低 供应商需要资格预审 质量容易控制	投标者少，选择面有限 缺乏平等竞争，价格竞争不能得到充分实现
谈判采购	供应商较有名气 评审工作较少	价格相对较高
直接采购	简单、快捷	价格较高

资料来源：WHO, *Practical guildelines on pharmaceutical procurement for countries with small procurement agencies*, Manila: World Health Organization, 2002, pp.1-64.

此外，有必要参照香港特区的做法①，采用多种采购途径，满足临床需求。目前政策要求全部基本药物品种都要签订合同，但实际上用量较小、价格便宜、用量不稳定的药品各省全年的使用量难于估计和统计，签订合同意义不大。建议由各省结合实际情况，按照"80：20规则"，对采购金额占总金额80%左右的药品（品种数约占20%）实行合同采购管理；对采购金额占20%左右的药品（品种数约占80%）由省级招标机构确定采购价，与药品生产企业形成采购手册，医疗机构按照采购手册实行非合约采购；对介于上述采购金额之间的药品，由省级招标机构提供全省估算用量作为供货商报价及供货预算的参考，采用邀请招标、谈判采购等方式，实行非合约采购。②

3. 采购药品质量保障全程化

《医药经济报》在2010年4月面向200多家药品企业做了一份有关药品招标热点问题的问卷。其中的问题四是："您认为药品招标过程中药品中标评审依据重要性排序？"有76.6%的受访企业选择了质量，远远超过价格、企业规模、GMP标准③和企业信誉等评价标准，排在第一位。2012年"两会"前夕，中国化学制药协会收集整理《2012年制药行业全国人大代表、政协委员提案（素材）》，收录了全行业最关注的十大问题。其中《关于完善我国基本药物招标采购制度的建议》被编为"头号"提案，其

---

① 中国香港根据支出金额的大小，分为三种药品采购途径：一是对每年支出超过100万港元、用量稳定、可承诺使用量的药品采用"中央"供应合同采购；二是对每年支出介于5万~100万港元的药品采用"中央"统筹报价的采购方式；三是对每年支出低于5万港元的药品依从采购与物料管理手册由医院直接采购。香港采购药品支出金额与数目所占的份额符合"80：20规则"。"中央"供应合同采购药品数目为821种（26%），支出金额为26.8169亿元（81.1%）；"中央"统筹报价（直接采购）为709种（22.5%），支出金额为4.1874亿元（12.7%）；医院直接采购为1445种（45.8%），支出金额为1.9814亿元（6.0%）；其他为180种（5.7%），支出金额为682万元（0.2%）。采购支出结果按照"抓大放小"的原则，80%以上的支出金额通过"中央"供应合同完成。
② 闫峻峰：《香港特区药物采购策略与内地基本药物采购机制比较》，《中国药房》2011年第20期。
③ GMP即Good Manufacturing Practice，是一种特别注重制造过程中产品质量与卫生安全的自主性管理制度。它是一套适用于制药、食品等行业的强制性标准，要求企业从原料、人员、设施设备、生产过程、包装运输、质量控制等方面按国家有关法规达到卫生质量要求，形成一套可操作的作业规范帮助企业改善卫生环境，及时发现生产过程中存在的问题，加以改善。

核心内容就是要求改革"双信封"制中的"唯低价是取"。[①] 该建议称"唯低价是取"忽略了药品的基本属性,而这将给药品的生产使用造成严重的安全隐患,使基本药物市场出现"劣币驱逐良币"的现象。如何保障基本药物的质量安全及百姓的用药安全,不仅是医药行业的最大关注点,同时也是社会各界关注的焦点。那么怎样才能使"国办56号文"提出的基本药物采购遵循"质量优先、价格合理"原则落到实处呢?这就需要改革和完善"双信封"招标制度,在基本药物招标采购时引入临床评价指标,在使用时加强日常监管以及发生不良行为时进行市场清退。也就是说,对基本药物的事前筛选环节到事中的使用以及事后的纠错环节,建立基本药物质量安全的全方位、全程化保障体系。

(1)招标采购引入临床评价指标。药品质量的主要评价指标有两种:一种是质量层次指标,另一种是临床评价指标。质量层次指标通常是各地比较通用的指标,源于2001年原卫生部发布的《医疗机构药品集中招标采购工作规范》。该文件将通用名相同的投标药品分为专利保护期内的专利药品、优质优价中成药、GMP认证药品和非GMP认证药品四类。随着药品认证种类的增多,质量层次分类中逐渐加入了其他名称认证的药品。该指标虽然简单易行,只需将药品对应进入各自的质量层次,就可以按照预先设好的分值得出其质量类型的分数,但是在实践中存在不少问题。其中一个就是该指标不适合基本药物。基本药物都是临床使用多年、具有一定临床经验的仿制药品,而高价的原研药、优质优价药等不被纳入基本药物的范畴。因此基本药物的质量按照原研药、专利药的区分是毫无意义的。

对于基本药物而言,重要的是采购到最具性价比的药品,即临床效果好而价格相对低廉的药品。在评价基本药物成本效果分析中,其效果包括了临床评价和安全评价。由于基本药物的用药都是具有多年临床经验的药品,因此从临床指标进行评价来判断其药品质量比质量层次指标更具有可

---

① 来自医药行业的全国人大代表、政协委员在讨论中一致认为,"双信封"招标制度存在三大危害:一是畸低的基本药物中标价格直接冲击药品质量安全底线,使人民的健康权益保障遭遇严重风险,也影响基本药物的政策生产供应;二是"唯低价是取"的做法不能反映生产成本波动趋势,也没有给企业留足合理利润空间,背离市场规律,威胁国内部分以基本药物生产为基础兼以创新发展为动力的优秀制药企业的生存和发展;三是低价招标方式诱导的低于成本中标的行为严重扰乱市场竞争秩序,削弱我国医药产业的核心竞争力(参见张东风:《双信封制不应违背市场法则》,《中国中医药报》2012年3月9日第7版)。

信度。这种评价方法与药物经济学对药品进行成本效用分析时对效用所包含的指标维度的定义是相同的。因此，采用药物经济学的评价对于基本药物的质量评定大有裨益。[1] 如果用药物经济学评价的指标来为药品质量工作服务，在全国建立起统一的科学评价体系，那么各地在进行药品集中采购的质量筛选时将有章可循。

相对于质量层次指标，临床评价指标是更加适宜和科学的指标。引入适宜、科学的指标意义在于在对药品质量筛选时能有一个好的评判依据，并不意味着它能够解决药品质量不高的问题。药品的质量是生产出来的，而不是招标招出来的；药品质量不高的问题也不是因为招标而产生的，也不会因为招标而消失。集中招标采购的实质是将需求集中起来，采用批量作价的方式，实现产品购买价格的降低。但是在一些地方，招标采购对质量的控制演变成了对质量标准的区分，甚至成为价格的尺度，这事实上等于让招标承受了难以承受之重。要保障基本药物的质量，还需在坚持科学的指标前提下建立监管和惩治机制。

（2）建立全方位、全程化监管机制。医疗卫生领域的监管主要回答三个问题，即监管机构（谁来监管）、监管对象（监管什么）和如何监管。具体到基本药物而言，要保障药品质量，建立起日常监管和市场清退机制，也需要从这三个方面着手。

一是"由谁来监管？"监管主体除了政府机构——药品监督管理部门和各省药物采购服务中心，还包括其委托的独立评估机构（如医保经办机构、医师协会等）进行外部监管；此外，赋予公众监督权，建立畅通、便捷的药品质量监督与反馈渠道，使药品质量问题时刻暴露于公众"雪亮的眼睛"之下。

二是"监管什么？"不但要加强对于药品生产企业的日常监管和GMP的飞行检查力度，使其按照质量要求生产中标基本药物，而且要加强药品经营企业基本药物配送的日常监管，使其按GSP[2]要求及时供应中标基本药物。

三是"如何监管？"完善基本药物电子监管系统，利用药品电子监管

---

[1] 刘庆婧：《我国基本药物集中采购制度分析》，硕士学位论文，天津大学，2010年，第39页。

[2] GSP 即 Good Supplying Practice，被称为"药品经营质量管理规范"。它是指在药品流通过程中，针对计划采购、购进验收、储存、销售及售后服务等环节而制定的保证药品符合质量标准的一项管理制度。其核心是通过严格的管理制度来约束企业的行为，对药品经营全过程进行质量控制，保证向用户提供优质的药品。

网和基本药物信息条形码，实行中标基本药物的动态、实时和全过程监管。不但省级药品监管部门要加强对基本药物质量的抽检，而且要充分利用临床信息，收集医生、药师和患者的意见，接受社会监督。关于监管结果，对严格保证基本药品生产质量的药品生产企业和及时配送药品的经营企业实施奖励（包括物质上的和精神上的奖励）；对出现供应质量不达标或供应不及时的企业，建立不良记录公示及市场清退制度。

三、构建民众参与机制：农村基层医疗卫生机构运行新机制的动力机制

改革顶层设计需要坚持上下互动关系，积极鼓励基层创新，及时总结和吸取基层创新的经验。基层医疗卫生机构运行新机制的建立乃至医改的成功，一方面离不开"自上而下"的改革顶层设计，另一方面也取决于"自下而上"的群众创造性和积极性，两者的连接点是建立渠道通畅的利益表达机制和规范化的社会参与机制。[1]

1. 加强信息在服务供需方之间的双向流动

加强信息在服务供给方和需求方之间的双向流动是改善卫生服务提供问责的关键。要提供有效的卫生服务，关键取决于所有利益相关者之间的信息流动。[2] 首先是从农民到地方政府和卫生服务提供者的信息流动。地方政府和卫生服务提供者的工作必须对农民的需求和期望做出反应，而且要评估卫生服务所产生的实际效果。因此，政府和卫生服务提供者必须从农民那里获取他们对卫生服务的优先顺序、偏好和对有关服务评价的信息。其次是从政府和卫生服务提供者到农民的信息流动。信息不能是单向的，政府和卫生服务提供者收集和分析的数据要与农民们分享，这是提供有效的卫生服务的关键。

我国在实践中推行信息公开的做法越来越普遍，从村级的行政事务到上级政府的一些政策规定，如乡村的信息公告栏，乡村卫生院公布药品价

---

① 在这里，我们需要区分两个不同的概念：参与服务提供与参与治理。新医改方案中提到的"鼓励社会参与"意指政府之外的民营医疗卫生机构提供卫生服务，换句话讲，是参与服务和竞争；而我们这里提到的社会参与（或民众参与）是指社区居民在社区卫生服务计划、管理、监督和评价等环节发挥作用。

② 世界银行东亚与太平洋地区：《改善农村公共服务》，中信出版社 2008 年版，第 67 页。

格等。在许多案例中，信息公开都产生了正面的结果。例如，规划国际（Plan International）在陕西资助了一个卫生项目，村委会通过村民会议、信息公告栏和项目信息小册子等向村民公布项目信息，信息公开对动员当地人民的参与和提高他们对公共卫生活动的认识起到了重要的作用。

2. 提升农民的组织化程度

提升农民的组织化程度是从深层次上解决农村卫生服务供给问题的前提和基础。把分散的、缺乏有机联系的农民组织起来，纳入政治、经济和社会大体系，可以改变现有社会力量的对比关系，从而有效改变政府在卫生服务供给中的目标函数和约束条件。研究证明，农民的组织化程度越低，政府与分散的小农户群体的对话成本越高。农村基层民主化程度越低，农民对政府的信任度越低，农村卫生服务的监督成本越高。鼓励农民建立自治组织，维护自身的健康权益，就可能通过卫生服务的民主参与推进农村基层民主制度建设。公共产品制度建设应该和农村基层民主制度建设统一起来，以民主制度的发展推进农民参与的深化和制度化。[①]

农民的组织化形式可以是多样化的，它既可以是体制内的组织化形式，也可以形成体制外的组织化形式。根据国内外民众卫生参与的相关经验，体制内的组织化通常包括两种模式：一是"自上而下参与"模式，由农民推选代表或行政管理机构指定和选择农民参加新型农村合作医疗等管理机构，代表农民参与新型农村合作医疗运行等相关事务。该模式具有浓厚的自上而下的行政色彩，在我国目前的新型农村合作医疗中，采取的就是这种模式。在这种组织模式中，分散的农民有了自己的代言人——农民代表，农民代表具有"聚焦利益"的功能，使得农民具有一定的组织化程度。二是"自下而上参与"模式，英国海外发展署管理与透明基金会项目在浙江创建社区卫生委员会试点。作为政府主导下的非政府组织，社区卫生委员会的组织结构包括乡镇政府分管领导、社区工作人员、医务人员、残联和妇联代表、社区居民等。社区卫生委员会作为基层卫生服务管理的一种公众参与机制，通过建立自下而上的卫生系统社情民意沟通渠道和社区卫生监督体系，让社区居民参与基层卫生的决策和管理，改变了自上而

① 刘义强：《建构农民需求导向的公共产品供给制度——基于一项全国农村公共产品需求问卷调查的分析》，《华中师范大学学报》（人文社会科学版）2006 年第 2 期。

下的传统卫生管理模式。①

　　体制外的组织化也包括两种模式：一是"集体参与"模式，农民建立独立的自治组织（如农民医疗合作社或者农民健康合作社），以集体行动的方式参与各种事务，维护农民的共同利益。这种组织模式不仅具有独立性和自治性，而且具有较高的组织化程度。中国社会科学院社会政策研究中心在陕西省洛川县旧县镇的"农村社区卫生服务试验"中，建立了独立的"农民医疗合作社"。农村合作医疗组织由三个层次构成：底层为农医合代表，中层为农医合小组，上层是镇农医合代表会。村农医合代表收集农民意见反映给农医合小组，镇农医合代表会汇总各个农医合小组收集的农民意见，代表全体社员与镇卫生院交涉，监督社区卫生服务中心的药品进货渠道、药品价格等。这样，镇卫生院和社区卫生服务站的行为就被置于广大"消费者"的监督之下。农民自治组织的监督形成对镇卫生院和社区服务站必须提升服务质量的压力。二是"个体参与"模式，农民以分散的个体（个人或家庭）名义进行参与活动。在这种参与活动中，反映的是个体问题，追求的是个体利益，提出的是个体意见，表达的是个体心声，维护的是个体利益。因此，这种模式是组织化程度最低的组织模式。

　　以上四种组织化模式各有优劣，我们不能抽象地断定哪一种模式最好或最差，而是需要通过社会实践来检验。四种组织模式在实践中的具体运用，需要引进和考虑空间和时间两个变量。从空间的角度，可以同时在不同的地理空间进行四种模式的试验，通过试验比较各种模式在实践中的实际效果，以确定哪一种组织模式更合适，或者在不同的地理空间实行不同的组织模式。②从时间的角度，可以根据农民民主参与意识和参与技能的逐渐提高，实现组织化程度由低到高的转变（即由"个体参与"模式向"集体参与"模式转变），实现民主化程度由低到高的转变（即由"自上而下参与"模式向"自下而上参与"模式转变）。

---

① 世界卫生组织在1989年的工作报告中把社区参与分为两种模式：一种是作为手段的参与，另一种是作为目的的参与。前者又被称为"自上而下"的参与，它是由规划者和医务人员决定卫生服务的目标，然后说服社区居民主动参与，社区的参与限于提供经济和社会资源，已完成既定的目标和提供参考意见；后者又被称为"自下而上"的参与，它认为参与是一个过程，在这个过程中，参与本身就是目标，群众的参与是为了让他们为自己的发展承担更多的责任，为此需要赋予他们相关的技能、知识和经验。Susan Rifkin认为，两种参与模式都是必要的和有益的，关键是要培养与新的理念和方法相适应的技术和态度；要具体情况具体分析，不要追求普遍适用的模式。
② 毕天云：《新型农村合作医疗制度中农民参与的组织模式探析》，《贵州社会科学》2008年第12期。

3. 制定农民参与的决策咨询策略

大至医改这类宏观的、全国范围的医疗卫生体制的政策制定过程，小到农村社区卫生资源规划、基层医疗卫生机构治理等政策制定过程，都应将农民纳入卫生政策过程并使之成为基本主体，使得农民参与成为医疗卫生公共政策过程的基本要素。然而，这需要一个基础性的前提，就是参与环境的创造。引入农民参与这个新的合作伙伴，需要一个包容和接纳的过程和环境。在这个包容和接纳过程中，政府部门、卫生服务提供者、社会组织、卫生服务消费者是重要的利益相关者。让利益相关者理解社会参与所带来的好处，并在各自利益中寻找各方认同的共识。成功的参与过程必须在利益相关者之间捕获到"价值的交集"，并在合作和协商过程中分享这个共同的价值。

联合国亚太地区经济和社会委员会提出了鼓励参与的四个递进步骤：一是信息收集，通过系统化的数据采集和信息分析过程，对直接影响健康的社会、文化、经济因素进行深入分析，并提出建议；二是信息分发，把信息分发给每个利益相关者，目的是分享信息和传播理念；三是开展咨询，卫生计划的决策者听取各个利益相关者的观点，在正式实施前完善设计，或在实施过程中进行必要的修正；四是直接参与，把制度化的咨询活动扩展到受卫生服务计划影响的群体，让这些群体直接参与决策过程，成为计划设计、实施和评价的合作伙伴。当然，各地的参与方式要尊重当地的具体情况，并结合需要讨论问题的性质。[①] 参与的方式还可以更加具体化，如采用不同的途径对不同的利益相关者进行咨询时，可以采用咨询矩阵的方式（见表6-2），做出周密的咨询计划。

表6-2 不同利益相关者咨询和参与的方式

利益相关者	咨询和参与方式							
	管理委员会成员	咨询委员会成员	独立咨询	焦点小组讨论	调查	研讨文章	征询建议	论坛/公共会议
消费者		√		√	√	√	√	√
照顾者		√		√	√	√	√	√
消费者用户集团	√	√				√	√	√

① 杨辉、Shane Thomas：《公民社会参与社区卫生服务的治理》，《中国全科医学》2007年第3期。

续表

利益相关者	咨询和参与方式							
	管理委员会成员	咨询委员会成员	独立咨询	焦点小组讨论	调查	研讨文章	征询建议	论坛/公共会议
照顾者用户集团		√	√			√	√	√
医务工作人员		√		√		√	√	
服务的管理者		√	√			√	√	
服务的资助者	√		√			√	√	

资料来源：Shane Thomas, Involving Key Informants in Program Planning, Designing and Evaluation, 1995. http://www.latrobe.edu.au/chp/MHA/PDE/PDE-modules/PDE-unit-02-（CN）.html.

4. 建立农民参与的监督和评估制度

在我国农村，由于信息不对称，主动权往往掌握在医生和服务提供者手里，服务的使用者——农民——基本上处于"失语"状态，只能"逆来顺受"。农民作为分散的个体，难以对卫生机构和医生的服务态度、质量和价格做出监督和制约，只能靠卫生机构及医生的自觉和自律，这不仅是市场失灵的主要原因，也是政府失灵的原因之一。即便政府设立了专业监督机构，如果没有来自消费者的参与，没有准确可靠的信息，这种监督也不会奏效，甚至还发生政府和卫生机构两者之间因利益关系达成某种"共谋"的情况。最难达成"共谋"关系的是"生产者"和"消费者"群体，因为两者的利益不一致。因此，从根本上讲，"消费者"群体对于卫生人员的监督才是治本之策。①

按照公共服务的"问责三角形"，强化公共服务问责机制的主要措施包括：一是完善公共服务提供机构的内部治理机制。二是改善政府和公共服务提供者之间的问责关系。三是赋予客户权利。使公众参与到公共服务提供的监督评估过程中来，是赋予客户权利的一种方式。参与式监督和评估（Participatory Monitoring & Evaluation）要求客户作为主要的利益相关者和积极的参加者参与进来，与其他利益相关者合作制定对公共服务的优先

---

① 杨团：《农村卫生服务体系建设》，《中国社会保障发展报告》，社会科学文献出版社2007年版，第296页。

需求、发现问题、制定备选方案、讨论解决方案、监督和评估结果。[1] 我们还可以因地制宜地使用"公民表"、"计分卡"和"排名表"等工具来对卫生服务提供者进行比较（"公民表"中包含明确的关于卫生服务标准的提供者承诺；"计分卡"可以根据目标绩效标准和/或人们对服务质量的看法评估卫生服务提供者；"排名表"则把医院等服务提供者按计分卡成绩排名）。

四、建立部门协调与领导负责制：农村基层医疗卫生机构运行新机制的组织保障

顶层设计应由更高层次、更具权威并且利益相对超脱的机构来组织规划与实施，这样才能保证规划和设计的科学性、全局性和公正性，才能保证其得以顺利实施和推行。基层医疗卫生机构运行新机制的组织管理体系建设应当确保横向协调有力和纵向权能合理划分。

1. "做实"医改办——横向协调有力

多部门分工管理是新医改的现实格局。目前，我国医疗卫生管理职能较为分散，直接参与卫生行政管理的政府部分多达十多个，部门之间责权不清、协调困难、效率低下。为了防止由于部分之间的利益冲突而导致相关政策不能有效出台，或者由于缺乏部门协调而导致相关政策的综合效能不高，一种思路是在现行格局下，国家有必要设立一个高于现有级别的医疗卫生体制改革领导机构，以加强各部门之间的协调，统筹安排医疗保障、医疗卫生体制和医药生产及流通体制改革的各项工作。只有成立了专门的改革协调委员会，才能保障医疗卫生体制改革不受部门利益左右，不因缺乏部门合作和协调而失效。[2] 另一种思路是建立统一的医疗卫生行政主管部门，改变多头管理、责权不清晰、不统一、统筹协调不力的局面；形成大部门统一领导、大部门内部各机构分工负责、精简高效的医疗卫生管理和监督体系。"大部制"改革不仅体现为机构合并，更要在机制上实现责权一致和统筹协调。[3]

---

① 世界银行：《中国：深化事业单位改革　改善公共服务提供》，中信出版社 2005 年版，第 61 页。

② 郑功成：《中国社会保障改革与发展战略：理念、目标与行动方案》，人民出版社 2008 年版，第223 页。

③ 李玲：《健康强国：李玲话医改》，北京大学出版社 2010 年版，第 183 页。

在当前条件下，一个较为现实的选择是"做实"医改办。① 为了推进医改，国务院成立了以国家发改委等 16 个部门参加的深化医药卫生体制改革部际协调工作小组（后改为国务院深化医药卫生体制改革领导小组），下设办公室便是国务院医改办。深化医药卫生体制改革部际协调工作小组属于国务院议事协调机构，医改办则是这个议事协调机构的办事机构，其实质属于"临时性机构"。由于医改覆盖全局，牵涉众多利益、众多部门，工作也绝非"临时"就可完成，如果它总作为一个临时机构从各个部门抽调人员开展工作，也没有独立预算能力，会使工作协调面临诸多障碍，也让抽调而来的工作人员心态不稳。因此，医改办成为常设机构很有必要。基于此，2010 年 6 月中央机构编制委员会办公室批复了医改办的机构和编制。这意味着医改办有了"正式户口"，成为一个设在国家发改委的常设机构。在部门利益之争已成医改最大阻碍的背景下，医改办"做实"，今后协调各部委利益时将更加游刃有余，而其对地方医改的督导力度也将更加大刀阔斧。

仿照国务院医改办，各地也纷纷设置了医改办。地方医改办大都以发改委作为牵头单位，从财政局、卫生局、人力资源和社会保障局等相关职能部门抽调人员组成临时办事机构。然而在调查中发现有三个现象值得重视：第一，大多数地方医改办尚无"正式户口"，仍属于临时议事机构。由于缺乏独立的编制、财力和人员保障，临时抽调人员仍是"各为其主"，分别代表其所在机构的利益和意志来"讨价还价"，这样，作为医改办基本特征之一的"利益超脱"属性便大打折扣。第二，有些县市医改办不仅属于临时拼凑的"草台班子"，其牵头部门竟然是卫生局，牵头人是卫生局长。如果说地方发改委尚或多或少可以保持"利益中性"，那么卫生部门毫无疑问当属部门利益已然固化的"局中人"，"利益超脱"更是无从谈起；尤为关键的是，由于卫生行政部门与其下属公立医疗卫生机构存在微妙的"父子"关系，卫生行政部门会更有能力偏袒和庇护作为改革对象的公立医疗卫生机构，"管办分开"原则岂不成了一纸空文？第三，即便地

---

① 这样会不可避免带有"因事设办"这一中国独特政治逻辑的遗风，并由此带来机构、编制、人员、财政支出膨胀上升等不利因素。但是，被称为"社会政策的珠穆朗玛峰"——医改比其他社会改革更加复杂困难，更是由于"大部制"改革尚处于起步阶段，缺乏一个合适的医改实施主体；因此，设立医改办成为现实条件下一个较为现实的选择。

方医改办有了"名分"且做到"利益超脱"，由于行政级别比卫生局、财政局、人力资源和社会保障局等局委还要低半格，医改办也很难对高起高坐的局委进行指挥协调。"协调不动，也协调不了"，这几乎是地方医改办共同面临的苦衷。

为避免地方医改办沦为"稻草人"，我们不妨从以下三个方面展开努力：一是为地方医改办"落户"，由临时议事机构变为正式统筹协调机构。事实上这项工作在有些地方（如山东省、湖北省等）已经实施。医改办的身份由虚变实，可以更好地发挥统筹协调职能。二是将所有地方的医改办统一设在发改委，医改办主任一职由发改委领导或由更高级别的领导兼任。虽然我们无法保证发改委没有自身的利益诉求，但是相对于其他部门而言，发改委利益相对超脱，这在当今利益博弈复杂化、利益格局部门化的现实环境下，应该是一个次优选择。三是在行政级别上为医改办升格，即使一时不能达到比其他部门更高层次的行政设置，最起码要保证与相关协调部门平起平坐，这样才能保证协调工作顺畅开展。

2. 地方领导负责制——纵向权能合理划分

在医改进程中，各方力量对医改的态度是反应不一。代表人民利益的中央政府大力主导、强力推进；与医改命运休戚相关的老百姓翘首以盼、热烈拥护；广大医务人员态度暧昧——一方面既要求变革现状，另一方面又担心自身利益受损，所以总体缺乏"积极性"。态度最为复杂的恐怕要属地方政府了：不少地方政府既迫于压力不得不进行改革，又缺乏改革的内生动力，被医改"洪流"裹挟着蹒跚而行。造成地方政府这种纠结态度的原因不一而足：既有地方政府改革理念与利益诉求的价值偏差，又有改革能力和承受力的现实制约，还包括中央和地方政府权力和职能划分不尽合理等因素。

从国际经验来看，即使在医疗卫生领域分权程度很高的国家，全国医疗卫生的总体规划、对医疗卫生服务标准的制定和检查、对医药行业的管理和监督等都是联邦政府或中央政府的责任。然而，部分卫生投入责任、大多数医疗卫生服务提供责任仍有赖于地方政府来承担。马斯格雷夫（Musgrave）的财政分权理论表明，不同层次的公共产品由不同级别的政府来提供。其中，属于全国性的公共产品需要中央政府提供，而那些属于区域性的公共产品，则应当由地方政府提供。奥茨（Oates）的"分权定理"进一步表明，让地方政府将一个帕累托有效的产出量提供给它们各自的选民，则总是要比由中央政府向全体选民提供任何特定的并且一致的产出量有效得多。因为与中央政府相比，地方政府更接近自己的公众，更了解其所管辖区选民的效用与需求。同样，我国地方政府对于当地的实际医疗卫生服务需求有更多的了解，能够结合当地的实际情况，为本辖区居民提供基本医疗服务担负起不可替代的责任。问题的关键在于如何合理划分中央政府与地方政府之间的权力和职能？

首先，中央和地方政府卫生投入责任合理划分。新医改方案提出，要按照分级负担的原则合理划分中央和地方各级政府卫生投入责任。地方政府承担主要责任，中央政府主要对国家免疫规划、跨地区的重大传染疾病预防控制等公共卫生、城乡居民的基本医疗保障以及有关公立医疗卫生机构建设等给予补助。这就意味着在医改当中地方政府需要有大量的投入，而大量投入自然会影响、降低地方政府的经济创收，这也是地方政府缺乏医改积极性的重要原因。个别地方政府甚至可能会对新医改政策进行各种变通，或弄虚作假。如果地方政府的投入不能及时到位，再好的医改政策，没了财政支持，终会成为空谈。因此要实行地方政府卫生公共投入责任制，将地方政府投入责任纳入地方政府的政绩考察范围，以此推动地方政府责无旁贷地履行卫生公共投入责任。对于卫生投入存在困难的地区，加大中央、省级财政对这些地区的专项转移支付力度。

其次，要认识到卫生投入仅仅是政府需要承担的责任之一，推进新机制建设，必须建立强有力的领导机制，形成分工明确、紧密配合、上下联动、定期督察的推进机制。从当前医改推进情况看，凡是领导高度重视、抓得得力的地方，医改进展都比较顺畅，医改任务完成也较为出色。如青海省不断强化组织领导，创新工作机制，建立"一把手"负责制，坚持做到"六个亲自"，强化医改行政问责，实行"一票否决"，推动医改工作取得了明显成效，全面完成了医改重点任务，实现了改革的预期目标，群众享受到了医改带来的实惠。新机制建设的主战场在基层，任务的落实靠基层，最后受益的也是基层。实践证明，只要县级主要领导认识提高、责任落实、工作到位，新机制建设就一定可以取得成功。县级主要领导必须切实担当起组织者、协调者，集中全力推动各项改革尽快到位。

需要指出的是，合理划分中央和地方政府权能、强化地方主要领导负责制，能够在很大程度上保证医改政策在地方层面得到落实，确保改革进展顺利。但是，这种外在压力可能无法把地方政府有创造性地开展医改工作的热情和积极性激发出来。为培育地方政府主动开展改革的内生动力，还至少需要在以下三个方面进行努力：一是培育地方政府的"大民生"政治意识和责任意识，要认识到"权为民所用、情为民所系、利为民所谋"绝非一句空洞的政治口号，而是要树立正确牢固的民生观，把民生视为政府一切工作的出发点和落脚点。二是与之相关，改变事实上形成的"自上而下"的权力来源向度，重新赋予广大民众"用手投票"和"用脚投票"的权利，形成"自上而下"的行政任命和考核权与"自下而上"的民众参与和监督权双向度赋权的格局。三是以新一轮国务院机构改革为契机，地方政府在进行机构改革的同时转变施政模式。围绕"简政放权"原则，大幅缩小政府的行政干预范围，减少政府对微观业务和活动的直接干预，为束缚基层医改的各种不当行政干预"松绑"。毫无疑问，这是我们面临的一个时代大课题，需要在以后进一步加以研究。

结　语

　　截至 2011 年底，我国基层医改基本完成，并取得"四提高、一降低"的成效（即城乡居民基本医疗保障水平提高、基本公共卫生服务均等化水平提高、基层医疗服务能力提高和基层医疗服务效率提高，基本药物价格明显下降）。从 2012 年开始，我国医改沿着由基层机构到县级医院，再到省（市）级医院自下而上的改革方向把"主战场"转移至县级及以上医疗卫生机构。

　　新医改以来，中国政府卫生新增投入资金有针对性地用于公共卫生服务供给、卫生基础设施建设、初级卫生保健人员培训、补贴居民加入社会医疗保险，以及建立内部机制以影响对不同地区和目标弱势人群（如低收入老人、儿童和妇女）的资源再分配。① 但是应该认识到，由于受到医疗卫生服务浪费、低效率、低质量及缺乏合格卫生人力且分布不均等因素的阻碍，要将所投入的资金和医疗保险的高覆盖率最终转化为具有良好成本—效果的服务并非易事。国际权威期刊《柳叶刀》最近一项针对 2003~2011 年中国医疗卫生服务的可及性及经济保护变化趋势的横断面研究显示，虽然自 2003 年以来卫生服务的可及性和应用方面有了显著改善，但是大规模的政府和社会卫生投入并没有显示出对灾难性医疗支出的发生起到强有力的保护作用②，农村家庭卫生支出比例和灾难性医疗卫生支出发生比例更为严重。

　　所以应该认识到，基层医改的基本完成并不意味着基层医疗卫生机构运行机制已彻底转变，并不能掩盖新运行机制建设滞后的现实。正是基于

---

① Winne Chi-Man Yip, William C. Hsiao, Wen Chen, et al., Early Appraisal of China's Huge and Complex Health-care Reforms, *The Lancet*, Vol.379, 2012, pp.833-842.

② Qun Meng, Ling Xu, Yaoguang Zhang, et al., Trends in access to Health Services and Financial Protection in China Between 2003 and 2011: A Cross-sectional Study, *The Lancet*, Vol.379, 2012, pp.805-814.

农村基层医疗卫生机构运行机制研究

这个认识，"十二五"医改规划三项重点改革之一是"巩固和完善基本药物制度和基层运行新机制"。实际上，目前我国基层医疗卫生机构正处于新旧运行机制转换的关键时期："以药养医"机制已基本破除，而"维护公益性、调动积极性、保障可持续"的运行新机制尚未建立起来。新机制建设滞后，不仅会对基层综合改革产生严重影响，而且将影响医改进一步推进和可持续发展。当前农村基层医疗卫生机构在运行中出现的一些问题——农民看病就医负担减轻不明显，公共卫生服务的有效性不明确，农民就医流向显现向县级及以上大医院的逆转趋势，乡镇卫生工作者缺乏提供上门服务、主动服务的积极性，都是机制建设滞后这一根源的外在体现。因此，加快基层医疗卫生机构运行新机制建设，推进与基本药物制度相配套的一系列体制机制综合改革，显得尤为重要和迫切。

公立医院改革是医改之关键，事关整个医改成败。但是自新医改以来，公立医院改革止步不前，如何为公立医院改革破局，是举国上下关切的焦点。农村基层医疗卫生机构是公立医院的重要组成部分和改革先行领域。农村基层医疗卫生机构体制机制综合改革将为公立医院改革提供经验借鉴，为公立医院转变运行机制指引方向。在县级及以上医院成为医改"主阵地"的今天，如何确保正向的政策示范和正确的政策引领，显然对具有路径依赖的医药卫生体制改革意义重大。

基于上述研究必要性及研究意义，本项研究以河南省鲁山县基层医疗卫生机构作为典型案例，以此来管窥我国农村基层医疗卫生机构带有一般规律性的运行状况、体制缺陷及深层根源。在此基础上，提出本研究的基本结论：在农村基层医疗卫生机构运行新机制建设滞后的表象下，蕴藏着基层医改乃至新医改中政府与市场之间的关系长期不能厘清的症结，由此导致政府过度依赖直接行政管制而忽视了经济性激励与约束作用的发挥；因此，农村基层医疗卫生机构运行新机制的建成不仅有赖于巩固和完善现有运行机制中存在的不足，更为重要的是，我们不妨尝试一条"去行政化"的改革新路，破除行政性垄断和不当行政管制，实行"重新管制"，让政府和市场各居其所、相得益彰。

本项研究理论创建之处主要有两点：第一，提出基层医改要厘清政府与市场的边界，正确定位政府职能。综观我国的基层医改，不难发现改革的总基调是"政府主导"和"回归公益性"，并在这一基调下，选择了一条行政化色彩颇为浓厚的改革路径。例如，在管理体制上把"行政管理"

视为"政府监管"①，在人事制度上提出"强化编制管理"，在收入分配制度上按"核定任务、核定收支、绩效考核补助"的办法实行"收支两条线"管理，在基本药物制度上实行药品"零差率"销售和"政府集中招标采购"，在医疗服务价格上继续保持低价管制等。但是，"政府主导"不等于强化对基层医疗卫生机构的行政性垄断，"回归公益性"也不是恢复计划经济体制。各种行政性垄断和不当行政管制实际上是在走"再行政化"之路。依照"政事分开、管办分开"原则，基层医改首先需要正确定位政府职能：弱化政府直接提供医疗卫生服务的微观管理功能，让医疗服务的实际供给者来直接进行管理，同时强化其在卫生筹资和医疗卫生体制的宏观管理功能。在这一前提下，综合推进基层医疗卫生机构的法人化治理结构改革、全员劳动合同制和强激励分配机制改革、新农合混合支付制度和基本药物市场化集中采购机制等改革。

第二，在此前提下，提出建设农村基层医疗卫生机构运行机制需要"标本兼治"。针对基层医改当中亟须解决的新问题，提出"治标"之途——建立新的医保支付制度、公共卫生服务有效提供制度、基本药物可及性制度和农民"健康守护人"制度。然而，巩固和完善农村基层医疗卫生机构运行新机制，仅仅依靠这些"即时性"的政策措施还远远不够，否则必然陷入"头疼医头、脚疼医脚"、治标不治本的窠臼。它离不开一系列体制机制建设作为制度支撑。因此，农村基层医疗卫生机构运行新机制建设的"治本"之道应以"顶层设计"基本理论模式为引领，以实施综合改革为农村基层医疗卫生机构运行新机制建设的战略目标，以完善基本药物制度为新机制建设的实现路径，以构建民主参与机制为新机制建设的动力机制，以建立部门协调和领导负责制为新机制建设的组织保障。

当然，本项研究还存在一些不足及有待进一步探讨之处。首先，选取

---

① 在我国，把"行政管理"与"监管"混为一谈的现象比比皆是，在这里有必要加以厘清。两者的区别：一是主体和客体不同，行政管理属于行政机构内上级对下属行为进行干预，监管则是多元化监管主体（除了政府行政部门，还包括行业组织、质量认证机构、消费者权益保护组织、传媒和公众等）对另一政府部门或市场主体是否存在违规行为进行裁定并在必要时予以纠正；二是作用方式不同，行政管理的主、客体之间是一种"父子"型紧密关系，而监管则强调主、客体之间保持"独立性"和"距离性"；三是作用范畴不同，监管仅仅关心的是违规行为的判定和惩罚，而行政管理不仅要关心违规行为，还要关心非违规行为的好坏，即要关心下属机构的质量提升和服务改善情况。正是由于存在这一认识上的混乱，才普遍导致"管办不分"和"管办分开"在具体实施过程中的走形。

样本县——河南省鲁山县基层医疗卫生机构可能代表性不足。由于我国东、中、西部的基层医疗卫生机构在经济发展、政策支持和改革进展等方面千差万别，甚至在区域内各个乡镇卫生院和村卫生室运行制度和效果也会各异，因而仅仅以中部地区的一个样本县可能无法充分反映出我国农村基层医疗卫生机构运行状况的具体形态。其次，调查中所获取的资料和数据可能缺乏科学性。我们调查的范围仅覆盖三个乡镇，问卷的发放也仅限于当天上班的医务人员（遗漏了该机构在家轮休人员）；非结构性访谈的对象均为机构负责人（缺少对普通医务人员的访谈），机构负责人可能存在避重就轻、趋利避害的倾向，从而掩盖了一些事实真相。最后，本项研究缺乏针对基本药物制度对农村基层医疗卫生机构影响的系统性评估。基本药物制度的实施对于农村基层医疗卫生机构，尤其是对于医务人员的诊疗行为具有全面、深刻的影响，所以加强基本药物制度的科学检测评估显得尤为重要。本项研究并未就此深入展开探讨，由此可能影响到本项研究的客观性和公正性。

为进一步促进改革，《柳叶刀》提到：改革举措的效果很可能因为受到相关利益者的反对以及执行能力的制约而大打折扣。因而应加强政策执行和服务提供的能力建设，与改革保持同步。与此同时，应开展独立的、基于结果（包括提高健康状况、提升服务质量、增强患者满意度、减轻患者经济负担等）的第三方监测和评估，评价改革项目的成本和效益，以便对改革是否实现既定目标及成败原因进行分析。因此，开展以结果指标为目标、以农村基层医改为对象、基于全国范围大样本的独立性评估应是我们下一步研究的方向。

附　录

附录一　关于农村基层医疗卫生机构运行
状况的调查问卷

亲爱的乡镇卫生院工作者：

您好！

我们正在做一项关于农村基层医疗卫生机构运行情况的调查，我们的调查主要是为了了解农村基层医疗卫生机构运行的基本状况、创新做法及待解决的困难，以便为政府完善相关政策措施提供依据，进而利于以后更好地为农村基层医疗卫生机构的发展提供支持和服务。鉴于贵卫生院在新制度实施工作中，起步早、效果好，故来调研学习。本调查不用填写单位和姓名，大约只会耽误您 10 分钟的时间。对于我们将要问到的问题，您的回答无所谓对错，只要符合您的真实情况就可以了。

您的回答受到《统计法》的保护。我们收集到的所有信息，将只用于计算机的数据统计分析，不会出现在任何其他场合，更不会用于直接的发表。衷心感谢您的合作！

"农村基层医疗卫生机构运行机制研究"课题组
2011 年 5 月 6 日

1. 您的年龄：

（1）20 岁以下　　　　　　　　（2）20~29 岁

（3）30~39 岁　　　　　　　　（4）40~49 岁

（5）50~59 岁　　　　　　　　（6）60~64 岁

（7）65 岁及以上

2. 您的性别：

（1）男　　　　　　　　　　　（2）女

3. 您的文化程度：

（1）小学及以下　　　　　　　（2）初中

（3）高中（职高、中专、技校）　（4）大专

（5）本科　　　　　　　　　　（6）研究生

4. 您的工作类型：

（1）管理者　　　　　　　　　（2）执业医生

（3）护理人员　　　　　　　　（4）后勤人员

（5）其他（请注明）_____

5. 您认为自基本药物制度实施以来，农民的用药负担真正减轻了吗？

（1）是，大大减轻了　　　　　（2）效果不太明显

（3）没有减轻

6. 基本药物制度实施以来，卫生院在财务上出现较大的收支缺口吗？

（1）是，财务入不敷出　　　　（2）收支勉强维持运转

（3）财务运行状况良好

7. 招标采购过程中不规范现象的严重程度是：

（1）很严重　　　　　　　　　（2）比较严重

（3）一般　　　　　　　　　　（4）不严重

（5）不存在

8. 基本药物制度实施以来，部分药品出现断供、缺货等情况吗？

（1）是，断供、缺货等情况较为严重

（2）出现过，但不影响看病用药

（3）没有出现过类似情况

9. 县级及县级以上医疗卫生机构的医师经常来这里开展业务指导或执业活动吗？

（1）经常开展　　　　　　　　（2）很少开展

（3）从未开展过　　　　　　　（4）不知道

10. 您经常参加在岗业务培训或进修活动吗？

（1）经常参加　　　　　　　　（2）很少参加

（3）从未参加过　　　　　　　（4）不知道

11. 与实施基本药物制度以前相比，您的收入是增加了还是降低了？

（1）降低了 （2）和以前差不多

（3）增加了

12. 与当地职工平均收入水平相比，您的工资待遇属于？

（1）高收入 （2）较高收入

（3）中等收入 （4）较低收入

13. 您每周的工作时间大约为？

（1）30 小时及以下 （2）31~39 小时

（3）41~49 小时 （4）50 小时及以上

14. 对于在卫生院的职业前景，您的看法是？

（1）很有前景 （2）前景一般

（3）没有前景

15. 与城市大医院的同行相比，您认为最大差距在于？

（1）业务水平和职业发展 （2）收入差距

（3）社会地位 （4）其他

16. 如果有机会，您希望去大医院工作吗？

（1）希望 （2）在哪里工作都一样

（3）更愿意在基层

17. 患普通感冒在该院看病大概需要花费多少钱？

（1）10 元及以下 （2）11~20 元

（3）21~50 元 （4）51 ~100 元

（5）101 元及以上

18. 患普通感冒在该院看病时，您建议患者输液吗？

（1）建议 （2）不建议

（3）视具体情况而定

19. 患者在别的医院的检查结果，拿到该院是否认同？

（1）认同 （2）不认同

（3）视具体情况而定

20. 患普通感冒在该院看病时，您建议患者做哪些检查？（可多选）

（1）常规血液检查 （2）做 X 光检查

（3）做 CT 检查 （4）不做检查

（5）其他（请注明）_____

21. 您认为卫生院出现过度医疗的原因在于：＿＿＿＿＿＿＿＿＿＿（多选）

（1）政府投入不足，不能维持卫生院正常运行

（2）医疗服务价格太低，只能通过卖药来弥补

（3）按项目付费方式必然导致过度医疗

（4）实施经营业务包干制，多挣多得

（5）其他（请注明）＿＿＿＿＿＿＿＿＿＿＿＿

22. 在您所在的卫生院，"重治轻防"观念及行为是否得到了改变？

（1）是　　　　　　　　　　（2）部分改变

（3）没改变

23. 对于提供像建立健康档案之类的基本公共卫生服务，您有积极性吗？

（1）有　　　　　　　　　　（2）没有

（3）一般

24. 对于目前公共卫生服务的补助标准，您感到满意吗？

（1）很满意　　　　　　　　（2）比较满意

（3）一般　　　　　　　　　（4）不满意

（5）很不满意

25. 相对于医疗服务，提供公共卫生服务是否工作量较多、工作难度较大？

（1）是　　　　　　　　　　（2）不是

（3）说不清楚

26. 您认为该卫生院中缺乏掌握预防保健方面的人才吗？

（1）是　　　　　　　　　　（2）不缺乏

（3）说不清楚

27. 当地农民头疼发热时，一般是在乡镇卫生院或村卫生室还是去县级及以上医院看病？

（1）在乡镇卫生院或村卫生室　　（2）去县级及以上医院

（3）不清楚

28. 当地农民患重（大）病时，一般是在乡镇卫生院或村卫生室还是去县级及以上医院看病？

（1）在乡镇卫生院或村卫生室　　（2）去县级及以上医院

（3）不清楚

29. 从患者就诊流向来看，利用基层医疗卫生机构的比例增加了吗？

（1）显著增加了　　　　　　　（2）增加不明显

（3）没有增加　　　　　　　　（4）反而减少了

30. 如果农民可以在基层医疗卫生机构看好病，然而去了大医院，您认为原因是？_____（多选）

（1）乡镇卫生院设备环境差

（2）卫生院医务人员业务水平不高

（3）没有建立起（乡镇）社区首诊、双向转诊制度

（4）卫生院医务人员服务意识较差

（5）其他（请注明）_____

31. 在您所在的卫生院，医生看病时采用坐诊方式吗？

（1）是　　　　　　　　　　　（2）否

32. 您所在的卫生院是否提供巡回医疗？

（1）是　　　　　　　　　　　（2）否

33. 您所在的卫生院经常提供巡回医疗吗？

（1）是，常这样做　　　　　　（2）偶尔这样做

（3）从未这样做过

34. 您所在的卫生院是否提供上门服务？

（1）是　　　　　　　　　　　（2）否

35. 您所在的卫生院经常提供上门服务吗？

（1）是，常这样做　　　　　　（2）偶尔这样做

（3）从未这样做过

36. 乡村卫生服务一体化管理的实现程度如何？

（1）完全实现　　　　　　　　（2）正在推进过程中

（3）还没有开始实施

37. 您所在的卫生院经常对村卫生室进行技术指导和乡村医生业务培训吗？

（1）经常，已形成制度化　　　（2）不经常，偶尔为之

（3）从未这样做过

我们的访问到此结束了，再次感谢您的合作。

附录二　农村基层医疗卫生机构访谈大纲

1. 基本药物制度实施以来，次均门诊药品费、次均住院药品费、次均门诊费、次均住院费、住院人次、抗生素使用率相比以前有所下降吗？分别下降了多少？门诊人次有所增长吗？增长了多少？

2. 基本药物制度实施以来，财务运行状况是否良好，收支缺口有多大；您认为 2010 年 12 月发布的《国务院办公厅关于建立健全基层医疗卫生机构补偿机制的意见》能够保证基层医疗卫生机构平稳运行和发展吗？

3. 基本药物制度实施零差率销售，是否出现部分便宜药品断供、缺货等情况，问题出在哪里？怎样才能保证农民的合理、安全用药需求？

4. 该院是否实施了竞聘上岗，是否实施了能进能出、能上能下的用人制度？人员编制及人员结构方面还存在哪些问题？是否建立起多劳多得、优绩优酬的考核激励机制？该卫生院开展了执业医师多点执业吗？该院全科医生转岗、培训情况如何？

5. 药品收入占该院收入比例是多少，抗生素使用率是多少？医院之间的检查结果是否互认，医生经常建议患者做不必要的检查吗？在使用医保付费时，是否实现了医药费用即时结算？

门诊付费时，是否采用了按人头付费的制度？住院付费时，是否采用了总额预付或者按病种付费的制度？

6. 该地区建立居民健康档案的比率；定期为 65 岁及以上老年人做健康检查，定期为 3 岁及以下婴幼儿做生长发育检查，为孕产妇做产前检查和产后访视的情况及数据；为高血压、糖尿病、艾滋病等人群提供防治指导服务，普及健康知识等情况及数据。您认为应该如何进一步增强农村基层医疗卫生机构的公共卫生服务功能？

7. 该机构建立社区首诊、分级诊疗、县乡上下联动的双向转诊制度的情况；您认为如何才能使农民看病更多首选基层医疗卫生机构？

8. 在改变被动的坐诊制、方便农民看病方面，该机构都采取了哪些积极有效的措施？建立全科医生团队、推进家庭签约医生服务情况？

9. 村卫生室的发展状况主要存在哪些问题，该怎么解决？（乡村医生专访）

附录三　鲁山县卫生局与医疗卫生机构代表座谈大纲

1. 鲁山县社会与经济发展基本情况：人口数量及老龄化程度、人均GDP 在河南省排名、财政收入状况、农民人均纯收入、卫生总费用占GDP 的比例、政府卫生投入占卫生总费用的比重、政府卫生支出占经常性财政支出的比重、人均预期寿命、婴儿死亡率、5 岁及以下儿童死亡率、孕（产）妇死亡率等情况、农民两周患病率（‰）、农民慢性病患病率(‰)。

2. 近年来鲁山县医疗卫生事业发展情况：卫生公共投入流向情况、农民参加新农合情况、医保报销比例、支付制度改革情况、全科医生制度建设情况、分级诊疗实施情况、信息化建设情况、人事与收入分配制度改革情况、医疗服务价格形成机制改革情况、为调动医务人员积极性所采取的绩效评估情况。

3. 新医改前后，乡镇卫生院医疗服务提供情况：乡镇卫生院数量变化情况、大型（万元以上）医疗设备的保有量及使用率、医务人员数量及受教育培训情况、（门诊）诊疗人次数量、出（入）院人数、医务人员日均担负诊疗人次、医务人员日均担负住院床日、病床周转次数、病床使用率、平均住院日、静脉输液情况、单张处方使用药品数、处方抗生素使用率、向县级及以上医院转诊率、由县级及以上医院向乡镇卫生院转诊率、家庭卫生服务人次数。

4. 新医改后公共卫生服务提供情况：建立居民健康档案的情况（尤其是建立居民电子档案的比率）；定期为 65 岁及以上老年人做健康检查，定期为 3 岁及以下婴幼儿做生长发育检查，为孕产妇做产前检查和产后访视的情况及数据；为高血压、糖尿病、艾滋病等人群提供防治指导服务，普及健康知识等情况及数据。

5. 基本药物制度实施情况：基本药物在基层医疗卫生机构的使用比率、占基层用药总金额的比率、医务人员对基本药物的认同和了解程度、患者对基本药物的认知和接受程度、基本药物数量够用情况、基本药物质量情况、允许使用基本药物目录外情况、基本药物集中招标采购情况、基本药物配送情况、部分基本药物断供缺货情况、基本药物在结构上满足农民看病需求情况、基本药物制度影响医务人员看病积极性情况、财政补偿及时够用情况。

6. 新医改前后农民看病负担情况：药品收入占乡镇卫生院及县级医院的收入比例、农民在乡镇卫生院次均门诊费用情况、农民在乡镇卫生院次均住院费用情况、农民在县级医院次均门诊费用情况、农民在县级医院次均住院费用情况、农民在县级及以上医院次均门诊费用情况、农民在县级及以上医院次均住院费用情况、农村患者在县级及以上医疗机构门诊人次和住院人次数的变化情况。

7. 目前正在开展的县级公立医院改革在实施过程中采取了哪些方面的改革措施，以及其中又发现了哪些问题？

附录四 国务院办公厅关于建立健全基层医疗卫生机构补偿机制的意见

国办发〔2010〕62 号

各省、自治区、直辖市人民政府，国务院各部委、各直属机构：

为确保国家基本药物制度顺利实施，保证基层医疗卫生机构平稳运行和发展，调动基层医疗卫生机构和医务人员积极性，经国务院同意，现就建立健全基层医疗卫生机构补偿机制，提出以下意见：

一、总体要求

在基层医疗卫生机构实施基本药物制度，要按照保障机构有效运行和健康发展、保障医务人员合理待遇的原则同步落实补偿政策，建立稳定的补偿渠道和补偿方式；同时坚持以投入换机制，大力推进基层医疗卫生机构综合改革，引导基层医疗卫生机构主动转变运行机制，提高服务质量和效率，发挥好承担基本公共卫生服务和诊疗常见病、多发病的功能。

二、建立健全稳定长效的多渠道补偿机制

实施基本药物制度后，政府举办的乡镇卫生院、城市社区卫生服务机构的人员支出和业务支出等运行成本通过服务收费和政府补助补偿。基本医疗服务主要通过医疗保障付费和个人付费补偿；基本公共卫生服务通过政府建立的城乡基本公共卫生服务经费保障机制补偿；经常性收支差额由政府按照"核定任务、核定收支、绩效考核补助"的办法补助。各地要按照核定的编制人员数和服务工作量，参照当地事业单位工作人员平均工资水平核定工资总额。政府负责其举办的乡镇卫生院、城市社区卫生服务机构按国家规定核定的基本建设经费、设备购置经费、人员经费和其承担公共卫生服务的业务经费，按扣除政府补助后的服务成本制定医疗服务价格，体现医疗服务合理成本和技术劳务价值，并逐步调整到位。按上述原则补偿后出现的经常性收支差额由政府进行绩效考核后予以补助。

（一）落实政府对基层医疗卫生机构的专项补助经费。政府举办的基层医疗卫生机构基本建设和设备购置等发展建设支出，由政府根据基层医疗卫生机构发展建设规划足额安排。

落实基本公共卫生服务经费。2010 年，各级政府要按照不低于人均15 元的标准落实基本公共卫生服务经费；2011 年起，进一步提高人均经费标准，建立稳定的基本公共卫生服务经费保障机制。卫生、财政部门要健全绩效考核机制，根据服务数量和质量等绩效将基本公共卫生服务经费及时足额拨付到基层医疗卫生机构。

基层医疗卫生机构承担的突发公共卫生事件处置任务由政府按照服务成本核定补助。

基层医疗卫生机构人员经费（包括离退休人员经费）、人员培训和人员招聘所需支出，由财政部门根据政府卫生投入政策、相关人才培养规划和人员招聘规划合理安排补助。

（二）调整基层医疗卫生机构收费项目、收费标准和医保支付政策。调整基层医疗卫生机构收费项目，将现有的挂号费、诊查费、注射费（含静脉输液费，不含药品费）以及药事服务成本合并为一般诊疗费，不再单设药事服务费，合并项目内容由国家价格主管部门会同卫生、人力资源社会保障等有关部门具体规定。一般诊疗费的收费标准可在原来分项收费标

准总和的基础上适当调整，并在不增加群众现有个人负担的前提下，合理确定医保支付比例。具体收费标准（全国平均数为 10 元左右）和医保支付政策由各省（区、市）价格主管、卫生、人力资源社会保障和财政等有关部门综合考虑本地区基层医疗卫生机构实施基本药物制度、服务能力利用率、医务人员劳务成本、医保承受能力等因素制定。调整医疗服务收费及医保支付政策可在已实施基本药物制度及已开展基本医保门诊统筹的基层医疗卫生机构先行执行。基层医疗卫生机构其他服务仍按现有项目和标准收费。对已合并到一般诊疗费里的原收费项目，不得再另行收费或变相收费。卫生、人力资源社会保障、价格等相关部门要制定具体监管措施，防止基层医疗卫生机构重复收费、分解处方多收费。

（三）落实对基层医疗卫生机构经常性收支差额的补助。落实政府专项补助和调整医疗服务收费后，基层医疗卫生机构的经常性收入仍不足以弥补经常性支出的差额部分，由政府在年度预算中足额安排，实行先预拨后结算，并建立起稳定的补助渠道和长效补助机制。各地要根据政府卫生投入政策，结合本地实际制定经常性收支核定和差额补助的具体办法。基层医疗卫生机构的收支结余要按规定留用或上缴。具备条件的地区可以实行收支两条线，基本医疗服务等收入全额上缴，开展基本医疗和公共卫生服务所需的经常性支出由政府核定并全额安排。

三、大力推进基层医疗卫生机构综合改革

（一）明确基层医疗卫生机构的功能定位。基层医疗卫生机构主要提供基本公共卫生服务和基本医疗服务，其诊疗科目、床位数量、科室设置、人员配备、基础设施建设和设备配备要与其功能定位相适应。卫生部要尽快制定指导意见，明确基层医疗卫生机构的功能和服务范围。对服务能力已经超出基本医疗服务和公共卫生服务的基层医疗卫生机构，特别是一些服务人口较多、服务能力已经达到二级医院标准的乡镇卫生院，可将其转为公立医院，或将其超出功能定位的资源整合到县级医院；也可以对其承担的基本医疗服务和公共卫生服务采取购买服务的方式进行补偿。鼓励基层医疗卫生机构提供中医药等适宜技术和服务。

（二）完善基层医疗卫生机构人事分配制度。要加强基层医疗卫生机构人员编制管理，尽快完成人员编制标准的核定工作。各地区可以县

（市、区）为单位核定基层医疗卫生机构的总编制，由县级机构编制部门会同卫生行政部门结合实际工作量统筹安排、动态调整各基层医疗卫生机构的人员编制。要在核定编制的基础上，指导基层医疗卫生机构实行以科学设岗、竞聘上岗、以岗定薪、合同管理为主要内容的聘用制度和岗位管理制度。要研究制定相关政策，妥善安置未聘人员，相关费用由地方政府按国家有关规定统筹研究解决。同时，要将实施基本药物制度的基层医疗卫生机构的绩效工资制度同步落实到位。

（三）充分发挥医保对基层医疗卫生机构综合改革的促进作用。依托城乡基层医疗卫生机构，加快推进基本医保门诊统筹，将一般诊疗费纳入支付范围，并逐步提高参保人员在基层医疗卫生机构就诊费用的报销比例，进一步引导群众到基层医疗卫生机构看病就医。推进医保付费方式改革，探索按人头付费、按病种付费、总额预付等付费方式，引导基层医疗卫生机构主动积极地开展服务，努力提高服务质量，合理控制服务成本。

（四）建立基层医疗卫生机构考核和激励机制。各省（区、市）要制定基层医疗卫生机构绩效考核办法，根据管理绩效、基本医疗和公共卫生服务的数量和质量、服务对象满意度、居民健康状况改善等指标对基层医疗卫生机构进行综合量化考核，并将考核结果与资金安排和拨付挂钩。对绩效考核差的可扣减资金安排，对绩效考核好的可给予适当奖励。要督促、指导基层医疗卫生机构加强内部管理，强化收支管理，严格成本核算和控制。

（五）充分调动医务人员积极性。实施基本药物制度后，要保障基层医务人员合理收入水平不降低。要指导基层医疗卫生机构坚持多劳多得、优绩优酬，重点向关键岗位、业务骨干和作出突出贡献的工作人员倾斜，适当拉开收入差距；建立以岗位责任和绩效为基础、以服务数量和质量以及服务对象满意度为核心的考核和激励制度，并将考核结果与实施绩效工资制度、人员竞聘上岗紧密结合。各地制定人员分流、竞聘上岗等相关政策时要充分听取基层医疗卫生机构工作人员的意见。要向基层医务人员提供更多的培养培训机会，对长期在基层工作的卫生技术人员在职称晋升、待遇政策等方面给予适当倾斜，及时帮助解决实际困难。要加强政策宣传，使广大医务人员理解、支持和积极参与基层医疗卫生机构改革。

四、多渠道加大对乡村医生的补助力度

对村卫生室主要通过政府购买服务的方式进行合理补助。卫生部门要在核定村卫生室承担公共卫生服务项目和服务人口数量的能力的基础上，安排一定比例的基本公共卫生服务工作量由村卫生室承担，并落实相应经费。各地在推进医保门诊统筹工作中，可以将符合条件的村卫生室的门诊服务纳入新农合报销范围。开展新型农村社会养老保险试点的地区要积极将符合条件的乡村医生纳入保险范围。鼓励各地在房屋建设、设备购置以及人员培训等方面对村卫生室给予一定扶持，并采取多种形式对乡村医生进行补助。有条件的地方可以将实行乡村一体化的村卫生室纳入基本药物制度实施范围并落实补偿政策。

对非政府举办的基层医疗卫生机构，各地要通过政府购买服务等方式对其承担的公共卫生服务给予合理补助，并将其中符合条件的机构纳入医保定点范围，执行与政府办基层医疗卫生机构相同的医保支付和报销政策。

五、建立健全基层医疗卫生机构补偿机制的工作要求

（一）加强组织领导。各地区、各有关部门要把建立健全基层医疗卫生机构补偿机制作为实施基本药物制度和基层医疗卫生机构综合改革的关键环节抓紧落实，将政府补助资金纳入财政预算和基建支出计划足额安排，及时调整医疗服务收费项目和医保支付政策，尽快建立起稳定、长效、合理的基层医疗卫生机构补偿机制。各省（区、市）要在本意见印发后 30 个工作日内制定本地区基层医疗卫生机构补偿具体办法，并报国务院深化医药卫生体制改革领导小组办公室、财政部、卫生部、人力资源和社会保障部备案。

（二）落实补偿责任。省级人民政府要对建立基层医疗卫生机构补偿机制、保障基层医疗卫生机构正常运行和医务人员合理待遇水平负总责。各省（区、市）要统筹考虑地方各级财政和各项医保基金承受能力，合理确定医疗服务收费项目和标准，明确地方各级财政分担比例和具体办法，加大对贫困地区的补助力度。市、县级人民政府要在预算中足额安排并及时拨付应由本级财政负担的补助资金，认真落实调整后的医疗服务收费和

医保政策。中央财政要通过"以奖代补"等方式进行补助，支持各地实施基本药物制度。各级财政可采取先预拨后结算的方式及时下达补助资金，保障基本药物制度按计划进度顺利实施。

（三）强化督促指导。国务院深化医药卫生体制改革领导小组办公室要会同财政、卫生、人力资源和社会保障等部门加强对各地工作的检查指导，定期进行考核，及时总结经验，不断完善政策。各省（区、市）要及时将贯彻落实本意见的情况报送国务院深化医药卫生体制改革领导小组办公室。

国务院办公厅

二〇一〇年十二月十日

附录五　国务院办公厅关于巩固完善基本药物制度和基层运行新机制的意见

国办发〔2013〕14 号

各省、自治区、直辖市人民政府，国务院各部委、各直属机构：

巩固完善基本药物制度和基层运行新机制是"十二五"期间深化医药卫生体制改革的重点，是实现 2020 年人人享有基本医疗卫生服务目标的重要基础。医改实施三年多来，基层医疗卫生机构综合改革全面推进，初步建立了基本药物制度，构建了维护公益性、调动积极性、保障可持续的基层运行新机制。为进一步深化改革，扩大医改成果，现就巩固完善基本药物制度和基层运行新机制提出如下意见。

一、总体要求

深入贯彻落实《中共中央　国务院关于深化医药卫生体制改革的意见》（中发〔2009〕6 号）和《"十二五"期间深化医药卫生体制改革规划暨实施方案》，坚持保基本、强基层、建机制，着力解决基层医改面临的新问题，不断完善政策体系，健全长效机制；巩固基本药物制度，深化基层医疗卫生机构管理体制、补偿机制、药品供应、人事分配等方面的综合改革；完善绩效考核办法，创新监管方式，强化监督管理；加强基层医疗卫生服务体系建设，不断提升服务能力和水平，筑牢基层医疗卫生服务网底。

二、完善基本药物采购和配送

（一）稳固基本药物集中采购机制。全面贯彻《国务院办公厅关于印发建立和规范政府办基层医疗卫生机构基本药物采购机制指导意见的通知》（国办发〔2010〕56号），坚持以省（区、市）为单位网上集中采购，落实招采合一、量价挂钩、双信封制、集中支付、全程监控等制度。对经多次采购价格基本稳定的基本药物试行国家统一定价；对独家品种试行国家统一定价，也可探索以省（区、市）为单位，根据采购数量、区域配送条件等，直接与生产企业议定采购数量和采购价格；对少数基层必需但用量小、市场供应短缺的基本药物，采取招标定点生产等方式确保供应。

基本药物采购遵循质量优先、价格合理的原则。进一步完善"双信封"评价办法。在经济技术标评审中，对药品质量、生产企业的服务和信誉等进行全面审查，将企业通过《药品生产质量管理规范（2010年版）》（GMP）认证作为质量评价的重要指标；在商务标评审中，对竞标价格明显偏低的药品进行综合评估，避免恶性竞争。优先采购达到国际水平的仿制药，激励企业提高基本药物质量。

（二）保障基本药物供应配送和资金支付。基本药物配送原则上由中标生产企业自行委托药品批发企业配送或直接配送。要做好偏远、交通不便地区的药品配送服务。充分发挥邮政等物流行业服务网络覆盖面广的优势，支持其在符合规定的条件下参与药品配送。基本药物采购机构对基层医疗卫生机构基本药物货款统一支付，鼓励通过设立省级基本药物采购周转资金等方式优化支付流程，确保货款及时足额支付。省级卫生部门负责监督基本药物货款支付情况，严厉查处拖延付款行为，并向社会公布。

（三）定期调整国家基本药物目录。按照防治必需、安全有效、价格合理、使用方便、中西药并重的原则，结合实际使用情况遴选调整国家基本药物目录，保持合理数量，优化品种结构。国家基本药物目录原则上每三年调整一次。省级人民政府统一增补本省（区、市）目录外药品品种，增补品种严格执行国家基本药物各项政策。要从严控制增补数量，不得将权限下放到市（地）、县（市、区）或基层医疗卫生机构。在增补品种时，要充分考虑基层常见病、慢性病用药与当地公立医院用药的衔接问题。

（四）严格执行诚信记录和市场清退制度。对在采购过程中提供虚假证明文件、蓄意抬高价格或恶意竞价、不按合同规定及时配送或供应质量不达标药品，以及向采购机构、医疗机构或个人进行贿赂或变相贿赂的企业，一律记录在案，依照有关法律法规严肃查处，并定期向社会公布查处结果。对于违反法律法规、被司法机关及行政机关查处的企业，两年内不得参与药品招标采购。

三、加强基本药物使用和监管

（五）引导基层医务人员规范使用基本药物。加强基层医务人员基本药物知识培训，将其作为基层医务人员竞聘上岗、执业考核的重要内容，保证临床用药合理、安全、有效、价廉。加大宣传力度，引导群众转变用药习惯，促进临床首选、合理使用基本药物。

（六）鼓励非政府办基层医疗卫生机构使用基本药物。在没有政府办基层医疗卫生机构的乡镇和社区，采取政府购买服务方式落实基本药物制度，确保每个乡镇、社区都有实施基本药物制度的基层医疗卫生机构。政府购买服务的范围、内容等，由各地结合实际确定。将符合条件的非政府办基层医疗卫生机构纳入基本医保定点，对其提供的基本公共卫生服务给予足额补偿。农垦、林业等系统和国有企事业单位（含公立医院）所属基层医疗卫生机构实施基本药物制度后，可参照执行政府办基层医疗卫生机构政策，具体办法另行制定。

（七）加强药品质量安全监管。强化政府监管责任，严格基本药物研究、生产、流通、使用、价格、广告监管，依法查处不合格生产企业，规范流通秩序，严厉打击制售假冒伪劣药品行为。对基本药物实行全品种覆盖抽验和从生产出厂到使用全程电子监管，加大对重点品种的监督抽验力度，抽验结果定期向社会发布。严格基本药物上市审批。完善中成药质量标准。

四、深化编制、人事和收入分配改革

（八）深化编制和人事改革。以县（市、区）为单位，根据城镇化进程和城市规模的变化，综合考虑服务人口、地理交通状况等因素，合理核定基层医疗卫生机构编制总量，实行统筹安排、动态调整；合理配置公共卫生、医疗服务人员，适当提高基层医疗卫生机构护理人员比例。明确基层医疗卫生机构的法人主体地位，落实其用人自主权。全面推行聘用制度和岗位管理制度，坚持竞聘上岗、按岗聘用、合同管理，建立能上能下、能进能出的竞争性用人机制，实行定编定岗不固定人员，变固定用人为合同用人，变身份管理为岗位管理。对未聘人员采取多途径妥善安置。基层医疗卫生机构工作人员按规定参加社会保险。

（九）加强对基层医疗卫生机构的考核。创新考核制度，将服务质量数量、患者满意度、任务完成情况和城乡居民健康状况等作为主要考核内容，考核结果向社会公开，与绩效工资总量、财政补助、医保支付等挂钩。依托信息化手段，强化量化考核、效果考核。

（十）实行基层医疗卫生机构负责人任期目标责任制。基层医疗卫生机构负责人一律采取公开选拔、择优聘任方式产生。实行任期目标责任制，由基层医疗卫生机构主管部门对负责人进行考核，考核结果与其收入和任免挂钩。严禁将负责人的收入与基层医疗卫生机构的经济收入挂钩。

（十一）提高基层医疗卫生机构人员待遇。基层医疗卫生机构在核定的收支结余中可按规定提取职工福利基金、奖励基金。各地要从实际出发，在平稳实施绩效工资的基础上，结合医务人员工作特点，适当提高奖励性绩效工资比例，合理拉开收入差距，体现多劳多得、优绩优酬。基层医疗卫生机构负责聘用人员的考核与奖惩，根据考核结果及时发放绩效工资。收入分配向工作一线、关键岗位、业务骨干、贡献突出等人员倾斜，严禁将医务人员收入与药品和医学检查收入挂钩。对在基层医疗卫生机构工作的对口支援医务人员，地方政府给予周转房等生活保障，在职称晋升、社会荣誉等方面予以倾斜；对到艰苦边远地区基层医疗卫生机构服务的医务人员，按规定落实津补贴政策；对在农村地区长期从医、贡献突出的医务人员，按国家规定给予奖励。

五、完善稳定长效的多渠道补偿机制

（十二）落实财政对基层医疗卫生机构的专项补助经费。政府举办的基层医疗卫生机构，基本建设和设备购置等发展建设支出由政府根据基层医疗卫生机构发展建设规划足额安排，人员经费（包括离退休人员经费）、人员培训和人员招聘等所需支出由财政部门根据政府卫生投入政策、相关人才培养规划和人员招聘规划合理安排补助。

（十三）完善财政对基层医疗卫生机构运行的补助政策。中央财政已建立基本药物制度实施后对地方的经常性补助机制并纳入财政预算，支持地方完善财政对基层医疗卫生机构运行的补助政策。中央财政对各省（区、市）补助标准主要根据基层医疗卫生机构服务人口，并统筹考虑地方财力状况确定，补助标准随着经济社会发展相应提高。各省（区、市）要统筹使用中央财政补助资金，落实对基层医疗卫生机构运行的财政补助政策，将基层医疗卫生机构经常性收支差额补助纳入财政预算并及时足额落实到位，加大对困难地区财政转移支付力度。鼓励各地探索按服务数量或服务人口定额补偿的方式落实补助资金。有条件的地区可以实行收支两条线，基层医疗卫生机构的收入全额上缴，开展基本医疗和公共卫生服务所需经常性支出由政府核定并全额安排。加强财政补助资金的绩效考核和监督管理，提高资金使用效益。

（十四）保障基本公共卫生服务经费。各级财政要及时足额下拨基本公共卫生服务经费，确保专款专用，不得截留、挪用、挤占。基本公共卫生服务经费先预拨后考核结算，并随着经济社会发展相应提高保障标准。基层医疗卫生机构承担突发公共卫生事件处置任务由财政按照服务成本核定补助。

（十五）全面实施一般诊疗费。各地结合实际合理确定基层医疗卫生机构一般诊疗费标准，原则上 10 元左右。要严格落实一般诊疗费医保支付政策，将其纳入基本医保门诊统筹支付范围，按规定比例支付。

（十六）发挥医保支付的补偿作用。扩大门诊统筹范围，合理确定医保支付范围和支付标准。医保支付比例向基层医疗卫生机构倾斜，鼓励使用中医药服务。推进医保支付方式改革，逐步建立激励与约束并重的支付制度。采取购买服务方式对基层医疗卫生机构提供的基本医疗服务给予补偿。

六、进一步提升基层医疗卫生服务能力

（十七）明确基层医疗卫生机构基本功能。以维护辖区居民健康为中心，使用适宜技术、适宜设备和基本药物（包括增补药品），大力推广包括民族医药在内的中医药服务，综合提供公共卫生和基本医疗服务。基层医疗卫生机构诊疗科目、床位数量、科室设置、人员配备、基础设施建设和设备配置要与其功能定位相适应。乡镇卫生院受县级卫生部门委托，承担辖区内卫生管理职能，对村卫生室和乡村医生进行技术指导、药品器械配送管理和绩效考核。考核结果经县级卫生部门审核后公示，作为财政补助经费核算和乡村医生聘用的依据。鼓励有条件的地方探索推进乡村卫生服务一体化管理。

（十八）支持基层医疗卫生机构标准化建设。在充分利用现有资源的基础上，做好城镇化和行政区划调整过程中基层医疗卫生机构的规划布局和建设。政府在每个乡镇办好一所卫生院。坚持政府主导，原则上每个街道办事处或 3 万~10 万居民设置 1 所社区卫生服务中心。"十二五"期间，按照填平补齐的原则，继续加大对基层医疗卫生机构建设投入，重点支持边远山区、地广人稀的农村地区、少数民族地区乡镇卫生院建设，到 2015 年使基层医疗卫生机构达标率达到 95% 以上。实施基层中医药服务能力提升工程，加强基层医疗卫生机构中医科、中药房建设。

（十九）加强基层医疗卫生机构人才培养。加快推行全科医生制度，加强师资和培养培训基地建设，实施全科医生规范化培养和欠发达农村地区助理全科医生培训。继续做好全科医生转岗培训、农村订单定向医学生免费培养，实施全科医生特岗项目，确保如期实现基层医疗卫生机构全科医生配备目标。采取有效措施，鼓励高校医学毕业生到农村基层服务，志愿到中西部地区乡镇卫生院工作 3 年及以上的高校医学毕业生，其学费（助学贷款）由国家补助（代偿）。加大对农村医务人员的继续教育，加强中医药知识与技能培训，对乡镇卫生院人员每 5 年进行一次全员岗位培训，将培训结果作为岗位聘用与绩效考核的重要内容。严格执行城市医院和疾病预防控制机构医师晋升主治医师或副主任医师职称前到农村服务累计一年以上的政策。深化对口协作，加强上级医院与基层医疗卫生机构之间的人才合作交流，建立定期巡诊和轮训机制。

（二十）转变基层医疗卫生服务模式。鼓励基层医务人员根据居民健康需求，主动服务，上门服务，开展慢性病管理、健康管理、巡回医疗等。积极推进全科医生执业方式和服务模式改革试点，各地可结合实际合理确定到 2015 年全科医生签约人数与服务人口比例，逐步推行全科医生（团队）与城乡居民建立稳定的契约服务关系，提供连续的公共卫生和基本医疗服务。卫生等部门要加快制定分级诊疗规范，推进基层首诊负责制，建立健全分级诊疗、双向转诊制度，明显提高基层医疗卫生机构门急诊量占门急诊总量的比例。

（二十一）推进信息化建设。以省（区、市）为单位，统一组织规划推进基层医疗卫生机构信息系统建设，逐步覆盖乡镇卫生院、社区卫生服务机构和有条件的村卫生室。将基本药物供应使用、居民健康管理、公共卫生服务、基本医疗服务、绩效考核等作为信息系统建设的重要内容，统一技术规范和标准。强化信息系统在绩效考核和服务监管中的运用，提高基层医疗卫生机构服务规范化水平。通过建立区域卫生信息平台，逐步实现基层医疗卫生机构与区域内大医院、公共卫生机构、医保管理经办机构等信息互联互通，实现资源共享。

（二十二）积极做好化解债务工作。地方政府是化解债务的主体，要多渠道筹措落实化债资金，按时完成债务化解工作。省级、市（地）级人民政府要加大对财政困难县（市、区）化解债务工作的资金支持力度。

七、稳定和优化乡村医生队伍

（二十三）提高村卫生室服务水平。采取公建民营、政府补助等方式，支持村卫生室房屋建设和设备购置，原则上每个行政村要建有村卫生室，每个村卫生室要配备合格的乡村医生。对村卫生室主要通过购买服务的方式进行合理补助。制定乡村医生培养规划，建立在村卫生室执业的乡村医生定期免费培训制度，鼓励采取本地人员定向培养等方式充实、优化乡村医生队伍，新进乡村医生应当具备执业助理医师或以上资格，力争到2020年乡村医生总体具备执业助理医师或以上资格。各地可结合实际建立乡村医生退出机制。

（二十四）全面落实乡村医生补偿政策。明确村卫生室和乡镇卫生院的基本公共卫生服务任务分工和资金分配比例，原则上将40%左右的基本公共卫生服务任务交由村卫生室承担，考核后将相应的基本公共卫生服务经费拨付给村卫生室，不得挤占、截留和挪用。各地要将符合条件的村卫生室纳入新农合定点，在综合考虑新农合筹资能力和不增加群众负担的前提下，合理制定村卫生室一般诊疗费标准，并确定新农合支付标准和办法，充分发挥新农合对村卫生室的补偿作用。中央财政已建立村卫生室实施基本药物制度补助机制，地方各级财政要采取定额补助的方式给予专项补助，财政补助总体水平与当地村干部的补助标准相衔接；鼓励地方进一步提高对在偏远、艰苦地区执业的乡村医生补助水平。各地要积极探索降低乡村医生执业风险、调解医患纠纷的有效措施。

（二十五）合理解决乡村医生养老问题。支持乡村医生参加城乡居民社会养老保险，按规定领取养老金。鼓励有条件的地方采取多种方式适当提高乡村医生的养老待遇。地方政府可以采取补助等多种形式，妥善解决好老年乡村医生的保障和生活困难问题，具体办法由地方政府制定。

八、加强基层医疗卫生服务监管

（二十六）加强卫生行业监管。县级卫生部门要加强对基层医疗卫生机构、村卫生室和乡村医生的行业管理，加大执法检查监督力度。对有过度医疗、不合理使用抗生素、推诿病人、虚报公共卫生服务等违规行为的机构及人员，严格按规定予以通报、罚款乃至给予辞退、吊销执业证书等处罚；严厉查处没有按照规定实行基本药物零差率销售的基层医疗卫生机构。建立问责制，对监管不力的，严格追究相关责任人的责任。各地要设立监督举报电话，加强社会监督。

（二十七）推行院（中心）务公开。基层医疗卫生机构要定期公开医疗服务信息、财务收支状况、医疗服务价格、基本公共卫生服务项目、政府专项资金使用和绩效考核情况等，主动接受社会监督。

（二十八）发挥医保和价格的监督制约作用。医保经办机构对医疗服务行为和费用要实行实时监控，加大奖惩力度，严厉查处骗保行为。价格部门应加强对基层医疗卫生机构的收费检查，严厉查处乱收费、违规加价等行为。

（二十九）加强医德医风建设。建立诚信制度和医务人员医德医风档案。重视对基层医务人员的人文素质培养和职业素质教育，大力弘扬救死扶伤精神，促进基层医务人员与城乡居民建立和谐关系。

九、组织实施

（三十）落实目标责任。各省（区、市）政府要尽快制定实施方案，并报国务院医改办公室、卫生部、财政部、人力资源和社会保障部备案。各有关部门要抓紧制定出台相关配套文件。各地、各有关部门要严格落实责任制，建立强有力的工作推进机制，提高执行力。

（三十一）加强督导考核。各地要将基层医改任务完成情况纳入政府目标考核管理。各有关部门要加强协调配合，督促指导地方工作。国务院医改办公室要会同有关部门定期开展督导检查，及时通报进展情况，对工作滞后的进行约谈，确保各项政策落到实处。

（三十二）加强宣传培训。大力宣传基层医改政策，开展对从事医改的各级领导干部和基层医务人员的政策培训，进一步统一思想，凝聚共识，形成全社会支持医改、参与医改的良好氛围。

国务院办公厅
2013 年 2 月 10 日

附录六　"十二五"期间深化医药卫生体制改革规划暨实施方案（节选）

深化医药卫生体制改革是贯彻落实科学发展观、加快转变经济发展方式的重大实践，是建设现代国家、保障和改善民生、促进社会公平正义的重要举措，是贯穿经济社会领域的一场综合改革。"十二五"时期是深化医药卫生体制改革的攻坚阶段，也是建立基本医疗卫生制度的关键时期。为巩固扩大前一阶段改革成果，实现 2020 年人人享有基本医疗卫生服务的既定目标，根据《中华人民共和国国民经济和社会发展第十二个五年规划纲要》和《中共中央　国务院关于深化医药卫生体制改革的意见》（中发〔2009〕6 号），编制本规划。本规划主要明确 2012~2015 年医药卫生体制改革的阶段目标、改革重点和主要任务，是未来四年深化医药卫生体制改革的指导性文件。

一、规划背景

　　自 2009 年 4 月深化医药卫生体制改革启动实施以来，在党中央、国务院领导下，各地区、各有关部门认真贯彻落实中央的决策部署，按照保基本、强基层、建机制的基本原则，完善政策、健全制度、加大投入，统筹推进五项重点改革，取得了明显进展和初步成效，实现了阶段性目标。覆盖城乡全体居民的基本医疗保障制度（以下简称基本医保）框架初步形成，职工基本医疗保险（以下简称职工医保）、城镇居民基本医疗保险（以下简称城镇居民医保）和新型农村合作医疗（以下简称新农合）参保人数达到 13 亿人，筹资和保障水平明显提高，保障范围从大病延伸到门诊小病，城乡医疗救助力度不断加大。国家基本药物制度初步建立，政府办基层医疗卫生机构全部实施基本药物零差率销售，药品安全保障得到明显加强；以破除"以药补医"机制为核心的基层医疗卫生机构综合改革同步推进，开始形成维护公益性、调动积极性、保障可持续的新机制。覆盖城乡的基层医疗卫生服务体系基本建成，2200 多所县级医院和 3.3 万多个城乡基层医疗卫生机构得到改造完善，中医药服务能力逐步增强，全科医生制度建设开始启动。基本公共卫生服务均等化水平不断提高，10 类国家基本公共卫生服务面向城乡居民免费提供，国家重大公共卫生服务项目全面实施。公立医院改革试点积极推进，围绕政事分开、管办分开、医药分开、营利性和非营利性分开（以下简称"四个分开"）进行体制机制创新，便民惠民措施全面推开，多元办医稳步推进。各级政府对医药卫生工作的认识和执行力明显提高，实践经验和做法不断丰富，支持医药卫生体制改革的社会氛围正在形成。三年改革实践证明，医药卫生体制改革方向正确、路径清晰、措施有力，尤其是在基层取得明显成效，人民群众看病就医的公平性、可及性、便利性得到改善，看病难、看病贵问题有所缓解，医药卫生体制改革促进经济社会发展的作用越来越重要。

　　医药卫生体制改革是一项长期艰巨复杂的系统工程。要清醒地看到，当前医药卫生体制改革中还存在一些较为突出的矛盾和问题，特别是随着改革向纵深推进，利益格局深刻调整，体制性、结构性等深层次矛盾集中暴露，改革的难度明显加大。医疗保障制度建设有待进一步加强，基本药物制度还需巩固完善，公立医院改革需要深化拓展，推进社会力量办医仍需加大力度，人才队伍总量和结构性矛盾依然突出，政府职能转变亟待加快步伐，制度法规建设的任务更加紧迫。同时，随着经济社会进入新的发展阶段，工业化、城镇化、农业现代化、经济全球化以及人口老龄化进程加快，城乡居民健康需求不断提升并呈现多层次、多元化特点，进一步加剧了卫生资源供给约束与卫生需求日益增长之间的矛盾；疾病谱变化、医药技术创新、重大传染病防控和卫生费用快速增长等，对优化资源配置、扩大服务供给、转变服务模式、合理控制费用和提升管理能力等都提出了更高要求。解决这些问题和挑战，必须持续不断地推进改革。

"十二五"时期在深化医药卫生体制改革进程中承前启后，要在认真总结经验的基础上，进一步加强组织领导，发挥制度优势，抓住基层综合改革取得重大进展、经济持续快速发展的有利时机，不断凝聚和扩大社会共识，把改革不断推向深入，为基本建成符合我国国情的基本医疗卫生制度、实现人人享有基本医疗卫生服务奠定坚实基础。

二、总体要求和主要目标

（一）总体要求。以邓小平理论和"三个代表"重要思想为指导，深入贯彻落实科学发展观，紧紧围绕《中共中央　国务院关于深化医药卫生体制改革的意见》（中发〔2009〕6号）精神，坚持把基本医疗卫生制度作为公共产品向全民提供的核心理念，坚持保基本、强基层、建机制的基本原则，坚持预防为主、以农村为重点、中西医并重的方针，以维护和增进全体人民健康为宗旨，以基本医疗卫生制度建设为核心，统筹安排、突出重点、循序推进，进一步深化医疗保障、医疗服务、公共卫生、药品供应以及监管体制等领域综合改革，着力在全民基本医保建设、基本药物制度巩固完善和公立医院改革方面取得重点突破，增强全民基本医保的基础性作用，强化医疗服务的公益性，优化卫生资源配置，重构药品生产流通秩序，提高医药卫生体制的运行效率，加快形成人民群众"病有所医"的制度保障，不断提高全体人民健康水平，使人民群众共享改革发展的成果。

（二）主要目标。基本医疗卫生制度建设加快推进，以基本医疗保障为主体的多层次医疗保障体系进一步健全，通过支付制度等改革，明显提高保障能力和管理水平；基本药物制度不断巩固完善，基层医疗卫生机构运行新机制有效运转，基本医疗和公共卫生服务能力同步增强；县级公立医院改革取得阶段性进展，城市公立医院改革有序开展；卫生资源配置不断优化，社会力量办医取得积极进展；以全科医生为重点的人才队伍建设得到加强，基层人才不足状况得到有效改善，中医药服务能力进一步增强；药品安全水平不断提升，药品生产流通秩序逐步规范，医药价格体系逐步理顺；医药卫生信息化水平明显提高，监管制度不断完善，对医药卫生的监管得到加强。

到 2015 年，基本医疗卫生服务更加公平可及，服务水平和效率明显提高；卫生总费用增长得到合理控制，政府卫生投入增长幅度高于经常性财政支出增长幅度，政府卫生投入占经常性财政支出的比重逐步提高，群众负担明显减轻，个人卫生支出占卫生总费用的比例降低到 30% 以下，看病难、看病贵问题得到有效缓解。人均期望寿命达到 74.5 岁，婴儿死亡率降低到 12‰以下，孕产妇死亡率降低到 22/10 万以下。

三、加快健全全民医保体系

充分发挥全民基本医保的基础性作用，重点由扩大范围转向提升质量。通过支付制度改革，加大医保经办机构和医疗机构控制医药费用过快增长的责任。在继续提高基本医保参保率基础上，稳步提高基本医疗保障水平，着力加强管理服务能力，切实解决重特大疾病患者医疗费用保障问题。

四、巩固完善基本药物制度和基层医疗卫生机构运行新机制

持续扩大基层医药卫生体制改革成效，巩固完善国家基本药物制度，深化基层医疗卫生机构管理体制、补偿机制、药品供应和人事分配等方面的综合改革，继续加强基层服务网络建设，加快建立全科医生制度，促进基层医疗卫生机构全面发展。

（一）深化基层医疗卫生机构综合改革。完善基层医疗卫生机构编制管理、补偿机制、人事分配等方面的综合改革措施，巩固基层改革成效。健全基层医疗卫生机构稳定长效的多渠道补偿机制，地方政府要将对基层医疗卫生机构专项补助以及经常性收支差额补助纳入财政预算并及时、足

额落实到位，中央财政建立基本药物制度全面实施后对地方的经常性补助机制并纳入预算；加快落实一般诊疗费及医保支付政策，确保基层医疗卫生机构正常运转。健全绩效评价和考核机制，在平稳实施绩效工资的基础上，有条件的地区可适当提高奖励性绩效工资的比例，坚持多劳多得、优绩优酬，重点向关键岗位、业务骨干和作出突出贡献的人员倾斜，合理拉开收入差距，调动医务人员积极性。

（二）扩大基本药物制度实施范围。巩固政府办基层医疗卫生机构实施基本药物制度的成果，落实基本药物全部配备使用和医保支付政策。有序推进村卫生室实施基本药物制度，执行基本药物制度各项政策，同步落实对乡村医生的各项补助和支持政策。对非政府办基层医疗卫生机构，各地政府可结合实际，采取购买服务的方式将其纳入基本药物制度实施范围。鼓励公立医院和其他医疗机构优先使用基本药物。

（三）完善国家基本药物目录。根据各地基本药物使用情况，优化基本药物品种、类别，适当增加慢性病和儿童用药品种，减少使用率低、重合率低的药品，保持合理的基本药物数量，更好地满足群众基本用药需求。2012年调整国家基本药物目录并适时公布。逐步规范基本药物标准剂型、规格和包装。基本药物由省级人民政府统一增补，不得将增补权限下放到市、县或基层医疗卫生机构。要合理控制增补药品数量。

（四）规范基本药物采购机制。坚持基本药物以省为单位网上集中采购，落实招采合一、量价挂钩、双信封制、集中支付、全程监控等采购政策。坚持质量优先、价格合理，进一步完善基本药物质量评价标准和评标办法，既要降低虚高的药价也要避免低价恶性竞争，确保基本药物安全有效、供应及时。建立以省为单位的基本药物集中采购和使用管理系统，明显提高基本药物使用监管能力。对独家品种和经多次集中采购价格已基本稳定且市场供应充足的基本药物试行国家统一定价。对用量小、临床必需的基本药物可通过招标采取定点生产等方式确保供应。对已达到国际水平的仿制药，在定价、招标采购方面给予支持，激励企业提高基本药物质量。提高基本药物生产技术水平和供应保障能力，完善基本药物储备制度。强化基本药物质量监管，所有基本药物生产、经营企业必须纳入电子监管。

（五）提高基层医疗卫生机构服务能力。按照填平补齐的原则，继续支持村卫生室、乡镇卫生院、社区卫生服务机构标准化建设，2015年基层医疗卫生机构达标率达到95%以上。继续加强基层在岗人员培训，重点实施具有全科医学特点、促进基本药物使用等针对性和实用性强的培训项目。进一步规范基层医疗卫生机构用药行为。鼓励基层医疗卫生机构采取主动服务、上门服务等方式，开展巡回医疗，推动服务重心下沉，服务内容向基本医疗和基本公共卫生服务转变。建立健全分级诊疗、双向转诊制度，积极推进基层首诊负责制试点。明显提高基层医疗卫生机构门急诊量占门急诊总量的比例。

筑牢农村医疗卫生服务网底。完善乡村医生的补偿、养老政策。加强乡村医生培训和后备力量建设，逐步推进乡村医生向执业（助理）医师转变，鼓励有条件的地区通过定向培养、学历提升、岗位培训等方式加强乡村医生能力建设。积极推进乡镇卫生院和村卫生室一体化管理。

（六）推进全科医生制度建设。把建立全科医生制度作为强基层的关键举措，通过规范化培养、转岗培训、执业医师招聘和设置特岗等方式加强全科医生队伍建设，到2015年为基层医疗卫生机构培养全科医生15万名以上，使每万名城市居民拥有2名以上全科医生，每个乡镇卫生院都有全科医生。积极推进家庭签约医生服务模式，逐步建立全科医生与居民契约服务关系，为居民提供连续的健康管理服务。

（七）促进人才向基层流动。进一步完善相关政策措施，鼓励引导医务人员到基层服务。建立上级医院与基层医疗卫生机构之间的人才合作交流机制，探索县（市、区）域人才柔性流动方式，促进县乡人才联动。开展免费医学生定向培养，实施全科医生特岗计划，充实基层人才队伍。严格落实城市医院和疾病预防控制机构医生晋升中高级职称前到农村服务累计一年以上的政策。鼓励大医院退休医生到基层和农村执业。对到艰苦边远地区基层医疗卫生机构服务的医务人员，落实津补贴政策或给予必要补助。

（八）加快推进基层医疗卫生机构信息化。在试点基础上，以省为单位，建立涵盖基本药物供应使用、居民健康管理、基本医疗服务、绩效考核等功能的基层医疗卫生信息系统，提高基层医疗卫生服务水平。到2015年，基层医疗卫生信息系统基本覆盖乡镇卫生院、社区卫生服务机构和有条件的村卫生室。

五、积极推进公立医院改革

坚持公立医院公益性质，按照"四个分开"的要求，以破除"以药补医"机制为关键环节，以县级医院为重点，统筹推进管理体制、补偿机制、人事分配、药品供应、价格机制等方面的综合改革，由局部试点转向全面推进，大力开展便民惠民服务，逐步建立维护公益性、调动积极性、保障可持续的公立医院运行新机制。

六、统筹推进相关领域改革

进一步增强医药卫生体制改革各项政策的协同性，继续推进基本公共卫生服务均等化，优化卫生资源配置，加快人才培养和信息化建设，加强药品生产流通和医药卫生监管体制改革，充分发挥政策叠加效应。

七、建立强有力的实施保障机制

（一）强化责任制。地方各级政府要把医药卫生体制改革作为一项全局性工作，加强对规划实施的组织领导，建立健全责任制和问责制，形成政府主要领导负总责，分管常务工作和卫生工作的领导具体抓，各有关部门分工协作、密切配合、合力推进的工作机制，确保规划顺利实施。各地区、各部门要围绕规划的总体目标和重点任务细化年度任务，制定工作方案，落实责任制，把规划的重点任务落到实处。建立规划实施动态监测、定期通报制度，开展规划实施评估。

（二）增强执行力。"十二五"时期是医药卫生体制改革攻坚阶段，医药卫生系统是医药卫生体制改革的主战场，要发挥医务人员改革主力军作用，调动医疗机构和医务人员积极性，维护医务人员合法权益。要充分发挥好政治优势、组织优势，充分发挥基层党组织在医药卫生体制改革中的核心作用，加强思想政治工作，统一思想认识，形成改革攻坚合力。各级政府都要加强医药卫生体制改革工作队伍建设，提高推进改革的领导力和执行力，确保医药卫生体制改革的各项规划措施落到实处。

（三）加大政府投入。地方各级政府要积极调整财政支出结构，加大投入力度，转变投入机制，完善补偿办法，落实规划提出的各项卫生投入政策，切实保障规划实施所需资金。加大中央、省级财政对困难地区的专项转移支付力度。各级政府在安排年度卫生投入预算时，要切实落实"政府卫生投入增长幅度高于经常性财政支出增长幅度，政府卫生投入占经常性财政支出的比重逐步提高"的要求。各级财政部门在向政府汇报预决算草案时要就卫生投入情况进行专门说明。"十二五"期间政府医药卫生体制改革投入力度和强度要高于 2009~2011 年医药卫生体制改革投入。基本医保政府补助标准和人均基本公共卫生服务经费标准要随着经济社会发展水平的提高相应提高。加强资金监督管理，提高资金使用效益，切实防止各种违法违规使用资金的行为。

（四）实行分类指导。医药卫生体制改革政策性强、情况复杂、涉及面广，各地要在中央确定的医药卫生体制改革原则下根据实际情况，因地制宜地制定具体实施方案，创造性地开展工作。鼓励地方大胆探索、先行先试，不断完善政策，积累改革经验。各有关部门要加强对地方医药卫生体制改革工作的指导，及时总结推广成功经验。注重改革措施的综合性和可持续性，推进改革持续取得实效。

（五）加强宣传培训。坚持正确的舆论导向，做好医药卫生体制改革政策的宣传解读，及时解答和回应社会各界关注的热点问题，大力宣传医药卫生体制改革典型经验和进展成效，合理引导社会预期，在全社会形成尊医重卫、关爱患者的风气，营造改革的良好氛围。广泛开展培训，不断提高各级干部医药卫生体制改革政策水平，确保改革顺利推进。

参考文献

[美] 奥肯:《平等与效率:重大的抉择》,王奔洲等译,华夏出版社 1999
　　年版。

[美] 弗兰西斯·福山:《信任——社会道德与繁荣的创造》,李宛蓉译,远
　　方出版社 1998 年版。

[美] 罗伯特·C. 埃里克森:《无需法律的秩序:邻人如何解决纠纷》,中国
　　政法大学出版社 2003 年版。

[美] 罗伯特·帕特南:《使民主运转起来:现代意大利的公民传统》,王列、
　　赖海榕译,江西人民出版社 2001 年版。

[美] 肯尼斯·纽顿:《社会资本与现代欧洲民主》,冯仕政编译,转引自李
　　惠斌、杨雪冬:《社会资本与社会发展》,社会科学文献出版社 2000
　　年版。

[美] 詹姆斯·科尔曼:《社会理论的基础（上）》,社会科学文献出版社
　　1999 年版。

[美] 托马斯·福特·布朗:《社会资本理论综述》,《马克思主义与现实》2000
　　年第 2 期。

Nigel Crisp:《英国国民卫生服务发展与改革》,《卫生政策研究进展》2011 年
　　第 2 期。

[匈牙利] 雅诺什·科尔奈、[美] 翁笙和:《转轨中的福利、选择和一致性:
　　东欧国家卫生部门改革》,罗淑锦译,中信出版社 2003 年版。

[英] 亚历山大·S.普力克、[美] 阿普里尔·哈丁:《卫生服务提供体系创
　　新:公立医院法人化》,李卫平等译,中国人民大学出版社 2011 年版。

本刊记者:《医保支付制度改革专家论道》,《中国医疗保险》2011 年第 10 期。

毕天云:《新型农村合作医疗制度中农民参与的组织模式探析》,《贵州社会
　　科学》2008 年第 12 期。

蔡立辉:《分层次、多元化、竞争式:我国医疗卫生服务的公共管理改革》,

《中国人民大学学报》2010年第1期。

蔡江南：《美英两国医改新动向及对中国医改的启示》，《中国医改评论》
　　2011年第18期。

蔡江南：《推进医改亟待打破行政垄断机制》，《医院领导参考决策》2011年
　　第4期。

蔡江南：《中国公立医院法人治理结构改革——基本理论与实现路径》，中
　　国医改评论网，http://www.chinahealthreform.org/index.php/professor/
　　caijiangnan/30-caijingnan/1387-2011-08-11-07-43-44.html，2012年5
　　月21日。

蔡江南：《我国公立医院治理结构改革的实现路径》，《中国卫生政策研究》
　　2011年第10期。

蔡江南、徐昕、封寿炎：《公立医院需要什么样的管办分离》，《中国医院院
　　长》2008年第14期。

戴廉：《"最彻底医改"迷路》，《新世纪》2011年第50期。

杜学礼、鲍勇：《家庭医生制度：走向有序的"第二次革命"》，《东方早报》
　　2012年7月31日第4版。

陈仰东：《浅谈医疗保险支付制度改革的国际趋势》，中国保险学会网，
　　http://www.iic.org.cn/D_resZL/index_lw_view_read.php?id=22221，2012年
　　4月5日。

陈仰东：《支付制度内涵及改革路径研究》，《中国医疗保险》2011年第10期。

成钢、刘晓云、侯建林、徐进、孟庆跃：《我国基本药物零差率政策存在的
　　问题与调整策略》，《中国卫生政策研究》2011年第10期。

邓聿文：《顶层设计的困境和破解》，《南风窗》2011年第15期。

丁先明：《基本药物招标安徽模式被指导致"药价虚低"》，《中国青年报》
　　2011年10月24日第5版。

董朝晖、吴晶：《基本药物制度理论与实践》，化学工业出版社2012年版。

董云萍、张莉、方鹏骞：《基于法人治理的国有医院产权激励与约束研究》，《医
　　学与社会》2007年第4期。

费孝通：《乡土中国　生育制度》，北京大学出版社1998年版。

方鹏骞、熊昌娥：《社区卫生服务机构薪酬制度研究》，《中国卫生经济》
　　2010年第6期。

封进等：《新型农村合作医疗对县村两级医疗价格的影响》，《经济研究》

2010 年第 11 期。

封邑生：《2011 年全国卫生工作会议在京召开，卫生部绘出"十二五"卫生发展蓝图》，《中国医药科学》2011 年第 1 期。

贡森：《医疗卫生服务公共政策研究》，《卫生经济研究》2009 年第 2 期。

辜胜阻：《十二五改革重在顶层设计》，人民网，http：//theory.people.com.cn/BIG5/14156728.html，2012 年 4 月 21 日。

顾昕：《英国全民免费医疗走向市场化》，《中国医改评论》2011 年第 18 期。

顾昕：《走向全民医保：中国新医改的战略与战术》，中国劳动社会保障出版社 2008 年版。

顾昕：《流行学术偏向令公立医院身陷泥潭》，《中国医院院长》2011 年第 22期。

顾昕：《解放医生：医疗服务行政化的突破口》，《瞭望东方周刊》2009 年第18 期。

顾昕、高梦滔、姚洋：《诊断与处方：直面中国医疗体制改革》，社会科学文献出版社 2008 年版，第 33-35 页。

顾昕、余晖：《公立医院补偿长效机制研究》，《中国市场》2011 年第 42 期。

顾昕、余晖、冯立果：《基本药物供给保障的制度建设——国际经验的启示》，《国家行政学院学报》2008 年第 6 期。

顾昕、余晖：《公立医院改革去行政化之途》，求是理论网，http：//www.qstheory.cn/sh/msjs/201204/t20120409_150155.htm，2012 年 11 月 15 日。

国家卫生和计划生育委员会：《中国卫生和计划生育统计年鉴》（2013），中国协和医科大学出版社 2013 年版。

国务院深化医药卫生体制改革领导小组办公室：《澳大利亚医改计划达成协议》，《国务院深化医药卫生体制改革领导小组简报》2010 年第 104 期。

《国务院医改办公室负责人就建立规范基本药物采购机制发布答记者问》，国家发展改革委网，http：//www.gov.cn/zwhd/2010-12/09/content_1762018.htm，2012 年 6 月 12 日。

何平、刘博、孙强、左根永：《基本药物制度改革前后乡镇卫生院药品价格比较》，《中国卫生政策研究》2011 年第 7 期。

何平、刘博、孙强等：《安徽省基本药物改革前后新农合住院病人流向与医疗费用比较》，《中国卫生政策研究》2011 年第 11 期。

贺小林、梁鸿：《推进家庭责任医生制度改革的理论探讨与政策建议》，《中国卫生政策研究》2012 年第 6 期。

侯志远:《地方基本药物增补与基层用药行为研究——基层卫生机构和居民药物可及性》,2010年"海右"全国博士生论坛（公共经济学）——经济社会发展转型的公共政策论文集,2010年7月。

湖北省财政厅课题组:《基层医疗卫生现状分析和政策建议》,《经济研究参考》2010年第4期。

胡坤、孟庆跃等:《公立医院的交易成本分析》,《中国卫生经济》2007年第3期。

胡善联等:《我国公共卫生服务均等化的实证研究：重庆市公共卫生服务券的分析与评价》,《中国卫生政策研究》2009年第6期。

黄杰、杨宏伟、杨莉等:《陕西省基本药物制度对基层卫生机构的影响》,《中国卫生政策研究》2011年第11期。

黄佩华:《中国：国家发展与地方财政》,中信出版社2003年版。

姜振华:《论社会资本的核心构成要素》,《首都师范大学学报》（社会科学版）2008年第5期。

李斌:《村医行为、农合制度与中国经验》,《湖南师范大学社会科学学报》2011年第5期。

李德成:《赤脚医生研究述评》,《中国初级卫生保健》2007年第1期。

李芄、路谦谦:《安徽基本药物制度量价结合落空?》,《21世纪经济报道》2011年6月10日第8版。

李和森:《中国农村医疗保障制度研究》,经济科学出版社2005年版,第79页。

李红梅:《医改的核心是建立惠民机制》,人民网,http://www.people.com.cn/h/2011/0610/c25408-2811531956.html,2012年1月5日。

李玲:《健康强国：李玲话医改》,北京大学出版社2010年版。

李玲:《新医改形势下的公立医院改革思考》,《医院院长论坛》2011年第1期。

李鹏、王衍:《对社区卫生服务上门服务的思考》,《安徽医学》2010年第7期。

李颖、王虎峰:《药物目录遴选制度构建关键问题研究——基于典型国家遴选制度模式的经验》,《中国药房》2011年第24期。

李卫平、黄二丹:《公立医院治理的制度选择》,《卫生经济研究》2010年第7期。

李志昌：《加强改革顶层设计》，《社会科学报》2011年3月17日第3版。

梁立智、吕兆丰、王晓燕等：《赤脚医生时期北京村落医患关系内容及特点调查研究》，《中国医学伦理学》2012年第1期。

梁立智、吕兆丰、王晓燕等：《赤脚医生时期北京村落维系医患关系的道德规范体系研究》，《中国医学伦理学》2012年第1期。

林万龙：《政策干预与农村村级医疗服务机构的发展》，《中国农村经济》2008年第8期。

刘邦智：《四川省农村卫生院实施基本药物制度情况调查报告》，《中国农村卫生事业管理》2011年第6期。

刘宝、武瑞雪、叶露：《论基本药物的可获得性和可及性障碍》，《中国药房》2007年第14期。

刘朝杰：《澳大利亚社区卫生服务与全科医疗的发展及存在的问题》，《中国全科医学》2004年第21期。

刘国恩：《基本药物制度应回归本意》，经济观察网，http://www.eeo.com.cn/2011/1121/216144.shtml，2012年5月6日。

刘国恩：《搜狐—长策医改论坛嘉宾发言和问答实录》，中国医改评论网，http://www.chinahealthreform.org/index.php/latestnews/news/1 –teamnews/1457–2012–01–12–03–13–14.html，2012年5月30日。

刘军民：《药品零差率的综合补偿之道》，《中国卫生》2010年第6期。

刘军民：《关于政府购买卫生服务改革的评析》，《华中师范大学学报》（人文社会科学版）2008年第1期。

刘谦：《积极开展支付方式改革，整体推进农村卫生工作——在新农合支付方式改革交流会议上的讲话》，原卫生部网站，http://www.moh.gov.cn/jws/s6477/201002/71ea088d2abf48038f999c87c06f01a5.shtml，2012年3月10日。

刘庆婧：《我国基本药物集中采购制度分析》，硕士学位论文，天津大学，2010年。

刘尚希：《激励与约束：面对政府举办的基层医疗卫生机构》，中国网，http://www.china.com.cn/news/txt/2009–04/10/content_17582278.htm，2011年10月20日。

刘文先：《安徽基层医改：回归公益性的制度创新》，《行政管理改革》2011年第6期。

刘义强:《建构农民需求导向的公共产品供给制度——基于一项全国农村公共产品需求问卷调查的分析》,《华中师范大学学报》(人文社会科学版) 2006 年第 2 期。

鲁超国:《乡村医生现状调查》,人民网,http://health.people.com.cn/GB/14357972.html,2012 年 1 月 3 日。

卢祖洵、姚岚等:《各国社区卫生服务简介及特点分析》,《中国全科医学》2002 年第 1 期。

马红梅、陈柳钦:《农村社会资本理论及其分析框架》,《经济研究参考》2012 年第 22 期。

马晓河:《科学理解更加重视改革顶层设计》,光明网,http://theory.gmw.cn/2011-08/16/content_2466595.html,2012 年 4 月 5 日。

马国善:《单病种付费和 DRGs 付费之比较》,《中国社会保障》2011 年第 11 期。

裴丽昆、刘朝杰、David Legge:《全民医疗保障制度的挑战——澳大利亚卫生体制的启示》,人民卫生出版社 2009 年版。

饶克勤:《公共卫生服务均等化须跨四道关》,《医院领导参考决策》2011 年第 17 期。

饶克勤、刘新明:《国际医疗卫生体制改革与中国》,中国协和医科大学出版社 2007 年版,第 25 页。

石光、李明柱:《澳大利亚医疗卫生保健体制及其基本特征》,《中国全科医学》2001 年第 9 期。

世界卫生组织:《2008 年世界卫生报告:初级卫生保健——过去重要,现在更重要》,人民卫生出版社 2008 年版。

世界银行:《中国农村卫生改革》,世界银行网站,http://documents.world-bank.org/curated/en/2009/02/14222246/reforming-chinas-rural-health-system,2011 年 10 月 12 日。

世界银行:《2004 年世界发展报告:让服务惠及穷人》,中国财政经济出版社 2004 年版。

世界银行:《中国医疗服务供方支付制度改革:国际经验的启示》,世界银行网站,http://www-wds.worldbank.org/external/default/WDSContentServer/WDSP/IB/2011/03/17/000356161_20110317034437/Rendered/INDEX/584140v20CHINE1provider0payment1chn.txt,2012 年 3 月 5 日。

世界银行:《中国:深化事业单位改革 改善公共服务提供》,中信出版社

2005 年版。

世界银行东亚与太平洋地区：《改善农村公共服务》，中信出版社 2008 年版。

苏令银：《社会资本：社会主义和谐社会建构的新视域》，《社会科学》2009
　　年第 8 期。

苏锦英、高倩：《我国乡村医生医疗收入现状调查分析》，《医学与社会》
　　2008 年第 8 期。

孙强：《我国药品价格政策分析和改革思路探讨》，《中国卫生政策研究》
　　2009 年第 4 期。

孙秀云：《社区卫生服务团队运行模式探讨》，《卫生软科学》2011 年第 7 期。

孙志刚：《重塑基层医疗卫生体制机制》，《求是》2010 年第 14 期。

孙志刚：《实施综合改革加快基层医改新机制建设》，《行政管理改革》2011
　　年第 10 期。

陶海燕：《论赤脚医生时期的医患关系》，《社区医学杂志》2007 年第 1 期。

唐任伍、赵国钦：《新医改背景下农村基本药物可及性问题研究》，《新视
　　野》2010 年第 1 期。

王东进：《完整系统地推进医疗保险支付制度改革》，《中国医疗保险》2011
　　年第 8 期。

王洪军、吴爱华：《基层医疗机构实行药品零差价后对居民医疗费用变化的
　　影响因素分析》，《中国卫生经济》2011 年第 4 期。

王胜：《赤脚医生群体的社会认同及原因分析——以河北省深泽县为个案》，
　　《中共党史研究》2011 年第 1 期。

王延中等：《中国卫生改革与发展实证研究》，中国劳动社会保障出版社
　　2008 年版。

王延中等：《中国慢性病调查与防治》，中国社会科学出版社 2011 年版。

王延中：《中国社会保障收入再分配状况调查》，社会科学文献出版社 2013
　　年版。

王宗凡：《医保管理中的谈判实践及评价——医疗保险谈判机制探析之二》，
　　《中国社会保障》2011 年第 5 期。

王宗凡：《医保谈判机制基本框架构建——医疗保险谈判机制探析之三》，
　　《中国社会保障》2011 年第 6 期。

温益群：《"赤脚医生"产生和存在的社会文化因素》，《云南民族大学学报》
　　（哲学社会科学版）2005 年第 2 期。

卫生部统计信息中心:《中国基层卫生服务研究》,中国协和医科大学出版社 2009 年版。

卫生部统计信息中心:《2008 中国卫生服务调查研究》,中国协和医科大学出版社 2009 年版。

吴建、谢双保、赵要军:《国家全额保障 公民均等享有——卫XI项目河南省基本公共卫生服务均等化实践与探索》,《卫生经济研究》2011 年第 6 期。

吴宁:《医疗改革应借鉴英国模式》,《中国社会科学报》2010 年 12 月 22 日。

夏永祥:《公共选择理论中的政府行为分析与新思考》,《国外社会科学》2009 年第 3 期。

晓丘:《当心集中采购"异形"》,《医药经济报》2009 年 3 月 30 日。

许岩丽、刘志军、杨辉:《对中国卫生守门人问题的再思考》,《中国医院管理》2007 年第 8 期。

徐恒秋:《安徽省基层综合医改的实践与思考》,中国社区健康联盟网站,http://www.cchma.org.cn/a/service/2011/1119/302.html,2012 年 5 月 6 日。

徐战英、孙利华:《基层医疗卫生机构实施国家基本药物制度存在的主要问题及对策》,《中国药房》2011 年第 16 期。

玄泽亮:《上海市社区全科服务团队模式的比较分析》,《中国全科医学》2011 年第 34 期。

杨念群:《再造"病人"——中西医冲突下的空间政治(1832~1985)》,中国人民大学出版社 2006 年版。

闫峻峰:《香港特区药物采购策略与内地基本药物采购机制比较》,《中国药房》2011 年第 20 期。

晏雪鸣、郑平安:《医患关系及纠纷的社会学轨迹寻绎》,《医学与社会》2006 年第 7 期。

杨辉、Shane Thomas:《公民社会参与社区卫生服务的治理》,《中国全科医学》2007 年第 3 期。

杨宏伟等:《发展社区医疗服务的政策思考》,《中国卫生经济》2010 年第 1 期。

杨团:《农村卫生服务体系建设》,《中国社会保障发展报告》,社会科学文献出版社 2007 年版。

袁于飞:《基本药物缓解看病贵》,《光明日报》2011 年 12 月 19 日。

于明德、朱恒鹏等：《争议安徽医改模式：单一货源量价挂钩行不通》，搜狐网，http://health.sohu.com/20101122/n277815361_2.shtml，2013 年 8 月 20 日。

曾峻：《用顶层设计来深化改革》，《学习时报》2011 年 6 月 13 日。

张东风：《双信封制不应违背市场法则》，《中国中医药报》2012 年 3 月 9 日。

张成勉、孙永发、吴华章：《我国社区卫生服务中政府购买公共卫生服务项目的难点和建议》，《中国卫生经济》2009 年第 1 期。

张丽芳、肖月、赵琨：《西部农村基层医疗卫生机构实施国家基本药物制度初期面临的问题和建议》，《中国药房》2011 年第 20 期。

张奎力：《公共卫生服务的国际经验及其启示》，《学习论坛》2009 年第 12 期。

张茅：《深化医改需要探索和把握的几个问题》，《行政管理改革》2010 年第 6 期。

赵艳、孙立贤、张志军：《北京市丰台区蒲黄榆社区上门服务现状分析》，《中国全科医学》2010 年第 16 期。

郑功成：《中国社会保障改革与发展战略：理念、目标与行动方案》，人民出版社 2008 年版。

郑永年：《中国改革的顶层设计、地方动力和社会力量》，联合早报网，http://www.zaobao.com/forum/expert/zheng-yong-nian/story20110913-56434，2012 年 5 月 11 日。

周海沙、阮云洲、王俊：《财政视角下我国公共卫生政府投入的问题和成因分析》，《卫生经济研究》2009 年第 4 期。

中国经济体制改革研究会医改课题组：《收支两条线：公立医疗机构的行政化死路》，《中国医改评论》2009 年第 2 期。

中国经济体制改革研究会医改课题组：《医保机构 vs 卫生行政部门：谁来实行基本药物的集中采购》，《中国医改评论》2008 年第 11 期。

中国经济体制改革研究会医改课题组：《基本药物供应的市场保障体系》，《中国医改评论》2008 年第 9 期。

周向红、吴昀桥：《加拿大医疗保障体系及其对我国的启示》，《中共浙江省委党校学报》2007 年第 2 期。

朱恒鹏：《医疗体制弊端与药品定价扭曲》，《中国社会科学》2007 年第 4 期。

朱恒鹏：《基层医改的逻辑》，中国医改评论网，http://www.chinahealthreform.org/index.php/professor/zhuhengpeng/33-zhuhengpeng/1454-2012-01-

12-02-49-53.html，2012 年 6 月 3 日。

朱恒鹏：《争议安徽医改模式：单一货源量价挂钩行不通》，搜狐网，http：//health.sohu.com/20101122/n277815361.shtml，2012 年 7 月 8 日。

朱恒鹏：《对社区医生的激励从何而来?》，《中国卫生》2013 年第 4 期。

朱恒鹏：《基本药物招标尴尬 安徽模式难以为继》，新浪网，http://finance.sina.com.cn/chanjing/sdbd/20110916/110810491995.shtml，2013 年 8 月 22 日。

竹立家：《改革需要什么样的顶层设计》，《人民论坛》2011 年第 3 期。

朱吉鸽、张亮：《浅析公共卫生服务券的公平和效率》，《中国卫生事业管理》2006 年第 10 期。

朱坤等：《英国社区卫生服务管理体制的经验与启示》，《中国初级卫生保健》2010 年第 6 期。

朱荣、李士雪：《社区全科医生团队服务模式探讨》，《中国卫生事业管理》2008 年第 8 期。

Andrei Shleifer, "A Theory of Yardstick Competition", *Rand Journal of Economics*, Vol.16, No.3, 1985, pp.319-327.

Alexander S.Preker and April Harding, *Innovation in Health Service Delivery: The Corporatization of Public Hospitals*, Washington D.C.: The World Bank, 2003.

Alford K, "Reforming Victoria's Primary Health and Community Service Sector: Rural Implications", *Australian Health Review*, Vol.23, No.3, 2000.

Allison M.Williams and Malcolm P.Cutchin, "The Rural Context of Health Care Provision", *Journal of Interprofessional Care*, Vol.16, Issue 2, 2004.

Anne Lafond, "Save the Children Fund (Great Britain), Sustaining Primary Health Care", James &James/Earthsan, 1995, http://dx.doi.org/10.1136/bmj.311.7002.460.

Anne Mills, Ruairi Brugha, Kara Hanson and Barbara McPake, "What Can Be Done About the Private Health Sector in Low-Income Countries?", *Bull World Health Organization*, Vol.80, No.4, 2002.

Arachu Castro and Merrill Singer, *Unhealthy Health Policy: A Critical Anthropological Examination*, Rowman: Altamira Press, 2004.

Barbara Starfield, Leiyu Shi and James Macinko, "Contribution of Primary Care to Health Systems and Health", *The Milbank Quarterly*, Vol.83, Issue 3, 2005.

Beth E.Quill, Sana Loue eds., *Handbook of Rural Health Springer*, New York: Kluwer Academic/Plenum Publishers, 2001.

Carol Propper and Katherine Green, *A Larger Role for the Private Sector in Health Care?A Review of the Arguments*, CMPO Working Paper No.99/009, April 1999.

C.Victora, K.Hanson, J.Bryce and J.Vaughan, "Achieving Universal Coverage with Health Interventions", *The Lancet*, Vol.364, 2004.

Daniel Kessler and Mark McClellan, "Medical Liability, Managed Care, and Defensive Medicine", NBER Working Paper No.7537, February 2000.

Daniels Norman, *Just Health Care*, New York: Cambridge University Press, 1985, p.45.

Daqing Zhang and Paul U. Unschuld, "China's barefoot doctor: past, present, and future", *The Lancet*, Vol.372, 2008.

David Dranove, Mark Shanley and William D.White, "Price and Concentration in Hospital Markets: The Switch from Patient–Driven to Payer–Driven Competition", *Journal of Law & Economics*, Vol.36, No.1, 1993.

David Weller and James Dunbar, *General Practice in Australia*: 2004, Fyshwick: Natoional Capital Printing, 2005.

Deepak Paudel, "Rational Use of Drugs: the Challenging Need for Developing Countries", *CARE Nepal Newsletter*, Vol.19, No.1, 2007.

Deon Filmer, Jeffrey S.Hammer and Lant H.Pritchett, "Weak Links in the Chain: A Prescription for Health Policy in Poor Countries", *The World Bank Research Observer*, Vol.17, No.1, 2002.

Dickson M. and Redwood H., "*Pharmaceutical Reference Prices: How do They Work in Practice?*", *Pharmacoeconomics*, Vol.14, No.5, 1998.

Dworkin Ronald, Justice in the *Distribution of Health Care*, *McGill Law Journal*, Vol.38, 1993, pp.883–898.

Elise C.Becher and Mark R.Chassin, "Improving the Quality of Health Care: Who will Lead?", *Health Affairs*, Vol.20, No.5, 2001.

Elci，Omur Cinar MD，"Reinventing Public Health：Policies and Practices for a Healthy Natio"，*Journal of Public Health Management & Practice*，Vol. 12，No.4，2006.

Gosden T.，Forland F.，Kristiansen IS，et al.，"Capitation，Salary，Fee-for-service and Mixed Systems of Payment：Effects on the Behavior of Primary Care Physicians"，*The Cochrance Library*，Issue 2，2007.

Guterman S. and Dobson A.，"Impact of the Medicare Prospective Payment System for Hospitals"，*Health Care Financing Review*，Vol.7，No. 3，1986，pp.97-114.

Hammer，Jeffrey S. and William G.Jack.，*The Design of Incentives for Health Care Providers in Developing Countries；Contracts，Competition and Cost Control*，Washington DC：World Bank，2001.

Hammer J. and Jack W，"Designing Incentives for Rural Health Care Providers in Developing Countries"，*Journal of Development Economics*，Vol.69，No.1，2002.

James Macinko，Barbara Starfield and Leiyu Shi，"Quantifying the Health Benefits of Primary Care Physician Supply in the United States"，*International Journal of Health Services*，Vol.37，No.1，2007.

J. Feinglass and J.J. Holloway，"The Initial Impact of the Medicare Prospective Payment System on US Health Care：A Review of the Literature"，*Medical Care Research and Review*，Vol.48，1991，pp.91-115.

Johannes P. Jutting，*Health Insurance for the Poor in Developing Countries*，Aldershot，Hampshire：Ashgate Publishing，2005.

John S.Humphreys，*Rural Health and the Health of Rural Communities*，Bendigo：La Trobe University Publishing，1998.

Joseph P.Newhouse and the Insurance Experiment Group，*Free for All? Lessons from the RAND Health Insurance Experiment*，Cambridge，MA.：Harvard University Press，1993.

Kara Hanson and Peter Berman，"Private Health Care Provision in Developing Countries：A Preliminary Analysis of Levels and Composition"，*Health Policy and Planning*，Vol.13，No.3，1998.

Lesley Magnussen，John Ehiri and Pauline Jolly，"Comprehensive Versus

Selective Primary Health Care: Lessons for Global Health Policy", *Health Affairs*, Vol.23, No.3, 2004.

Mark J.Roberts, William Hsiao, Peter Berman and Michael R.Reich, *Getting Health Reform Right: A Guide to Improving Performance and Equity*, Oxford University Press, 2002, pp.255-287.

Michael Woolcock, "Why and How Planners Should Take Social Capital Seriously", Journal of the American Planning Association, Vol.2, 2004.

M. Powell and M. Exworthy, "Equal Access to Health Care and the British National Health Service", Policy Studies, Vol.24, Issue 1, 2003.

Nigel Crisp:《英国国民卫生服务发展与改革》,《卫生政策研究进展》2011 年第 4 卷第 2 期。

Norman Uphoff, Learning from Gal Oya: Possibilities for Participatory Development and Post-Newtonian Social Science, Ithaca: Cornell University Press, 1992.

Ormond, Barbara A., Susan Wallin and Susan M.Goldenson, Supporting the Rural Health Care Safety *Net*, Washington DC: The Urban Institute, 2000.

P. Berman, "Cost Efficiency in Primary Health Care; Studies of Health Facilities in Indonesia", *Health Policy and Planning*, Vol.4, No.4, 1989.

Peter Berman, Daniel G.Sisler and Jean-Pierre Habicht, "Equity in Public-Sector Primary Health Care: The Role of Service Organization in Indonesia", *Economic Development and Cultural Change*, Vol.37, No. 4, 1989.

Pierre Bourdieu, "The Forms of Social Capital" In John G.Richardson, eds., *Handbook of theory and research for the sociology of education*, Westport CT: Greenwood Press, 1986.

Qun Meng, Ling Xu, Yaoguang Zhang et al., "Trends in Access to Health Services and Financial Protection in China Between 2003 and 2011: A Cross-sectional Study", *The Lancet*, Vol.379, 2012.

R. Beaglehole and R. Bonita, Inc NetLibrary, *Public Health at the Crossroads: Achievement and Prospects*, Cambridge University Press, 2004.

Regina E.Herzlinger and Ramin Parsa-Parsi, "Consumer-Driven Health Care:

Lessons From Switzerland", *The Journal of American Medical Assaciation*, Vol.292, No.10, 2004.

Shane Thomas, Involving Key Informants in Program Planning, Designing and Evaluation, 1995. http://www.latrobe.edu.au/chp/MHA/PDE/PDE −mod −ules/PDE−unit−02− (CN) .html.

Richard Batley and George A.Larbi, The Changing Role of Government: The Reform of Public Services in Developing Countries, New York: Palgrave Macmillan, 2004.

Reich Michael eds., *Public−Private Partnership for Public Health*, Cambridge MA.: Harvard University Press, 2002.

Sen Amartya, *Development as Freedom*, New York: Alfred A.Knopf, 1999, p.120.

Stamm B.H. eds, *Rural Behavioral Health Care: An Interdisciplinary Guide*, Washington DC: American Psychological Association, 2003.

Strasser R., "Rural Health Around the World: Challenges and Solutions", *Family Practice*, Vol.20, 2003.

Strong K., Trickett P., Titulaer I. and Bhatia K., *Health in Rural and Remote Australia*, The first report of the Australian Institute of Health and Welfare on rural health.AIHW Cat.No PHE6.Canberra: Australian Institute of Health and Welfare, 1998.

Sydney D.White, "From 'Barefoot Doctor' to 'Village Doctor' in Tiger Springs Village: a Case Study of Rural Health Care Transformations in Socialist China", *Human Organization*, Vol.57, No.4, 1998.

Thomas C.Ricketts, "The Changing Nature of Rural Health Care", *Annu.Rev. Public Health*, Vol.21, 2000.

Valeria Oliveira −Cruz, Kara Hanson and Anne Mills, "Approaches to Overcoming Constraints to Effective Health Service Delivery: A Review of the Evidence", *Journal of International Development*, Vol.15, Issue1, 2003.

Wagstaff A., *Inequalities in Health in Developing Countries: Swimming Against the Tide?* Washington DC: World Bank, 2001.

WHO, *How to Develop and Implement a National Drug Policy: Guidelines for Developing National Drug Policie*, Geneva: World Health Organization,

1988.

WHO, *Equitable Access to Essential Medicines: A Framework for Collective Action*, *Policy Perspectives on Medicine*, Geneva: World Health Organization, 2004.

WHO, *Practical guildelines on pharmaceutical procurement for countries with small procurement agencies*, Manila: World Health Organization, 2002, pp.1-64.

WHO, *The Selection of Essential Medicines*, *Policy Perspectives on Medicines*, Geneva: World Health Organization, 2002.

Wilson Stephen, "Quality Through Collaboration: The Future of Rural Health", *Journal of Interprofessional Care*, Vol.20, No.4, 2006.

Winne Chi-Man Yip, William C. Hsiao, Wen Chen, et al., "Early Appraisal of China's Huge and Complex Health-care Reforms", *The Lancet*, Vol. 379, 2012.

Winnie Yip and William C. Hsiao, "The Chinese Health System at a Cross-roads", Health Affairs, Vol.27, No.2, 2008.

World Health Organization, *Equity in Health and Health Care*, A WHO/SIDA Initiative, Geneva, 1996.

索　引

187，194

风险调节　80

G

改革顶层设计　14，15，127，128，129，
　130，131，132，133，154，200，202

公共卫生服务券/公共卫生服务卡　94，
　95，97

公立医院改革　1，4，7，9，13，33，
　69，84，127，128，133，137，138，
　139，140，166，176，190，191，192，
　195，199，200

公益性　3，4，5，7，9，14，32，49，
　60，64，65，133，134，136，144，
　166，167，181，190，191，195，201

关口前移　5，53

管办分离　3，69，134，135，136，137，
　198

规范　15，20，31，34，36，47，57，
　60，61，63，73，81，87，90，94，
　97，100，110，111，112，113，114，
　117，118，132，142，147，148，151，
　152，153，170，182，183，186，187，
　192，193，194，199，201

H

混合支付制度　86，87，88，90，145，
　167

J

基本药物可获得性　98，102，103，104
基本药物可及性　83，98，101，167，203

基本药物遴选制度　99

基层医改　2，3，13，16，28，33，
　59，60，63，64，65，77，133，134，
　138，140，141，142，163，165，166，
　167，168，181，189，201，203，206

基层医疗卫生机构　1，2，3，4，5，
　6，7，8，11，12，13，14，15，16，
　17，19，21，23，25，27，28，29，
　31，33，34，37，38，39，40，44，
　45，46，49，50，51，52，53，54，
　55，56，57，58，59，60，61，62，
　63，64，65，80，81，83，85，87，
　89，91，93，95，96，97，99，101，
　103，104，105，106，107，113，117，
　116，121，123，124，125，127，128，
　129，131，133，134，135，136，137，
　138，139，140，141，142，145，146，
　147，149，151，153，154，155，157，
　159，161，163，165，166，167，168，
　169，173，174，175，176，177，178，
　179，180，181，182，183，184，185，
　186，187，188，190，191，192，193，
　194，201，204，205

家庭签约医生服务　43，174，194
家庭医生联盟　68
监管机制　153
健康守护人　15，16，58，83，108，
　123，124，125，167
健康守门人　58

K

看病贵、看病难　2，3，13，15，17，
　53，56，128，134，146

后　记

　　转眼间我已在中国社会科学院社会学研究所博士后流动站工作学习三年有余。这三年多来，我一边坚持自己的本职工作，一边从事博士后研究工作，虽不免奔波和劳累，但是却收获颇丰。这些沉甸甸的收获包括博士后出站报告、博士后科学基金面上资助项目的顺利完成，以及在出站报告基础上完成的本书稿的修订、补充与完善。

　　早在 2005 年攻读博士学位期间，在导师程又中教授的指引下，我对于社会建设，尤其是医疗卫生制度产生极大的兴趣，期间一直致力于国外农村医疗卫生制度的研究。在河南农业大学工作期间，恰逢国家"新医改"方案出台前后。抱着能为新医改尽一份绵薄之力的想法，我的研究视角从国际经验比较转移到推进新医改持续健康发展的轨道上来。深化医药卫生体制改革是一项十分复杂艰巨的任务，也是一个渐进的过程。我们不能指望新医改方案一劳永逸地解决我国医疗卫生领域存在的所有问题。作为医疗卫生体制的薄弱环节，农村医疗卫生体系的建设是我们工作的重点之一。强调面向农村、惠及群众是新医改方案的重大创新之一，也是近期改革的重点。这是我研究农村医疗卫生体制改革的主要原因。

　　2010 年底在中国社会科学院社会学研究所做博士后以来，针对农村医疗卫生制度中存在的一些重大问题，如农村基层医疗卫生机构运行机制、农村社区医生和居民契约服务关系等，我给予持续关注并试图从社会学角度进行剖析。众所周知，传统对该领域的研究基本上是从经济学、管理学视角展开。对于另辟社会学这一崭新的研究视角从事农村医疗卫生体制改革研究，我有因意义重大而带来的成就感，更多的则是感受到能否堪当如此重任而忐忑不安。科学研究无止境，也无禁区。我相信沿着这条路径一步一步地脚踏实地往前走，终会步入神圣而辉煌的学术殿堂。

　　近三年来，我要感谢我的博士后合作导师、著名学者王延中研究员。王老师学识渊博、治学严谨，为人和蔼可亲、谦恭正直，无论是为人还是为学都给我留下了深刻的印象。在博士后出站报告撰写前后，从报告的选题、写作、修改到最后定稿，都与王老师进行了紧密的沟通，其间凝聚着王老师的大量心血。王老师的关爱就像润物无声的春雨，令我在研究上不敢有丝毫懈怠，唯恐辜负他的良苦用心。除了完成出站报告，我还以主要参与人的身份参与了王老师的三个科研项目的研究，每一次合作参与都是一次学术研究锻炼。可以说，我在此期间所取得的点滴进步，都离不开王老师的谆谆教诲和无私关怀。

在研究报告的论证过程中，我荣幸地得到了李培林老师、景天魁老师、陈光金老师、张翼老师、王春光老师、罗红光老师等的悉心指点，他们对我的研究报告提出了许多宝贵的具有建设性的意见和建议，在此深表感谢。在研究报告的实地调查过程中，河南农业大学的李伟老师、赵意焕老师、娄洁琼同学等给予了我大量的支持和帮助，其中赵意焕老师还承担了研究调查数据的分析整理及后期文稿的校正工作；河南省鲁山县县委宣传部、县卫生局、新农合办公室和乡镇卫生院的多位领导及医务人员在调查过程中给予了大力配合，在此一并表示感谢。

感谢中国社会科学院社会学研究所科研处的赵克斌老师、黄丽娜老师，博士后管委会办公室的李晓琳处长、王宇老师、孙大伟老师，他们承担了博士后繁杂、细致的日常管理与服务工作和各种学术交流活动，是他们的大力支持和帮助才使得我的研究报告能够如期完成。值得庆幸的是，在做博士后前后，我结识了梅哲博士后，他为我从事博士后研究提供了无私的帮助；还有同期进站的韩全芳、李道刚、李莉、朱丹等博士后，我们结下了深厚的友谊，他们是我学术生涯中一笔宝贵的财富。

感谢我的家人给予我生活上的关怀和照顾，以及事业上的理解和支持。远在武汉的爱人王茜红在繁忙的工作之余，还承担了各种家务以及照顾和教育孩子的重任，才使我能集中时间和精力从事研究报告的撰写。今后唯有更加努力地学习工作，才有可能使我的歉疚感得以些许释缓。

张奎力

2014 年 5 月